バイオメカニズム

——研究成果の活用——

バイオメカニズム学会編

慶應義塾大学出版会

Biomechanisms 24 : Effective Use of Research Findings
Edited by the Society of Biomechanisms Japan

Keio University Press Inc. 2018
ISBN 978-4-7664-2526-0
ISSN 1348-7116

序

　本誌は 2017 年 8 月 4 日～6 日に北海道の芦別温泉で行われた第 25 回バイオメカニズム・シンポジウム in 旭川で発表された 33 演題の中から，相対評価および絶対評価を経て選出された 17 演題および夜話として講演された 1 演題から構成されている．各論文はバイオメカニズム学会らしく，生体活動に対して様々な観点から計測および評価がなされており，時代に則した優れた研究論文を収載することができたと思う．

　本誌が刊行される 2018 年は当学会の前身である人工の手研究会が創立されてからちょうど 50 年にあたる．第 1 回バイオメカニズム・シンポジウムの開催が 1970 年，バイオメカニズム学会の設立が 1973 年であることを考えると，このような歴史のある本学会で活動させていただけているのは，ひとえに先達のおかげであると頭が下がる思いである．バイオメカニズム・シンポジウムの特徴である異分野融合，一会場，自由柔軟な討論，リゾートスタイルの合宿，おもしろい夜話を踏襲すべく当地での開催を了承していただいたが，いささか人里離れしすぎた感があり，交通の便でご迷惑をおかけしたことをお詫びしたい．開催地は星降る里と称されるくらいに，本来は夜空の星がきれいな山中であったが，シンポジウム開催期間中は日中こそ青空であったものの，夕方からは曇りとなり，きれいな星空を見られなかったことが心残りであった．しかし，懇親会での一同集ってのにぎやかな焼肉（ジンギスカン）の思い出は参加者の心にしっかり残ったものと思われる．

　本誌編集中の 2018 年 2 月，3 月は平昌オリンピック・パラリンピックにおける日本選手の活躍で盛り上がった．好成績を残すためには，如何に個人の身体能力を余すところなく発揮できるかが鍵となる．しかし，競技種目によっては，それ以外の要素を検討することも重要となる．その典型となったのが，スピードスケートのパシュート競技であることは皆さんもご存知のことだろう．日本スケート連盟は，競技中の選手の体力的な負担を少なくするために，如何に空気抵抗を少なくするかの研究を行った．その結果，最適な滑走姿勢，選手間距離，選手間の左右のずれなどがみいだされ，3 人の選手間の効率的な先頭交代方法の確立と相まって，個の実力差を補って余りある，チームでの滑走タイムの短縮に成功した．動きに対する緻密な計測・評価が活用され，華々しい成果に結びついた研究であるが，バイオメカニズム学会に集う人間であれば，素晴らしい結果を出すまでのプロセスの難しさは重々承知であろう．本誌の論文の中にも車いすフェンシングの動作に関する研究が含まれている．特に障碍者スポーツでは，その戦術が未確立なものが少なくないため，地道な研究継続が良い成果に結びつくことを期待したい．このような観点から，本誌の副題を～研究成果の活用～とさせていただいた．異分野融合という本学会の強みを十分に生

かし，異なる視点から得られたアドバイスをもとに研究を発展させ，得られた結果を社会に還元する．このような活動を通して，本学会が益々発展することを祈念して止まない．

　本誌発刊にあたり著者の方々はもちろんのこと，相対および絶対評価の担当者，シンポジウム実行委員，編集委員，学会理事，事務局など関わっていただいた多くの皆様に感謝したい．とりわけ，本シンポジウムの実行副委員長として尽力した呂　隆徳君に謝意を表したいと思う．

　2018年7月

大田哲生

バイオメカニズム論文集 vol. 24

目　　次

序
（0）脳皮質電位解読による運動・視覚機能マッピングと読み取り……………1

1部　身体計測・評価

（1）歩行姿勢に基づく見た目年齢評価式の開発………………………………7
（2）皮膚面の形状変化を用いた肩甲骨姿勢の推定と精度評価………………17
（3）パルスハイトコントロールの限界点を用いた瞬発的な力発揮特性の評価…………………………………………………………………………………27
（4）大腿二頭筋長頭と腓腹筋のレバーアーム特性が膝関節屈伸運動へ与える影響………………………………………………………………………37

2部　生理学・運動学

（5）Brain-Machine Interfaceへの応用を目的とした視覚誘導性自己運動錯覚中の脳波解析…………………………………………………………49
（6）肩関節外旋運動反復トレーニングは外転運動中の棘下筋支配皮質脊髄路興奮性を増大させるか？………………………………………………59
（7）下肢体性感覚入力に対する重みづけと不安定板上でのバランス制御にかかわる動きの関係……………………………………………………69
（8）舌骨上筋群の収縮誘導を目的とした磁気刺激コイルの試作……………79

3部　義肢・装具

（9）二関節筋型油圧バイラテラルサーボによる動力義手の機構と制御………91

(10) 義足足部の足関節機能が歩行効率へ与える影響……………………………… 103
(11) 膝関節と足関節の連動による階段昇降可能な無動力大腿義足の提案…… 115
(12) 背屈可動域制限のある対象者に対する短下肢装具内補高効果…………… 125

4部　歩行・走行・スポーツ

(13) 主成分分析による歩行特徴の包括的比較評価………………………………… 139
(14) 被験者固有の三次元有限要素モデルを用いた歩行動作下での大腿骨頚部骨接合術後の再骨折リスク評価………………………………………………… 149
(15) 足部剛性が走行中着地衝撃に及ぼす影響……………………………………… 159
(16) 長距離走中の足部内側縦アーチの変形と走行フォームの関連…………… 169
(17) 車いすフェンシングにおける手すりの有無や高さの違いが攻撃時の身体の最大距離と速さに及ぼす影響………………………………………………… 181

編集委員会
委員長　　大田哲生
委　員　　内山孝憲・岡久雄・金子文成・木塚朝博・野坂利也・
　　　　　水戸優子・持丸正明・山本澄子・呂隆徳（五十音順）

(0)

脳皮質電位解読による運動・視覚機能マッピングと読み取り

鎌田恭輔

旭川医科大学医学部脳神経外科

要旨 われわれは課題により増加した高周波律動（HGA）を認める電極をリアルタイムに検出・表示する脳機能マッピング方法を開発した．さらに本方法を脳腫瘍手術時の覚醒下手術に応用し，脳皮質電気刺激（ECS）を行わない言語機能局在法を報告した．ECS の結果と比較したところ HGA マッピングは，感度・特異度はともに 85%程度であった（passive mapping）．さらに同手術中に音声刺激 story listening 課題により誘発された HGA により側頭葉言語野を同定，同部位を 1 Hz 頻度の電気刺激をすることで，機能的に結合している前頭葉言語野から皮質-皮質誘発電位（CCEP）を検出し，非侵襲的かつ安定した機能局在に成功した（super-passive mapping）．また，てんかん患者において留置した硬膜下電極を用いて HGA マッピングを行い，運動機能の偏位を電気生理学的に証明した．さらに，4 例のてんかん症例では側頭葉底部機能にも着目し，視覚刺激認知機能局在を行った．文字，顔，無刺激（黒スクリーン）に関連した HGA マッピングのパターンの違いを明らかにした．Common Spatial Pattern（CSP）＋ Linear Discrimination Analysis（LDA）の組み合わせにより全例で上記 3 視覚刺激に対する脳機能パターンをほぼ 100%の確率で読み出した．

1．はじめに

まずは脳皮質電位（ECoG）をリアルタイムに周波数処理を行い，運動機能の読み取りに取り組んだ．ECoG は 100–500 Hz の間の high gamma activity（HGA）の空間分布を Common Spatial Pattern（CSP）法とマルチクラス linear discriminate analysis（LDA）により，運動遂行，想起機能の読み取りを行った．この脳機能読み取り方法によりロボットアーム，ヒューマノイドを正確に操作できることを可能にした．この読み取り技術を用いて言語機能，視覚認知機能のマッピング，読み取りに取り組んだ．

2．目的

難治性てんかん，脳腫瘍，脳卒中患者では，病的脳内変化にともない身体システム認知，および言語機能局在偏位することがある．言語・運動関連機能を ECoG，fMRI，および脳波を用いて関心周波数，潜時についてリアルタイム時間-周波数解析結果を表示する．さらに脳白質画像（tractography），皮質-皮質誘発電位（cortico-cortical evoked potential：CCEP）計測による脳内機能ネットワークを解明す

る．また，このリアルタイムマッピング法を覚醒下手術に応用して，より低侵襲なマッピング法を確立する．

3．対象および方法

対象は難治性てんかん患者10名，脳腫瘍治療による覚醒下手術を行った15症例である．ノート型コンピュータにより音声，運動，視覚刺激出力システムとポータブル脳波計をコントロールすることで，外部ノイズの混入を防いだ．この一連のECoG，EEG計測システムによるHGAを含む関心周波数を表示し，上昇した周波数成分のある電極を赤丸で示すソフトウェアを開発した（図1）．

課題は刺激システムから視覚・音声刺激が内部トリガーとともに出力され，脳波計を介してECoG，EEGと同期してコンピュータ内に保存した．250 msecデータ毎に周波数解析を行い，60-150 HzのHGA解析を行い，安静時に比して課題時にp＜0.05で有意にHGAが上昇した電極を赤丸表示した．直流ノイズ除去のため，同じ素材の電極を不関電極とした．さらに，音声刺激を受動的に聴くのみで活動した上側頭回を皮質電気刺激（ECS）により側頭葉言語野であることを確認した．また，同部位を1 Hzの0.3 msec矩形波電気刺激により前頭葉言語野からのCCEPを検出し，ECSによりその機能局在を検証した．

側頭葉底部機能はECSマッピングにより痛みを誘発することが多く，ECoGマッピング，および以前に行ったCSP/LDA組み合わせによる二次視覚機能読み取りによる側頭葉底部機能検出法の確立を試みた．

4．研究成果

4.1 受動的/超受動的言語機能マッピング法の確立と検証

上述したECoGマッピングシステムをベッドサイドおよび覚醒下手術に応用した（図2, 3）．課題により誘発したHGAマッピング法を"受動的"機能マッピング，聴覚誘発HGAとCCEPは患者の協力不要で言語機能およびネットワークの把握が可能で

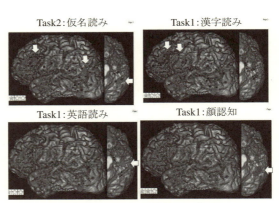

図2　ベッドサイド受動的マッピング

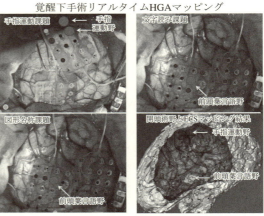

図3　覚醒下手術時受動的マッピング

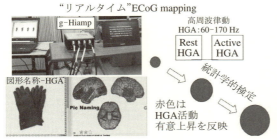

図1　リアルタイムECoGマッピングシステム
視覚刺激課題により増加したHGAを認める電極をリアルタイムに検出・表示する．

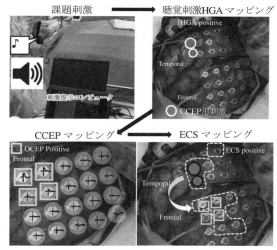

図4 超受動的言語機能マッピング
CCEPs 上 N1 と N2 の 2 つの波を認める.

あり,"超受動的"機能マッピングとした.受動的マッピングは主に前頭葉言語野の同定に適し,ECS による検証でベッドサイドマッピング/覚醒下手術時の結果の感度・特異度はそれぞれ 90.11±11.2%・90.1±4.2%/86.6±19.6%・87.6±6.7%であった.覚醒下手術時に 85%以上の言語機能局在同定精度は臨床上満足できるものであった.高い特異度は overestimation の傾向が少ないことを示している.

"超受動的"機能マッピングは患者が浅い麻酔深度+気管内挿管状態であっても言語機能マッピングが可能であった(図4).

この方法では患者の協力,注意などが不要であり,側頭葉言語野から前頭葉言語野の機能分布を 3 分ほどの計測で終了する.側頭葉言語野には上側頭回,中側頭回後部に HGA を認め,潜時 30 msec ほどの N1 と 100 msec ほどの N2 を前頭葉言語野に認めた.N1 の出現部位を前頭葉言語野としたが,同定された CCEP の前頭葉・HGA の前頭葉言語野を ECS 結果と比較すると感度・特異度は 93.8%・95%,および 93.8%・83%で極めて高い一致率を示していた.

4.2 Passive mapping による運動・感覚機能偏位の証明

一次運動野,感覚野に感覚機能局在のため運動モニターグローブ各指先用振動子を用いてリアルタイム HGA マッピングをおこなった(図5).また,ECS の検証により,HGA マッピングによる機能局在が行える.

皮質形成異常(FCD)による難治てんかん症例を示す(図6).運動野近傍部の FCD により 10 回/日てんかん発作あり.ECS を行わず,HGA マッピングを行った.HGA マッピングでは FCD 下部運動野に活動を認めたが,FCD 部に正常 HGA はない.病巣を切除して発作は消失した.機能偏位を電気生理学的証明した貴重な例である.

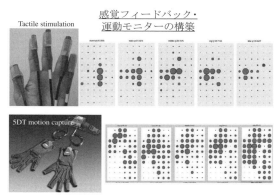

図5 運動・感覚マップ

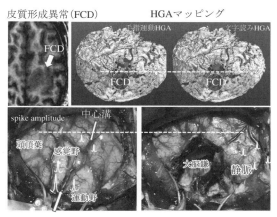

図6 FCD の HGA マッピング

4.3 視覚刺激認知機能局在と認知信号読み取り

側頭葉底部に留置により文字，顔，図形などの視覚刺激のリアルタイム HGA を行った．CSP により40パターンの反応テンプレートを作成し，ベスト2，ワースト2パターンを選択して，LDA により文字，顔，無信号について視覚認知読み取りを行った（図7）．右図でリアルワールドにおける視覚認知 ECoG をリアルタイムに読みとった．読み取り率はほぼ95％以上であり，コミュニケーション Brain computer interface（BCI）の開発に応用できる．

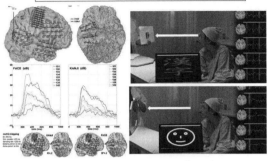

図7 視覚刺激のリアルタイム HGA マッピングとリアルワールドにおける ECoG によるリアルタイム視覚認知デコーディング

5．おわりに

今回リアルタイム ECoG mapping により受動的言語機能マッピング法を確立した．さらにリアルワールドにおいて視覚知機能の読み取り，出力を可能とした．今後はリアルタイム処理による脳波判読，視覚，触覚フィードバックを組み合わせて脳卒中患者リハビリテーションへ応用する．また，リアルタイム fMRI，読み取り，アバター操作などのフィードバックへも応用する．

1 部

身体計測・評価

(1—4)

(1)

歩行姿勢に基づく見た目年齢評価式の開発

市川将，武市一成，田川武弘，品山亮太，西脇剛史

株式会社アシックススポーツ工学研究所

要旨 高齢者の歩行能力を基本属性による基準だけでなく，観察者の主観評価も踏まえて評価する事は，被評価者の歩行に対する意識を向上させ，歩行能力改善への動機付けに効果的であると考えられる．本研究は，高齢者の歩行能力評価に有益な知見を得る事を目的に，歩行姿勢に基づく見た目年齢評価式を開発し，その有用性について考察した．観察者20名に幅広い年代の男女103名の歩行映像を観賞させ，その歩行姿勢に対して主観評価を実施した．その結果，若く見える歩行姿勢の特徴は，速く歩く，背筋が伸びる，腰が良く回転する，つま先が前を向く，膝の向きの左右差を小さくする，頭の前後や左右への揺れを小さくする，の7項目であった．若年層歩行の特徴に加え，女性歩行の特徴が若く見せる要因にもなる事が示唆された．

キーワード：歩行姿勢，Kinect v2，主観評価，運動学，加齢変化

1．緒言

近年，日本の平均寿命は急速に伸びており，2015年時点で男性約81年，女性約87年と世界トップクラスの長寿国となっている[1]．一方で，平均寿命と健康寿命の差は，2001年から2013年にかけて男性で約9年，女性で約12年あると言われ，その差は若干広がっている状況である[1]．これら期間の拡大は，個人や家族の生活の質の低下を招くと共に，社会保障費の増大にも繋がる為，健康寿命延伸が社会の重要課題の一つとなっている．

厚生労働省の調査によると，健康寿命延伸に必要なこととして，「適度に運動すること」が最も重要と認識され，高年齢になるほどその割合が増加すると報告されている[1]．特に歩行は，最も頻繁に行われる運動として挙げられ，歩行能力の維持及び向上は，生活行動範囲や健康状態にも影響を及ぼす為，重要な施策の一つとなる．

歩行能力は，加齢によって低下する事が多くの研究で報告されている．例えば，加齢に伴いステップ長や歩行速度が低下する[2]，歩行速度は60歳頃から急速に低下する[3]事が報告されている．その為，主に高齢者に対し，モーションセンサや高機能カメラにより歩行能力をより簡便に評価する取組が増えてきており，著者らはKinect v2（Microsoft社製，以下Kinectと称す）を用いた歩行解析システムを開発した[4]．当システムは，簡便に全身の歩行姿勢を評価する事ができ，改善アドバイスにも繋げられる事から有効な歩行能力評価ツールとなっている．

一般的に，歩行姿勢を運動学的に評価する場合，年齢や性別と言った基本属性での基準を元に優劣が判定される．しかし，デイサービス施設等で高齢者が実際に歩行能力評価を受けている現場を観察すると，被評価者は，基本属性による基準だけで無く，観察者からどう見られているか，特に見た目年齢に

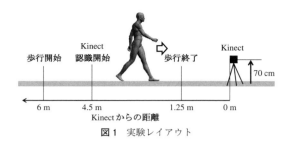

図1 実験レイアウト

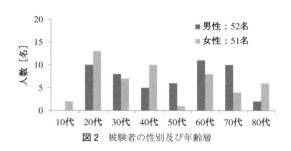

図2 被験者の性別及び年齢層

対する関心も強く持っている様子が見受けられる．つまり，歩行姿勢の見た目が若いもしくは老いたと言う評価を受ける事は，被評価者の歩行に対する意識を向上させ，歩行能力向上の為のトレーニングや姿勢指導を受ける動機付けとして効果的であると考えられる．

観察者が歩行者を主観評価した研究としては，光らせた主要関節点の運動のみから他者に関する様々な情報を読み取る知覚現象（バイオロジカルモーション）が挙げられる．歩行者の性別を観察者が歩行姿勢からどの様に認識しているかについて報告されており，歩行者の腕振りや歩行速度の変動は，観察者の性別認識を妨げる事[5]，歩行者の肩が腰より横揺れが大きいと男性，逆であると女性と観察者は認識する事[6]が報告されている．しかしながら，観察者が歩行姿勢から歩行者の年齢を，どの様に認識しているかを明らかにした研究はみられない．また，基本属性における歩行姿勢の特徴とどの様な共通点や違いがあるのかも明らかでない．これらの知見の獲得は，歩行能力評価の幅を広げ，被評価者の歩行に対する意識向上に有益である．

本研究は，高齢者の歩行能力評価に有益な知見を得る事を目的に，歩行姿勢に基づく見た目年齢評価式を開発し，その有用性について考察した．まず，年齢や性別の観点で，歩行動作に対する観察者の主観評価の特徴を明らかにした．次に，歩行姿勢に基づく見た目年齢評価式を導出し，基本属性や見た目性別における歩行姿勢の特徴とどの様な共通点や差異があるか比較し，有用性について考察を加えた．

2．方法

本章では，実験方法について述べる．実験は歩行測定と主観評価の2種類実施した．

2.1 歩行測定

(1) 実験方法

図1に示す実験レイアウトで歩行測定を実施した．被験者は，図2に示す性別及び年齢層（18～89歳）の103名とした．被験者のリクルートは，年代及び健康状態の偏りを避ける為，著者ら所属の会社従業員，地域在住高齢者，デイサービス施設利用者の中から無作為で抽出した．その際，杖や歩行器を要さずに自立歩行が可能で，歩行測定が行える方を対象にした．このうち，比較的軽度な介護支援を要する高齢者（男性5名，女性7名，年齢80.3±6.9歳，要支援1：5名，要支援2：6名，要介護1：1名）は12名含んでいた．対象動作は，正面のKinectに向かって歩く6mの定速歩行とし，普段通りの歩行を3試行実施した．

計測項目は，著者らが開発した歩行姿勢測定システム（アシックス社及びNECソリューションイノベータ社製）を用いて得られる身体特徴点20点とし，サンプリング周波数30 Hzで計測した[4]．なお，本実験は，アシックス臨床研究倫理審査委員会での承認（承認番号：16004）を受け，被験者から実験への参加同意を得た上で実施した．

(2) 評価項目

歩行姿勢の運動学的分析値（以下歩行姿勢項目と称す）は，高精度な3次元動作解析システム（MX-T10及びMX-T40，Vicon社製）との精度検証実験

表1 歩行姿勢項目

変数	軸/面	項目
P_1	矢状軸	歩行速度
P_2, P_3	時間軸	ピッチ，左記左右差
P_4, P_5	水平軸	頭の横ズレ，左記振れ幅
P_6, P_7	矢状軸	頭の奥ズレ，左記振れ幅
P_8, P_9	水平軸	肩の横ズレ，左記振れ幅
P_{10}	矢状軸	肩の奥ズレ
P_{11}, P_{12}	前額面	肩水平角，左記振れ幅
P_{13}	水平軸	直進性振れ幅
P_{14}	矢状面	腰の曲がり
P_{15}	前額面	腰水平角振れ幅
P_{16}	水平面	腰の回転振れ幅
P_{17}, P_{18}	矢状面	肩矢状面角振れ幅，左記左右差
P_{19}, P_{20}	前額面	肩前額面角振れ幅，左記左右差
P_{21}, P_{22}	矢状面	肘矢状面角振れ幅，左記左右差
P_{23}, P_{24}	前額面	肘前額面角振れ幅，左記左右差
P_{25}, P_{26}	矢状面	腿の上がり，左記左右差
P_{27}, P_{28}	水平面	歩行角膝，左記左右差
P_{29}, P_{30}	前額面	膝の開き，左記左右差
P_{31}	矢状軸	ストライド
P_{32}	垂直軸	つま先の上がり
P_{33}	垂直軸	フットクリアランス
P_{34}	水平軸	歩隔
P_{35}, P_{36}	水平面	歩行角つま先，左記左右差

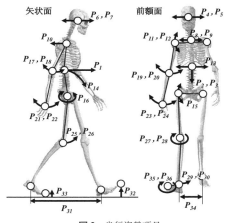

図3 歩行姿勢項目

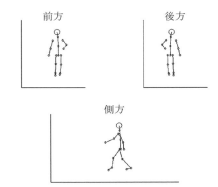

図4 スティックピクチャー動画の例

で妥当性が確認出来た36項目[4]とし，表1及び図3に示す．肘水平面角は肘矢状面角及び肘前額面角で代用可能な為，除外した．

Kinectが身体特徴点を認識し始める4.5mの距離を越えてから1.25mまでの区間で，Kinect側からの3歩分の1歩行周期を分析区間とした．なお，接地判定は，胸腰の鉛直方向変位の極小値から求めた．各項目の算出方法は先行研究[4]と同様とし，各被験者の平均値を分析対象とした．

2.2 主観評価

（1）実験方法

前節で測定した身体特徴点座標のうち，左右つま先を除く18点を用いて，図4に示す3方向（前方，後方，側方）のスティックピクチャー動画を全被験者分作成した．なお，身長による主観評価への影響を除外する為，全座標値を身長で除して規格化を行った．

観察者は，一般成人男女20名（男性10名，女性10名，年齢31.2±6.5歳）とし，各被験者の動画を約5秒観察し，見た目の年齢層及び性別を回答する主観評価を実施した．年齢層判定は，何歳代に見えるかという質問をし，10代から90代までの9つの年齢層から1つを選択する形で実施した．性別判定は男性に見えるか，女性に見えるかという質問をし，2つの選択肢から1つを選択する形で実施した．なお，観察者には，あまり深く考えずに直感で回答する事を注意点として指示し，事前に被験者の性別や年齢層の割合についての情報は一切伝えずに実施した．

(2) 評価項目

歩行動作に対する観察者の主観評価の特徴を明らかにする為,被験者の年齢層及び性別に対する正解率を求めた.

また,観察者間の主観評価再現性を確認する為に,年齢層及び性別共に検者間信頼性(ICC(2,20))を求めた.ここで検者間信頼性とは,複数の検者によって検査・測定されたデータの信頼性を意味し,本研究では20名の観察者が主観評価を行った際に値がどの程度一致しているかを表す指標である.

さらに,基本属性や主観評価と関係性の強い歩行姿勢項目を明らかにする為に,基本属性や主観評価値を従属変数,歩行姿勢項目を独立変数としたステップワイズ法による重回帰分析もしくは多重ロジスティック回帰分析を行った.ここで,重回帰分析及び多重ロジスティック回帰分析とは,多変量解析手法の一種であり,従属変数に対して独立変数が与える影響度を分析する際に用いられる.従属変数のデータ尺度により適用される手法が異なり,実年齢の様な量的データの場合は重回帰分析,性別の様な2値型の質的データの場合,多重ロジスティック回帰分析が適用される[7].

なお,統計処理は,多重ロジスティック回帰分析はR-2.8.1,他は全てSPSS Statistics 19(IBM社製)を用いた.

3. 結果

3.1 主観評価

本節では,年齢層や性別の観点で,主観評価の回答分布や実際の基本属性に対する正解率,信頼性について述べる.

(1) 正解率

全20名の観察者から全103名の被験者に対し,回答された年齢層及び性別のヒストグラムを図5に,それらの平均正解率を図6に示す.

年齢層に関して,図2に示す実際の被験者の年齢層分布と比較すると,主観評価では30代と評価する回答が多い事が確認できる.また,年齢層の正解率は約2割で,±10代の範囲で約半分,±20代の範囲で約4分の3であった.

一方で,性別に関して,実際の性別割合と主観評価の割合を比較すると,前者がほぼ半々であるのに対し,後者は約1.5倍も男性と評価する回答が多かった.また,性別全体の正解率は約7割で,男性の正解率が約8割,女性の正解率は約6割であり,男女間で差が見られた.

(2) 信頼性

年齢層及び性別の信頼性結果を表2に示す.共に0.9前後の高い信頼性を有する事が確認出来た.そこで,20名分の平均値を歩行姿勢項目との関係性を検討する主観評価の代表値とした.

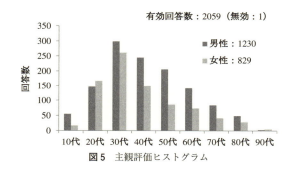

図5 主観評価ヒストグラム

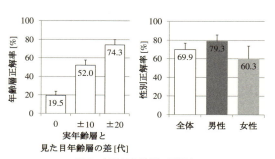

図6 年齢層と性別の正解率

表2 年齢層及び性別の信頼性

属性	ICC(2,20)
年齢層	0.939
性別	0.885

3.2 歩行姿勢の特徴

本節では，年齢層や性別の観点で，主観評価及び基本属性と関係性の強い歩行姿勢の特徴を明らかにする．

(1) 見た目年齢と歩行姿勢の関係

見た目年齢層を従属変数，歩行姿勢項目を独立変数としたステップワイズ法による重回帰分析の結果を図7及び表3に示す．なお，Bは偏回帰係数，SEBは標準誤差，βは標準偏回帰係数，VIFは分散拡大係数をそれぞれ示し，図中の矢印の太さはβの絶対値の大きさを，色は正負を意味する．全36項目のうち，多重共線性を考慮し，ストライドと肩の奥ズレを除く34項目を投入した結果，7項目が採用された．回帰式は$p<0.05$で有意で，自由度調整済みR^2は0.807で適合度は高いと評価し，VIFは全て多重共線性の問題が起こるとされる10より低かった[7]．

各項目間のβを比較すると，絶対値が高い順に歩行速度，腰の曲がり，腰の回転振れ幅，歩行角膝左右差，頭の奥ズレ振れ幅，歩行角つま先，頭の横ズレ振れ幅であった．

(2) 実年齢と歩行姿勢の関係

実年齢を従属変数，歩行姿勢項目を独立変数とし

表3 見た目年齢と歩行姿勢の関係

	B	SEB	β	p	VIF
定数	7.737	0.464		0.000	
P_1	−0.058	0.004	−0.707	0.000	1.208
P_{14}	0.134	0.029	0.236	0.000	1.368
P_{35}	0.038	0.012	0.155	0.002	1.312
P_{16}	−0.091	0.022	−0.200	0.000	1.202
P_7	0.291	0.079	0.172	0.000	1.153
P_{28}	0.016	0.004	0.179	0.000	1.152
P_5	0.159	0.048	0.154	0.001	1.155

ANOVA $p<0.05$；$R^2=0.821$，自由度調整済み $R^2=0.807$

表4 実年齢と歩行姿勢の関係

	B	SEB	β	p	VIF
定数	78.968	10.503		0.000	
P_1	−0.563	0.113	−0.391	0.000	1.122
P_6	−2.817	0.766	−0.293	0.000	1.161
P_{35}	0.746	0.335	0.174	0.028	1.114
P_{26}	2.566	1.079	0.180	0.019	1.040
P_{28}	0.242	0.119	0.156	0.044	1.069

ANOVA $p<0.05$；$R^2=0.468$，自由度調整済み $R^2=0.441$

たステップワイズ法による重回帰分析の結果を表4に示す．前項と同様に34項目を投入した結果，5項目が採用された．回帰式は$p<0.05$で有意であったが，自由度調整済みR^2は0.441で適合度は高いとは言えなかった．ただし，従属変数に対する独立変数の影響度合いを知る目的での参照は可能であり，VIFは全て10より低かった[7]．

各項目間のβを比較すると，絶対値が高い順に歩行速度，頭の奥ズレ，腿の上がり左右差，歩行角つま先，歩行角膝左右差であった．

(3) 性別と歩行姿勢の関係

性別の観点で，多重ロジスティック回帰分析を行う前に，まず独立変数の絞込みを行った．性別を従属変数，歩行姿勢項目を独立変数としたステップワイズ法による重回帰分析を行った．なお，性別データは，男性を0，女性を1とダミー変数化し，有意水準は，独立変数候補を選定する目的の為，投入を0.2，除去を0.25と高めに設定した．前項と同様に

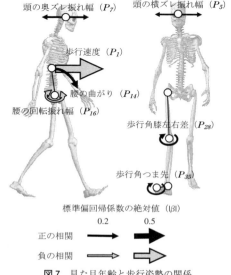

図7 見た目年齢と歩行姿勢の関係

表5 性別と歩行姿勢の関係

	B	SEB	Wald	p	OR
定数	34.721	10.015	3.467	0.001	1.20E+15
P_{32}	−0.217	0.077	−2.801	0.005	8.05E−01
P_2	−30.053	9.739	−3.086	0.002	8.87E−14
P_{12}	0.472	0.348	1.356	0.175	1.60
P_6	0.737	0.332	2.217	0.027	2.09
P_5	−0.794	0.422	−1.883	0.060	4.52E−01
P_{23}	−0.041	0.019	−2.130	0.033	9.60E−01
P_{34}	−0.477	0.231	−2.066	0.039	6.20E−01
P_{36}	0.215	0.110	1.950	0.051	1.24
P_{35}	−0.298	0.117	−2.548	0.011	7.42E−01
P_1	−0.096	0.047	−2.058	0.040	9.08E−01

モデル X^2 検定 $p<0.05$；Hosmer-Lemeshow 検定 $p=0.373$，判別的中率 87.4%

34項目を投入した結果，12項目が採用された．回帰式は $p<0.05$ で有意で，自由度調整済み R^2 は 0.591 で適合度は高いと評価し，VIF は全て10より低かった[7]．

次に，AIC基準の変数増減法による多重ロジスティック回帰分析を行った結果を表5に示す．上記で絞込みを行った12の項目を独立変数に，性別を従属変数とし，有意水準は0.05で分析した．なお，Wald は Wald 統計量，OR はオッズ比をそれぞれ示す．モデル X^2 検定は $p<0.05$ で有意であり，10項目が採用された．各変数の有意性は P_{12}, P_5, P_{36} を除く7項目で有意（$p<0.05$）であった．このモデルの Hosmer-Lemeshow 検定結果は $p=0.373$ で適合している事が示され，予測値と実測値の判別的中率は 87.4% で良好であった[7]．

採用された10項目のうち，増加すると女性と判定される項目は肩水平角振れ幅，頭の奥ズレ，歩行角つま先左右差であり，逆に減少すると女性と判定される項目はつま先の上がり，ピッチ，頭の横ズレ振れ幅，肘前額面角振れ幅，歩隔，歩行角つま先，歩行速度であった．

(4) 見た目性別と歩行姿勢の関係

見た目性別を従属変数，歩行姿勢項目を独立変数としたステップワイズ法による重回帰分析の結果を表6に示す．なお，見た目性別は，男性を0，女性を1とダミー変数化した時の全20名の観察者の平均

表6 見た目性別と歩行姿勢の関係

	B	SEB	β	p	VIF
定数	1.039	0.129		0.000	
P_5	−0.106	0.018	−0.441	0.000	1.203
P_{34}	−0.053	0.009	−0.449	0.000	1.168
P_{13}	0.887	0.279	0.241	0.002	1.181
P_{23}	−0.002	0.001	−0.191	0.011	1.131

ANOVA $p<0.05$；$R^2=0.522$，自由度調整済み $R^2=0.503$

値を示す．34項目を投入した結果，4項目が採用された．回帰式は $p<0.05$ で有意で，自由度調整済み R^2 は 0.503 で適合度は高いと評価し，VIF は全て10より低かった[7]．

各項目間の β を比較すると，高い絶対値順に歩隔，頭の横ズレ振れ幅，直進性振れ幅，肘前額面角振れ幅であった．

4．考察

本章では，まず歩行動作に対する観察者の主観評価の特徴とその理由について考察する．次に，見た目年齢に影響を及ぼす歩行姿勢の特徴を論じた上で，実年齢や性別といった基本属性や見た目性別における歩行姿勢の特徴とどの様な共通点や差異があるのか比較し，見た目年齢による歩行能力評価の有用性について考察する．

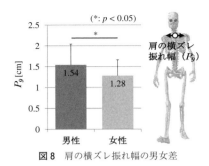

図8 肩の横ズレ振れ幅の男女差

4.1 主観評価の特徴

(1) 見た目年齢

見た目年齢の評価において，30代の回答が多かった．その理由としては，歩行速度は60歳頃から急速に低下するとの報告[3]がある様に，若年層と中年層では大きな変化がない印象を観察者が持っており，高齢層ではない印象を持つ場合にそれらの代表として中間の30代を選ぶ傾向になっていたと考えられる．

また，実際の年齢層に対する見た目年齢層の正解率は約2割であった事から，それらの間には乖離があり，関係性が強い歩行姿勢も両者で異なっている事が考えられる．

(2) 見た目性別

見た目性別において，男性が女性に比べて1.5倍も回答が多かった．その理由を考察する為に，先行研究で性別認識に影響を及ぼす要因で挙げられていた歩行姿勢4項目[5,6]，具体的には歩行速度，肩の横ズレ振れ幅，直進性振れ幅，肩矢状面角振れ幅の男女差を比較した．各項目に対し，対応のないt検定を行った結果，有意差が確認できたのは図8に示す肩の横ズレ振れ幅のみで，他の項目は有意な差があるとはいえなかった．つまり，肩の横ズレ振れ幅は，先行研究[6]と同様に，男性の方が大きい特徴が確認出来たのに対し，腰の動きは女性の方が大きいという傾向を確認できず，女性の判別が難しかったと考えられる．実際，図6に示した様に，女性の正解率は約6割と男性の約8割に対して低くなっており，結果として男性の回答数への増加を引き起こしていたと考えられる．

また，性別全体の正解率が約7割と言う結果は，先行研究での正解率[5]と概ね一致していた．本研究の方が観察者数は格段に多く，妥当性は高いと考えられる．

4.2 見た目年齢評価における歩行姿勢の特徴

若く見える歩行姿勢の特徴は，速く歩く，背筋が伸びる，腰が良く回転する，つま先が前を向く，膝の向きの左右差を小さくする，頭の前後や左右への揺れを小さくする，の7項目であり，その説明率は80.7%であった．歩行速度は，他の項目に比べて2〜4倍の寄与度になっており，速く歩く事は，若く見える為に最も重要な意味を持つ事が分かった．また，腰の曲がりや腰の回転振れ幅も次いで寄与度が高く，背筋が伸びて，腰が良く回転する事も若く見える要因となる．さらに，つま先が前を向く，膝の向きの左右差を小さくする，頭の前後や左右への揺れを小さくする等の下肢や頭の動きも若く見える重要な要素となる事が分かった．

4.3 歩行姿勢の特徴比較

(1) 見た目年齢と実年齢

図9に，見た目年齢と実年齢における歩行姿勢の特徴を比較する為，それぞれに関係する歩行姿勢項目及びその標準偏回帰係数の絶対値（$|\beta|$）の比較結果を示す．ここで$|\beta|$は歩行姿勢に対する寄与度の大きさを表している．その結果，歩行速度，歩行角膝左右差，歩行角つま先が共通しており，腰の曲がりと頭の奥ズレも前傾姿勢と言う意味では同様の傾向を表す為，これら4項目は両者共に関係性が強い事が分かった．

特に歩行速度は，両者共に最も影響が強い項目となっていた．歩行速度は，加齢に伴って低下する歩行能力の代表値として，先行研究でも多く報告されている[2,3]．高齢者に限っては，通常あるいは最大歩行速度が全体的な体力の水準だけでなく健康の状態もよく反映する[8]と報告されており，高齢者への歩行能力評価を考えた場合，歩行速度を軸とすることで，体力，健康，見た目年齢の3つの状態をよく反映できると考えられる．

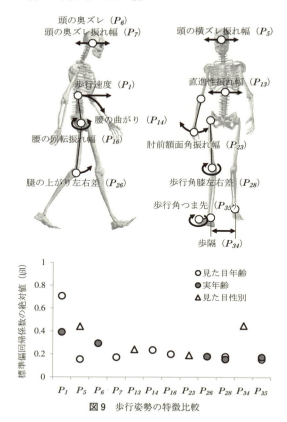

図9 歩行姿勢の特徴比較

次いで，前傾姿勢を表す腰の曲がりや頭の奥ズレも両者共に2番目に影響が強い歩行姿勢項目になっていた．一般的に，安静立位時における体幹の傾き角度は増加するほど，10 m歩行時間が長くなる，換言すれば歩行能力が低下する事が報告されている[9]．つまり，本結果により，静的な状態だけでなく，動的な状態でも，体幹の傾き角度が増加するほど歩行能力が低下する事が示唆され，脊柱アライメントの改善は，見た目年齢を含めた歩行能力向上に重要な側面の一つになると考えられる．

さらに，歩行角つま先や歩行角膝左右差においても，両者共に影響が強い歩行姿勢項目となっており，体力的要素ではバランス能力と関係性が強いと考えられる．著者らは，高齢者が，加齢に伴うバランス能力低下に対応する為，つま先を外向きに開き，支持期底面を広げて歩く傾向がある事を報告している[10]．つまり，本結果により，がに股傾向の歩行姿勢は，高齢者の安定歩行戦略としての側面だけでな

く，観察者からの見た目にも高齢者らしいと見られる特徴の一つになっている事が分かった．

一方で，腿の上がり左右差は，実年齢との有意な関係性は確認できたが，見た目年齢とは有意な関係性があるとは言えなかった．前述の同じ腿の角度を評価している歩行角膝では左右差が確認できていた事を考慮すると，歩行姿勢は見る角度によって，左右差の認識に違いが生まれる事を示唆している．歩行角膝は，1歩行周期での変化が小さく，図4で示した様に前方から常に左右の腿の角度の差を確認し易い．一方，腿の上がりは，左右の腿で逆位相の動きとなっており，一方の腿が上がるタイミングでもう一方の腿は後退する（下がる）状態になり，腿の上がりの左右差を確認し難い．つまり，観察者が歩行姿勢の左右差を判断する場合，前額面上では認識し易いが，矢状面上では認識し難い傾向がある事が示唆される．

また，腰の回転振れ幅，頭の奥ズレ及び横ズレ振れ幅の3項目は，実年齢とは有意な関係性があるとは言えなかったが，見た目年齢とは優位な関係性がみられた．つまり，加齢による運動学的特徴の変化はみられないが，腰の回転が大きく，頭の前後や横への揺れが小さいと若年層に見え易い事が分かった．この傾向は，先行研究で報告されている女性の歩行姿勢の特徴[11]に一致していた．つまり，女性特有の特徴が，主観評価では若年層と感じる年齢層の要素になっている点は興味深い．観察者の深層心理として，若年層の歩行は，どちらかと言うと女性の歩行を想定している事が示唆される．

なお，実年齢における歩行姿勢の特徴は，一般的な高齢者の歩行姿勢の特徴[2,10]と一致しており，本研究の被験者データが幅広い年代の母集団を成していると言える．

(2) 見た目年齢と見た目性別

図9に，見た目年齢と見た目性別における歩行姿勢の特徴を比較する為，それぞれに関係する歩行姿勢項目及びその$|\beta|$を比較した結果を示した．その結果，頭の横ズレ振れ幅のみ共通していた．

男性の方が頭の横方向への加速度が大きいとの報告[11]や，頭に近い肩が腰より横揺れが大きいと観察

者は男性と認識するとの報告もあり[6]，頭や肩の横揺れは男性特有の歩行姿勢の特徴であり，かつ男性的な印象を与える重要な要素の一つであると考えられる．換言すれば，頭部周辺の横ブレが小さく安定していると，観察者は若年層と捉える場合と女性と捉える場合の2要因が関係していることを示しており，全節同様に若年層と想定する歩行はどちらかと言うと女性の歩行に近いことが示唆される．

一方で，先行研究[6]を支持する形で，直進性振れ幅が大きい，換言すると腰の横揺れが大きいと女性に見え易いと言う結果が確認できたが，見た目年齢に及ぼす影響はみられなかった．また同様に，歩隔や肘前学面角振れ幅についても，値が大きいと男性に見え易い結果が確認でき，足や肘を開いた歩行姿勢は，観察者に対し堂々とした男性的な印象を与えやすいと考えられるが，見た目年齢との関係性は確認できなかった．

(3) 見た目年齢と性別

表3及び表5で，見た目年齢と性別でそれぞれ関係する歩行姿勢項目を比較すると，歩行速度，頭の横ズレ振れ幅，歩行角つま先の3項目で共通していた．

各項目のβ及びORをそれぞれ解釈すると以下の事が言える．歩行速度は，速いほど若く見え，10 m/min 速くなると2.63倍（$(1/0.908)^{10}$倍）男性との関係性が強くなる．また，頭の横ズレ振れ幅は，頭の横揺れが大きいほど老いて見え，1cm横揺れが大きくなると2.21（1/0.452）倍男性との関係性が強くなる．さらに，歩行角つま先は大きいと老いて見え，10 deg 開くと19.77倍（$(1/0.742)^{10}$倍）男性との関係性が強くなる．換言すれば，速い歩行速度は男性特有の特徴と，小さい頭の横揺れと前を向いたつま先は女性特有の特徴と一致しており，これらの要素は若く見える要素と一致している事が分かった．

つまり，脚力に関わる筋力要素は男性と，頭からつま先までの安定した歩行姿勢に関わるバランス要素は女性と一致している点は興味深い．若く見える歩行の実現には，男性の特徴である身体的な力強さと女性の特徴であるバランス能力の高さ，それらの両面が重要になる事が示唆される．

5．結言

若く見える歩行姿勢の特徴は，速く歩く，背筋が伸びる，腰が良く回転する，つま先が前を向く，膝の向きの左右差を小さくする，頭の前後や左右への揺れを小さくする，の7項目であり，その説明率は80.7%であった．速い歩行速度や歩行中の脊柱や下肢アライメントの改善と言う若年層歩行の特徴だけでなく，骨盤を良く回転させながら頭は安定すると言う女性歩行の特徴[11]も，若く見える要因になる事が示唆された．

これらの結果は，歩行姿勢の運動学的特徴を観察者の主観的側面から捉えた新しい知見であり，歩行能力評価の可能性の幅を広げられる事から，健康増進に向けた取り組みへの応用が期待される．

参考文献

1) 平成28年版厚生労働白書, 12-13, 69-70, 125, (2016).
2) 柳川和優：高齢者の歩行動作特性, 広島経済大学研究双書（第30冊）, 11-29, (2008).
3) Himann, J. E., Cunningham, D. A., Rechnitzer, P. A. and Paterson, D. H.：Age-related changes in speed of walking, Med Sci Sports Exerc, 20 (2), 161-166, (1988).
4) 市川将, 武市一成, 田川武弘, 寺島宏紀, 永井克幸：Kinect v2 を用いた歩行解析システムの開発, 第37回バイオメカニズム学術講演会講演予稿集, 249-252, (2016).
5) Kozlowski, L. T. and Cutting, J. E.：Recognizing the sex of a walker from a dynamic point-light display, Percept Psychophys, 21 (6), 575-580, (1977). DOI：10.3758/BF03198740
6) Mather, G. and Murdoch, L.：Gender Discrimination in Biological Motion Displays Based on Dynamic Cues, In Proceedings of the Royal Society B：Biological Sciences, 258 (1353), 273-279, (1994). DOI：10.1098/rspb.1994.0173
7) 対馬栄輝：SPSSで学ぶ医療系多変量データ解析, 25-30, 82-84, 106-107, 東京図書, (2008).
8) 青柳幸利：【背景編】高齢者における歩行機能の重要性：老化のメカニズムと予防法, 9, 有限会社ノーブル・プレス, (2012).
9) 坂光徹彦, 浦辺幸夫, 山本圭彦：脊柱後彎変形とバランス能力および歩行能力の関係, 理学療法科学 22 (4), 489-494, (2007).
10) Ichikawa, M., Tagawa, T., Takashima, S., Torii, Y. and Nishiwaki, T.：Effects of age and gender on mediolateral balance control in gait, In Proceedings of Poster Session1：ISPGR Congress2013, 49-50, (2013).
11) Bruening, D. A., Frimenko, R. E., Goodyear, C. D., Bowden,

Development of an evaluation formula for apparent age based on the walking posture

Masaru ICHIKAWA, Kazunari TAKEICHI, Takehiro TAGAWA,
Ryota SHINAYAMA, Tsuyoshi NISHIWAKI

Institute of Sport Science, ASICS Corporation

Abstract In this aging society, the importance of extending healthy life further increases. One of the measures and policies is the evaluation of walking ability based on gait kinematics. The purpose of this study is to obtain useful findings for the evaluation of walking ability in elderly people. 20 observers watched 103 whole body gait motions measured by Kinect v2 and performed subjective assessments on the motions. Influences of individual attributes or subjective assessments on the whole body gait kinematics were discussed. 7 anti-aging factors for apparent age based on the walking posture were selected. Those were faster walking speed, straight back, greater pelvic rotation in transverse plane, smaller toe-out angle, smaller mediolateral difference of knee direction, and smaller head sways in both anterior-posterior and mediolateral directions. Walking speed was an especially important factor for walking ability in not only physical capacity but also physical appearance. The importance of spinal alignment and lower extremity positioning was also discussed. Furthermore, it was suggested that specific factors for apparent age were associated to female-specific motions such as stable head and greater pelvic rotation. These findings could expand possibilities of the evaluation of walking ability applied to health promotion.

Key Words : gait, kinect v2, subjective assessment, kinematics, aging

(2)

皮膚面の形状変化を用いた肩甲骨姿勢の推定と精度評価

畑田宏貴[1], 林豊彦[1,2], 田中洋[3], 乾浩明[3], 信原克哉[3]

[1]新潟大学大学院自然科学研究科, [2]新潟大学工学部工学科・人間支援感性科学プログラム, [3]信原病院バイオメカニクス研究所

要旨 肩関節の運動解析は,上肢の動作解析には欠かせないが,複合関節であるため精密な解析は困難である.特に肩甲骨の運動は,胸郭上を滑走するため,体表面上の骨特徴点を用いた測定が困難である.その問題を解決するために,モーションキャプチャ・システムで測定した複数の体表面マーカの3次元位置から,ニューラルネットワークで肩甲骨の姿勢を推定する方法を開発した.訓練データには,CT画像から再構築した3次元骨モデルと透視X線画像から推定した肩甲骨の姿勢および体表面マーカの位置の同時測定データを用いる.5名の健常者を用いた精度検証実験から,上腕側方挙上時の肩甲骨姿勢を3.0 deg未満の平均RMS誤差で推定できることを明らかにした.

キーワード:肩甲骨,モーションキャプチャ・システム,透視X線撮影,3次元骨モデル,2D/3Dレジストレーション,ニューラルネットワーク

1.はじめに

本論文では,肩甲骨上の体表面の形状変化から肩甲骨の姿勢を推定する新しい方法を提案する.肩関節は,3つの骨(上腕骨,肩甲骨,鎖骨)と5つの関節(肩甲上腕関節,肩鎖関節,胸鎖関節,肩甲胸郭関節,肩峰下関節)から構成される複合関節である.この複雑な骨構造により,関節可動域は身体の中でも最も広い.その運動を完全に理解するためには,上記3つの骨の運動を同時測定する必要がある.しかし,上腕骨の運動は比較的測定しやすいが,肩甲骨の運動は,胸郭上をすべるように運動するため,測定が困難である.そのため肩の動作解析モデルでも,肩甲骨を含まないことが多い[1].しかし,肩甲骨は上腕挙上時に大きく姿勢が変化するため,肩関節の運動において大きな役割を果たしている.

従来の肩甲骨の運動測定には,透視X線装置[2]やモーションキャプチャ・システム[3,4]などが用いられてきた.前者は,肩甲骨の位置・姿勢を測定できるが,侵襲性が高く,かつ撮像範囲が狭いため,スポーツの動作分析には適用が難しい.一方,後者は,スポーツ動作の分析には適用できるが,運動に伴う皮膚の動揺により,肩甲骨運動を完全には測定できない.近年,Mattsonら[5]は,光学式モーションキャプチャ・システムで測定した体表面の形状変化から,肩甲骨運動を推定した(Surface Mapping法;以後,SM法と略す).相見ら[6]はSM法をアーチェリーのシューティング動作の解析に応用し,その動作時における肩甲骨運動を無侵襲に計測した.しかし,体表面上に現れる肩甲骨の骨特徴点を利用しているため,①100点以上のマーカを体表面に貼付しなけれ

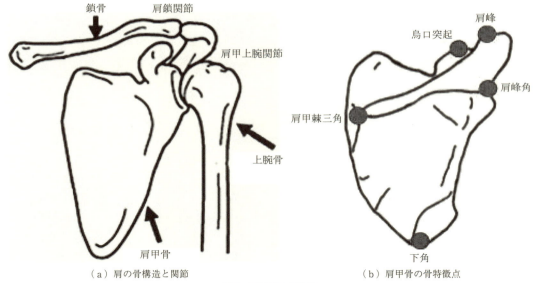

(a) 肩の骨構造と関節　　　　　(b) 肩甲骨の骨特徴点
図1　肩関節の骨構造

ばならない，②触診を用いた準静的な測定法[3]以上の精度は期待できないという問題がある．

著者らは，スポーツ動作時の肩甲骨運動を測定するために，光学式モーションキャプチャ・システムを用いる方法を開発してきた．中村ら[3]は，肩甲骨の骨特徴点の皮膚面上に赤外線反射マーカを貼付し，上腕挙上におけるいくつかの肢位で肩甲骨の位置・姿勢を推定した．さらに，その推定精度を明らかにするために，MR装置でも同じ測定を行い，肩甲骨の位置・姿勢を求めた[7]．しかし，これら先行研究では，肢位ごとにマーカを貼付し直す「準静的な測定法」を用いていた．これではMattson[5]，相見[6]らの方法のように肩甲骨の運動を動的には測定できない．そこで著者らは，従来の測定法を動的な測定法に拡張すべく，運動時における体表面の形状変化から，骨特徴点を用いないで直接，肩甲骨の姿勢変化を推定する方法を開発してきた．その基礎研究として，まず上腕の側方挙上における肩甲骨運動と体表面形状変化を同時計測する方法を開発し，両者の関連性を分析した[8]．その結果，上腕の側方挙上に関しては両者の相関性が高いことが明らかになった．

本研究の目的は，①肩甲骨運動と体表面形状変化の同時計測法の改良，②肩甲骨上の体表面の形状変化から肩甲骨の姿勢変化を推定する方法の開発，③その推定法の精度評価の3つである．2では肩関節の解剖と運動について述べる．3では肩甲骨姿勢の推定法と精度評価法について述べる．4では被験者を用いた実験方法について述べ，5でその結果を示す．最後に5で，提案した推定法の総合性能について，先行研究と実験結果に基づいて論じる．

2．肩関節の骨構造と関節運動

肩関節は，3つの骨（上腕骨，肩甲骨，鎖骨）と5つの関節（肩甲上腕関節，肩鎖関節，胸鎖関節，肩甲胸郭関節，肩峰下関節）から構成される複合関節である（図1(a)）．これらの関節の中で本論文では，上腕骨と肩甲骨から構成される肩甲上腕関節を対象とする．この関節の運動は，上腕を水平に動かす「水平内転・外転」，上下に動かす「挙上・下降」，回旋する「内旋・外旋」で表現される．肩甲骨の運動は，上下に回旋する「上方回旋・下方回旋」（以後，回旋と呼ぶ），内外に動かす「内転・外転」（以後，内外転と呼ぶ），前後に傾く「前傾・後傾」（以後，前後傾と呼ぶ）で表現される（図2）．肩甲骨の運動解析

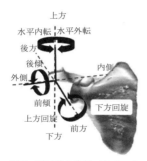

図2 肩甲骨の姿勢パラメータ

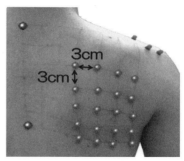

図3 肩甲骨上の体表面に貼付した赤外線射マーカ（20個）

には，一般に次の5つの骨特徴点が用いられている（図1（b））[3,7,8,12]：①肩峰，②烏口突起，③肩峰角，④肩甲棘三角，⑤下角．

3．肩甲骨姿勢の推定法

3.1 肩甲骨姿勢の推定

本節では，体表面の形状変化から肩甲骨の姿勢を推定する方法について述べる．この逆問題の解法には3層ニューラルネットワークを用いる．このニューラルネットワークは，入力層，中間層，出力層の3層から構成され，各層は複数のニューロンからなる．各ニューロンは多入力1出力の非線形素子である．入力層では，各ニューロンがひとつの入力を受け取り，それと重みとの積を中間層のすべてのニューロンに入力する．中間層では，各ニューロンが入力層の全ニューロンから信号を受け取り，ひとつの信号を出力する．次に，その出力信号と重みとの積を出力層の全ニューロンに入力する．出力層では，各ニューロンが中間層の全ニューロンから信号を受け取り，ひとつの出力信号を出力する．入力・中間層間および中間・出力層間の重みは「訓練データ」（入力データおよびそれに対する正しい出力データの組み）を使って機械学習により決定する．

本研究では，入力は体表面の形状変化とし，出力は肩甲骨の姿勢とする．入力データは，先行研究より肩甲骨の姿勢変化との相関が高かった「肩関節側・肩甲骨下部体表20点の3次元位置」[8]とした（図3）．その測定には，光学式モーションキャプチャ・システムを用いた．測定の座標系は胸部座標系 Σ_T（3.3を参照）とした．それに対応する訓練データには，透視X線撮影，CT撮影および2D/3Dレジストレーションを用いて計測した「肩甲骨の姿勢」とした．上肢運動は側方挙上とし，先行研究[8]と同様，再現性の高い「座位における上腕の側方挙上位」とした．挙上角は 0 deg, 30 deg, 60 deg, 90 deg, 120 deg, 150 deg の6つとした．肩甲骨姿勢も体表面位置も，挙上角 0 deg での位置・姿勢を基準として，その値からの変位で表現した．被験者1名に対して測定は2回行った．その中の1回分は機械学習用の訓練データとして用い，残りの1回分は推定精度の検証に用いた（以後，検証データと呼ぶ）．

3.2 体表面形状と肩甲骨姿勢の同時計測

ニューラルネットワークを用いて肩甲骨の姿勢を推定するためには，2つの問題がある．ひとつは訓練データを得るために，体表面形状と肩甲骨姿勢を同時に計測する必要があること，もうひとつは上記2つの測定における座標系の位置関係も測定する必要があることである．本節では，これらの問題の解決策について述べる．

ひとつ目の問題の解決策としては，透視X線撮影と同時に光学式モーションキャプチャ・システムで体表面形状を測定する方法が考えられる．しかし，透視X線装置の撮像部が肩の前後を挟むため，肩甲骨上の体表面に貼付したマーカの測定は難しい．そこで，まったく同じ肢位を2つの測定系で別々に測定することにした．そのために，光学式モーションキャプチャ・システムを透視X線室に運び入れ

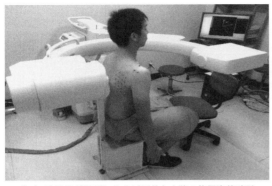
（a）透視X線装置による肩甲骨と上肢の位置姿勢計測

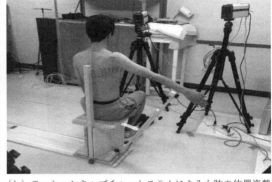
（b）モーションキャプチャ・システムによる上肢の位置姿勢計測

図4　透視X線装置と光学式モーションキャプチャ・システムによる肩関節の位置姿勢の同時計測風景

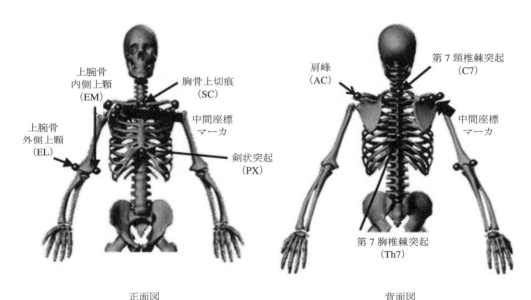

正面図　　　　　　　　　　　　　　　　　背面図

図5　上肢の位置姿勢計測のための赤外線反射マーカの貼付位置

た．2つの測定において，できるだけ同じ肢位を保つために，車輪とレールで並進移動できる「腕置き台付き椅子」を自作した（図4）．モーションキャプチャ・システムで肩甲骨上体表面に貼付したマーカを測定した後（図4（b）），肢位を含む上体姿勢をできるだけ変えないようにして椅子を並進移動して，肩を透視X線装置の撮像域に移動し（図4（a））,すばやく撮影を行った．

ふたつ目の問題を解決するためには，2つの測定系で測定可能な3個以上のマーカセットを胸部に設置する必要がある．そのマーカセットに3次元座標系を設置すれば，それを介して，2つの測定座標系間の位置関係を得ることができる．その中間座標系をΣ_Dで表す．しかし，透視X線装置は視野が限られているため，肩甲骨をできるだけ広く撮影しようとすると，胸部の撮像ができなくなる．そこで，両者で計測できる位置にマーカを貼付した．ただし，胸部には設置できないため，透視X線装置の撮像域内にある肩関節周辺に貼付した（図5）．具体的な貼付位置は，透視X線画像上で肩甲骨輪郭を隠さ

ないよう配慮して，肩鋒，肩甲骨棘上の 2 点（間隔 10 mm），大胸筋の腱移行部の 2 点（間隔 20 mm）の計 5 点とした（図 5）．これらのマーカは，モーションキャプチャ・システムと透視 X 線装置の両方で撮像できるように，直径 5 mm の金属球に赤外線反射テープを貼付したものとした．挙上角 0 deg における 5 点の 3 次元座標をモーションキャプチャ・システムで測定し，それらの 3 次元座標値から 3×3 共分散行列を求めた．中間座標系 Σ_D は，5 点の平均値（図心）を原点，共分散行列の固有ベクトルを座標軸とした．

次に体表面形状の測定について詳しく述べる．モーションキャプチャ・システムで体表面形状を空間的・時間的にサンプリングするために，肩関節側の肩甲骨下部上の体表面に複数の赤外線反射マーカを貼付した（図 3）．マーカの直径は 7 mm とし，図 3 に示したように，30 mm 間隔の格子点上の 20 点に貼付した．このマーカ群を，以後，肩甲骨上体表面マーカもしくは単に体表面マーカと呼ぶ．モーションキャプチャ・システムのサンプリング周波数は 30 Hz とした．

最後に肩甲骨の姿勢測定について述べる．骨の 3 次元運動解析法のひとつに，2D/3D レジストレーション法[9]があり，人工膝関節[10]，健常膝関節[11]などの 3 次元運動解析に応用されてきた．著者らは，この測定法を肩関節（上腕骨，肩甲骨）の運動解析に応用してきた[12]．本研究でも同じ方法を用いた．次にその概略について述べる．

骨の位置・姿勢を表現するために，透視座標系 Σ_{CF} と肩甲骨座標系 Σ_S の 2 つを設定した（図 6）．前者は，透視 X 線装置のカメラシステムを校正するキャリブレーション・フレーム上に設定した[12]．後者は Wu ら[13,14]の報告に基づいて骨モデル上に設定した．Σ_{CF} に関する肩甲骨の位置・姿勢は，Σ_{CF} から Σ_S への座標変換 $^{CF}T_S$ で表現する（図 6）．その算出手順 1〜6 を以下に示す．

1) 3 次元骨モデルの作成：CT 装置を用いて肩関節を撮影し，得られた画像上で肩甲骨の輪郭を手動抽出して 3 次元骨モデルを作成する．

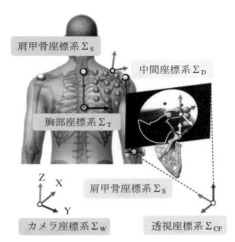

図 6 透視 X 線撮影とモーションキャプチャ・システム間の座標系変換の推定
両システムで測定できる中間座標系 Σ_D を利用して，透視座標系 Σ_{CF} と胸部座標系 Σ_T との関係を求めた．

2) 透視 X 線装置のキャリブレーション：透視 X 線装置でキャリブレーション・フレームを撮影し，撮像システムを校正する[15]．その結果，透視座標系 Σ_{CF} から画像座標系への変換 T が与えられ，骨があるひとつの位置・姿勢にあるときの透視 X 線画像を推定できる．

3) 透視 X 線装置による肩関節の撮影：透視 X 線装置で肩関節の運動ないし静止状態を撮影する．

4) 肩甲骨の輪郭抽出：撮影画像から任意の 1 フレームを抽出し，その画像中の肩甲骨の輪郭を手動抽出する．この輪郭を「骨輪郭」と呼ぶ．

5) 投影輪郭の算出：骨モデルの位置・姿勢を初期設定する．2) で得られた変換 T を用いてモデルの透視 X 線画像を求め，その輪郭を自動抽出する．この輪郭を「投影輪郭」と呼ぶ．

6) 肩甲骨の位置・姿勢の推定：骨モデルの位置・姿勢を変化して，骨輪郭と投影輪郭を重ね合わせることができれば，Σ_{CF} に関する肩甲骨の位置・姿勢 $^{CF}T_S$ を推定できる．推定の評価関数 J は，抽出輪郭上の点 P_i と，その点から最短距離にある投影輪郭上の点との距離 d_i を

用いて，

$$J[{}^{CF}T_S] = \sum_{i=1}^{N} d_i^2 \qquad (1)$$

とした．ここで，N は抽出輪郭の点数を表わす．J を最小にする肩甲骨の位置・姿勢 ${}^{CF}T_S$ を，滑降シプレックス法を用いて探索的に求める．

3.3 測定の座標系と座標変換

はじめに，本研究で用いたすべての座標系とその設定法について述べる（図6）．透視X線撮影には，透視座標系 Σ_{CF} を用いた[12]．モーションキャプチャ・システムでは，カメラ座標系 Σ_W を用いた．その原点 O_W は椅子上に設定した．身体の座標系としては，胸部座標系 Σ_T，肩甲骨座標系 Σ_S，中間座標系 Σ_D の3つを設定した．胸部座標系 Σ_T は，国際バイオメカニズム学会（ISB）の規定に準拠して胸部マーカ（図5）を用いて設定した[13,14]．肩甲骨座標系 Σ_S は，中村らの方法[7]に従って肩甲骨の5つの骨特徴点（図1(b)）を用いて設定した．

次に胸部座標系 Σ_T に関する肩甲骨座標系 Σ_S の姿勢の算出法について述べる．この姿勢は Σ_T から Σ_S への座標変換 ${}^{T}T_S$ で表現できる．その算出手順1～3を以下に示す．

1) 座標変換 ${}^{D}T_{CF}$：上腕挙上角 a（a = 0, 30, 60, …, 150 deg）における Σ_D から Σ_S への座標変換 ${}^{D}T_{CF}(a)$ を求める．
2) 座標変換 ${}^{D}T_S$：挙上角 a における中間座標系 Σ_D から肩甲骨座標系 Σ_S への座標変換 ${}^{D}T_S(a)$ を求める．まず，肩甲骨の位置・姿勢 ${}^{CF}T_S(a)$ を求める．次に ${}^{D}T_S(a)$ を

$${}^{D}T_S(a) = {}^{D}T_{CF} \cdot {}^{CF}T_S(a) \qquad (2)$$

から求める．ここで右辺の $A \cdot B$ は2つの座標変換 A と B の合成を表す．

3) 座標変換 ${}^{T}T_S$：モーションキャプチャ・システムから得られたマーカ座標から，挙上角 a における胸部座標系 Σ_T からカメラ座標系 Σ_W への座標変換 ${}^{T}T_W(a)$，およびカメラ座標系 Σ_W から中間座標系 Σ_D への座標変換 ${}^{W}T_D$

(a) を求める．最後に，胸部座標系 Σ_T に関する肩甲骨座標系 Σ_S の姿勢 ${}^{T}T_S(a)$ を

$${}^{T}T_S(a) = {}^{T}T_W \cdot {}^{W}T_D \cdot {}^{D}T_S(a) \qquad (3)$$

から求める．肩甲骨の姿勢（回旋角，内外転角，前後傾角；図2）はロール・ピッチ・ヨー角で表現し，座標変換 ${}^{T}T_S$ から算出した．

4．実験方法

本研究は，信原病院治療・臨床研究等審査委員会の承認を得て行った．被験者は，肩関節に疾患の認められない成人男性5名（平均年齢 24.3±2.5 歳，右利き）とした．CT装置には ECLOS（日立メディコ）を用い，スライス厚は 1.25 mm とした．透視X線装置には M-4 LC-3（日立メディコ）を用いた．モーションキャプチャ・システムには ProReflex500（Qualisys）を用い，カメラ台数は7台とした．被験者には本研究の目的，撮影方法，実験手順，撮影機器が身体に与える影響について十分に説明し，すべてに同意を得た後に実験を行った．

透視X線装置による撮影部位は右肩とし，撮影方向は前額面とした．赤外線反射マーカは，図3と図5に示したように，身体各部に貼付した．被験者の姿勢は椅座位とした．撮影した肢位は，3.1で述べたように，上腕挙上角 0, 30, 60, …, 150 deg の側方挙上位とし，各挙上角は熟練技師の指導下で角度計を用いて設定した．肢位の維持には，腕置き台（図4(b)）を用い，その高さを挙上角が上記の角度になるように調整した．水平内外転角は，できるだけ 0 deg になるようにした．はじめに，光学式モーションキャプチャ・システムによる測定を行い（図4(b)），次に被験者を腕置き台付き椅子ごと並進移動し，透視X線撮影を行った（図4(a)）．以上の測定を各肢位において2回行った（訓練データ，検証データ）．

肩甲骨の姿勢推定には，3層ニューラルネットワークを用いた．その入力は体表20点（図3）の3次元偏位ベクトル（図7），出力は肩甲骨の姿勢（回旋角，内外転角，前後傾角；図2）とした．その機械

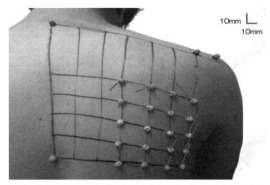

図7 上腕の側方挙上（最大挙上角150 deg）に伴う肩甲骨上体表面マーカの偏位ベクトルの一例（冠状面投影）

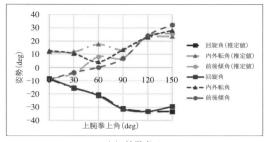
(a) 被験者 A

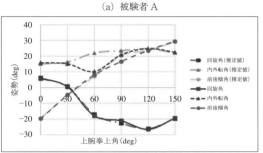
(b) 被験者 B

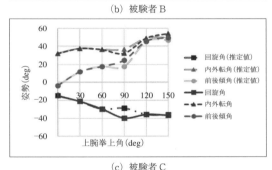
(c) 被験者 C

図8 肩甲骨姿勢の測定値およびニューラルネットワークによる推定値の3例（被験者 A，B，C）

学習には誤差逆伝播法を用いた．まず訓練データを用いてニューラルネットワークの機械学習を行い，次に検証データを用いて体表面マーカの偏位ベクトルから肩甲骨の姿勢を推定した．それを肩甲骨姿勢の推定値と呼び，対応する検証データの姿勢を測定値と呼ぶ．

5．実験結果

図7に肩甲骨上の体表面に貼付したマーカの偏位の1例を示す（上腕挙上角150 deg）．直線が偏位ベクトルを表し，横軸が Z_T 成分，縦軸が Y_T 成分を表す．Y_T 成分に着目すれば，マーカは上腕挙上に伴い，肩関節側では上方に，胸椎側では下方に偏位した．一方，Z_T 成分に着目すれば，肩甲骨上部では内側に，それ以外で外側に偏位した．前後方向（X_T 成分）に関しては，肩甲骨上部では後方に，それ以外では前方に偏位した．他の被験者でも同様の偏位傾向がみられた．

図8（a）～（c）に，被験者3名の上腕側方挙上時における肩甲骨の姿勢変化（測定値，推定値）を示す．横軸は上腕挙上角 deg，縦軸が肩甲骨の姿勢（回旋角，内外転角，前後傾角）を表す．はじめに測定値について述べる．回旋角は＋方向が下方回旋，－方向が上方回旋を表す．その値は，上腕挙上に伴って減少したため，肩甲骨は上方回旋した．内外転角は，＋方向が外転，－方向が内転を表す．その値は，減少した後，増加する傾向があることから，肩甲骨は内転後に外転した．前後傾角は＋方向が後傾，－方向が前傾を表す．その値は単調に増加したことから，肩甲骨は上腕挙上に伴って後傾した．次に推定値について述べる．回旋角と前後傾角では，測定値と同様な姿勢変化が得られた．しかし，内外転角では，被験者 A，B において挙上角60 deg で 10～15 deg の差がみられた．

表1に，6つの上腕側方挙上角における各姿勢パラメータ（回旋角，内外転角，前後傾角）の測定値および推定値の平均値±標準偏差を示す（N＝5）．両者の差を t 検定した結果，有意差は挙上角150 deg における前後傾角だけにみられた（p＜0.05）．さらに，両者の差の RMS 値を示す（以後，RMS 誤

表1 6つの上腕側方挙上角における姿勢パラメータの推定値，測定値およびRMS誤差（N=5）

姿勢 パラメータ		上腕側方挙上角 [deg]					
		0	30	60	90	120	150
回旋角 [deg]	推定値	−6.60±7.76	−9.77±7.66	−17.12±8.20	−29.79±6.56	−33.95±4.00	−31.23±6.39
	測定値	−7.79±7.49	−9.35±7.95	−17.28±7.75	−25.71±6.27	−31.23±3.61	−31.60±6.05
	RMS誤差	1.88	1.20	1.22	5.67	1.17	2.02
内外転角 [deg]	推定値	18.52±8.38	17.32±10.57	13.64±12.87	18.55±7.45	31.26±9.81	32.9±11.14
	測定値	18.15±7.56	17.84±10.22	19.19±10.63	20.27±9.08	32.90±11.14	30.87±9.98
	RMS誤差	2.45	0.94	6.69	2.14	2.13	2.25
前後傾角 [deg]	推定値	−10.01±5.59	−4.72±9.94	3.29±8.67	10.50±8.80	27.03±9.76	34.38±7.78 ⎫ ⎬*
	測定値	−10.05±5.28	−3.86±8.82	4.19±9.3	9.12±8.78	28.58±8.79	31.14±8.56 ⎭
	RMS誤差	1.09	1.75	4.20	4.63	2.26	2.81

*$p<0.05$

差と呼ぶ)．上腕側方挙上に伴い，平均的にも回旋角は単調増加した．すなわち上方回旋した．内外転角は0～60 degまで減少した後，増加した．すなわち内転した後，外転した．前後傾角は単調増加した．すなわち後傾した．RMS誤差は，回旋角，内外転角，前後傾角でそれぞれ平均2.19±1.75 deg, 2.77±1.99 deg, 2.79±1.39 degであった．

6. 考察

はじめに肩甲骨上体表面の形状と上腕側方挙上の同時測定について論じる．透視X線装置と光学式モーションキャプチャ・システムを用いた場合，完全な同時測定は不可能なため，先行研究[8]では別々に行った．そのため，肢位を含む両者の姿勢を完全には一致させることができなかった．そこで本研究では，並進移動できる腕置き台付き椅子を制作し，2つの測定間でできるだけ同じ上体姿勢を保持できるよう試みた．しかし，いまだ体幹が安定しなかったため，体幹の姿勢保持具の追加が今後の課題である．

体表面マーカを用いた肩甲骨姿勢の推定法の精度について論じる．中村ら[7]は，肩甲骨特徴点上の体表に貼付したマーカの位置・姿勢について，openMR装置を用いて詳しく調査した．その結果，上腕挙上によって体表面マーカは大きく偏位し，触診で位置を修正しても平均19.0 mm偏位したと報告している[7]．その結果，姿勢の推定誤差は，回旋角，内外転角，前後傾角でそれぞれ平均8.0 deg, 1.7 deg, 10.1 degとなった[7]．この結果から，肩甲骨の運動は，準静的に測定しても，体表面マーカの位置だけから推定された姿勢は10 deg前後の誤差をもつことがわかる．それに対して本手法では，RMS誤差を平均3 deg未満に抑えることができた．その理由は，本手法が「肩甲骨運動→体表面変形」という順問題の逆問題を階層型ニューラルネットワークで解いているためと考えられる．このニューラルネットワークには，訓練データによって逆問題の変換が表現されているが，従来の体表面マーカにだけ依存する推定法では，個人の肩甲骨運動に関する情報はまったく利用されていない．ただし，本手法は，CT装置，透視X線装置，光学式モーションキャプチャ・システムを用いた大掛かりな「訓練データの取得」が必要となるため，簡便な測定には適していない．

次に提案した手法の臨床応用について論じる．本方法の臨床応用する場合，事前に取得しておいた訓練データからニューラルネットワークを構築しておき，臨床現場では肩甲骨上体表面マーカの3次元位置だけを測定すればよい．その測定データからニューラルネットワークを用いて肩甲骨の姿勢を推定する．訓練データを取得する際の上肢の姿勢は，臨床現場で測定する運動中の姿勢に近いものにする必要がある．今回の実験では，上腕側方挙上という

基本的な運動としたが，光学式モーションキャプチャ・システムと透視X線撮影装置を併用する本測定法を用いれば，体表面の3次元変形から直接，肩甲骨の姿勢を推定できる可能性が示唆された．体表面に貼付する赤外線反射マーカも，100点以上必要とするSM法に比べて少ないため，運動への侵襲や制約も少ない．

最後に今後の課題について述べる．上で述べたように，上腕側方挙上に関しては，肩胛骨上の体表面の変形から肩甲骨の姿勢を推定できることが示された．投球動作のような比較的再現性の高い肩の運動では，側方挙上と同じように，運動を準静的に計測し，訓練データを作成することが考えられる．しかし，実際の投球動作はまったく同じではないため，必要とされる推定精度を得るためには，訓練データをどの程度のばらつきの範囲内で，かついくつ取得したらいいか検討する必要がある．一方，再現性の低い運動では，肩関節の自由度が大きいため，訓練データの取得はより困難になると考えられる．そのため，訓練データの最適な取得法そのものについて研究する必要がある．

7．あとがき

本論文では，肩甲骨上体表面の形状から肩甲骨の姿勢をニューラルネットワークを用いて推定する方法を提案した．実験的に上腕挙上運動を推定した結果，回旋角，内外転角，前後傾角を平均3 deg未満のRMS誤差で推定できる可能性が示唆された．当面の課題は，腕置き台付き椅子の改良および複雑な上肢運動に適用するための拡張である．

謝辞

実験装置の一部を設計製作した新潟大学工学部の永田向太郎技術職員，本研究の実験に協力いただいた信原病院放射線科およびバイオメカニクス研究所の皆さまに心から感謝いたします．

参考文献

1) 中村康雄，林豊彦，中村真里，中溝寛之，信原克也，加藤直，飯塚大輔：投球フォームとボール・リリース時の肩関節負荷，バイオメカニズム，17，111-121，(2004)．
2) 弓削七重，伊藤信之，衛藤正雄，朝長匡，M. E. Rabbi，原寛徳，井上博文，白濱克彦：肩腱板断裂における肩甲骨の三次元的動態分析，整形外科と災害外科，47(2)，624-628，(1998)．
3) 中村康雄，中村真里，林豊彦：モーションキャプチャ・システムを用いた肩甲骨の6自由度運動解析，日本臨床バイオメカニクス学会誌，24，317-322，(2003)．
4) 金谷整亮，中村真里，建道寿教，信原克也，中村康雄：モーションキャプチャ・システムを用いた肩複合体の3次元運動解析，肩関節，28(2)，219-222，(2004)．
5) Mattson, J. M., Russo, S. A., Rose, W. C., Rowley, K. M. and Richards, J. G.：Identification of scapular kinematics using surface mapping：a validation study, Journal of Biomechanics, 45(12), 2176-2179, (2000).
6) 相見貴行，中村康雄：モーションキャプチャ・システムを用いた体表面形状計測による肩甲骨運動の推定，バイオメカニズム，23，43-54，(2016)．
7) 中村康雄，林豊彦，中村真里，建道寿教，信原克也，菊入大輔，桐生慎太：体表マーカの偏位と肩甲骨運動のin-vivo計測，バイオメカニズム，17(11)，111-121，(2004)．
8) 畑田宏貴，林豊彦，田中洋，二宮裕樹，乾浩明，駒井正彦，信原克哉：肩甲骨の姿勢と皮膚運動との関連性の分析，信学技報，115(49)，27-32，(2015)．
9) Banks, S. A. and Hodge, W. A.：Accurate measurement of three-dimensional knee replacement kinematics using single plane fluoroscopy, IEEE Transactions on Biomedical Engineering, 43(6), 638-649, (1996).
10) 池邉儀裕，ホサインモハメドA．，木原雄一，廣川俊二，有吉省吾，佛淵孝夫：X線動画像による完全深屈曲対応型人工膝関節の動態解析，臨床バイオメカニクス，29，273-278，(2008)．
11) 小田川健一，豊ള貴嗣，小林公一，谷藤理，笹川圭右，佐藤卓，坂本信，古賀良夫，田邊裕治，大森豪：イメージレジストレーション法による膝関節の接触動態解析，臨床バイオメカニクス，31，349-356，(2010)．
12) 長澤憲謙，林豊彦，田中洋：ビデオ透視X線投影法を用いた肩甲骨面内における上腕挙上・下降運動の3次元計測，臨床バイオメカニクス，33，163-170，(2012)．
13) Wu, G., Siegler, S., Allard, P., Kirtley, C., Leardini, A., Rosenbaum, D., Whittle, M., D'Lima, D. D., Cristofolini, L., Witte, H., Schmid, O. and Stokes, I.：ISB recommendation on definitions of joint coordinate system of various joints for the reporting of human joint motion—Part I：ankle, hip, and spine, Journal of Biomechanics, 35, 543-548, (2002).
14) Wu, G., van der Helm, F. C. T., Veeger, H. E. J., Makhsous, M., Roy, P. V., Anglin, C., Nagels, J., Karduna, J., McQuade, K., Wang, X., Werner, F. W. and Buchholz, B.：ISB recommendation on definitions of joint coordinate systems of various joints for the reporting of human joint motion-Part II：shoulder, elbow, wrist and hand, Journal of Biomechanics, 38, 981-992, (2005).
15) Nakamuram, Y., Hayashi, T., Takeda, T., Katoh, K., Miyakawa, M. and Itoh, M.：Automatic head positioning system using PSD-equipped camera-based photostereometry and a 5-degree-of-freedom robotized chair：calibration and accuracy verification, Frontiers of Medical and Biological Engineering, 8(1), 47-63, (1997).

A skin mobility-based estimation of the scapular orientation and its accuracy verification

Hiroki HATAKEDA[1], Toyohiko HAYASHI[1,2]
Hiroshi TANAKA[3], Hiroaki INUI[3], Katsuya NOBUHARA[3]

[1] Graduate School of Science and Technology, Niigata University
[2] Interdisciplinary Program of Biomedical Engineering, Assistive Technology, and Art and Sports Sciences, Faculty of Engineering, Niigata University
[3] Biomechanics Laboratory, Nobuhara Hospital

Abstract Although the motion of the shoulder joint should be analyzed in the motion analysis of the upper extremity, its detailed analysis is quite difficult, because the shoulder is a compound joint. Particularly, the motion of the scapula, which slides on the thorax, cannot easily be measured by using skin markers secured on the characteristic points on the scapula. To solve this problem, we developed a neural network-based method capable of estimating the scapular orientation from the 3D position of the skin markers measured by means of a motion capture system. As training data given to the network, we used the scapular orientation computed by a 2D/3D registration using a 3D model of subject's scapula reconstructed from CT images and its fluoroscopic image as well as the 3D position of the skin markers measured simultaneously. Accuracy verification experiments employing 5 healthy volunteers demonstrated that the scapular orientation in a lateral elevation of the upper arm can be estimated in an accuracy of less than 3. 0 deg in term of average RMS error.

Key Words : Scapula, Motion capture system, Fluoroscopy, 3D bone model, 2D/3D registration, Neural network

パルスハイトコントロールの限界点を用いた瞬発的な力発揮特性の評価

小野誠司[1], 板谷厚[2], 速水達也[3], 大山卞圭悟[1], 木塚朝博[1]

[1]筑波大学体育系, [2]北海道教育大学教育学部, [3]信州大学全学教育機構

要旨 多くのスポーツにおいて, 短時間に大きい力を発揮する能力はパフォーマンス向上のための重要な一要素となる. すばやい力発揮の能力を評価するために, これまでは力の増加率(Rate of force development：RFD)が一般的な指標とされてきた. しかし先行研究において, RFDを算出する際にその算出区間や力レベルが統一されていないことに加え, 競技者においてはその値が天井効果を示すなどの問題もある. 一方, すばやい力発揮の特徴において, 力発揮時間を一定の値に維持しながら力の増加率をコントロールすることにより力発揮レベルを変えていることが見出されており, この発揮戦略はpulse height control (PHC)と呼ばれている. このPHCによって発揮される力レベルには限界があり, 個々によって異なる限界点を示すことが報告されている. そこで本研究は, PHC限界点を用いたすばやい力発揮特性の評価を試み, 競技者におけるすばやい力発揮特性の評価基準を再検討した. その結果, PHC限界点を考慮したRFDには競技種目間で有意な違いが認められ, すばやい力発揮の能力を評価するうえで, PHC限界点の算出が有効な手法となることが示唆された.

キーワード：等尺性収縮, すばやい力発揮, バリスティック収縮, 運動制御

1. はじめに

さまざまなスポーツ場面における基本的運動能力として, すばやく大きな力を発揮する能力が必要とされる. 例えば陸上短距離種目を例に挙げると, 加速局面における足の接地時間は約150 msと非常に短く, この短時間に大きい力発揮を実現できることが短距離種目の重要な要素となる. また, 陸上長距離種目においても, 近年ではレースの高速化に対応するため, 高い短距離走能力も求められるようになってきた. このように瞬発力を伴う競技種目のパフォーマンス向上には, すばやく大きな力を発揮する能力をより高めることが有効である.

すばやく力を発揮する運動は, その制御機構がゆっくりとした運動と異なることから, バリスティック運動と呼ばれている. 先行研究において, バリスティック運動とは運動単位の高い発火頻度がもたらす短時間で最大速度の収縮と定義されている[1,2]. また, この運動はフィードフォワード制御によるものと考えられており, 上位中枢であらかじめ構築された運動プログラムによって遂行されていることが明らかにされている[3]. さらに, この制御時間は, 筋活動の開始から終了まで約100〜120 msの

ため，末梢からのフィードバック情報による運動の修正が困難であると考えられている[4,5]．

バリスティック運動のようなすばやく大きい力を発揮する能力の評価指標として，力の発揮率（Rate of force development：RFD）が用いられている[6,7]．RFDは，発揮された力（力レベル）を力発揮に要した時間（力発揮時間）で除すことで算出され，単位時間あたりの力発揮能力と捉えることができる．しかしこれまでの研究では，その算出方法における力発揮時間と力レベルは統一されておらず，これまでは測定者の任意となっている[8,9]．そのため，それぞれの研究結果を単純比較できないのが現状である．

例えば，RFDを算出する際にどの力レベルを基準にするかによって値が変わる場合がある．この理由として，すばやい力発揮の制御は一様ではなく，力レベルによって以下に示す2つの制御様式が用いられていることが挙げられる．

すばやい力発揮の制御について，力レベルと力発揮時間に注目した報告がある．Ghez（1978），Gordonら（1987）[10,11]は等尺性収縮において力発揮時間を一定の値に維持しながら力発揮率のみを変化させることによって力のレベルを変えていることを見出し，この制御をpulse height control（パルスハイトコントロール：PHC）と呼んでいる．PHCは制御される変数（力発揮時間と力発揮率）を一つに減らすことにより，異なるレベルの力発揮を単純化する戦略であり，フィードフォワード制御による単一の運動プログラムによるものと考えられている．この制御様式は最短の力発揮時間で行われることからRFDを高めるには効果的となる．

一方，力発揮レベルの増加に伴い，付加的に力発揮時間を延長させながら力発揮を行うようになり，この制御はpulse width control（PWC）[12,13]に相当する．つまり，すばやい力発揮において，小さい力レベルではPHCが用いられ，比較的大きい力レベルではPWCの制御様式が用いられているため，RFD算出時の力発揮がPHCとPWCのどちらによるものかを考慮する必要がある．さらに，小野ら（1997）[14]は，PHCからPWCに変わる力レベルをPHC限界点とし，対象者個々の値を算出した結果，約56～78% maximum voluntary contraction（MVC）の範囲にバラツキ，個人間で差異が認められたことを報告している．しかし，これまでPHC限界点を考慮してRFDを算出した研究はなく，また，PHC限界点を考慮したRFDと運動パフォーマンスとの関係性も明らかではない．

そこで本研究では，PHCとPWCそれぞれの力レベルに対するRFDの算出を試み，従来の方法で算出されたRFDの結果と比較することで，すばやい力発揮特性の評価基準を再検討した．また，競技種目特性の違いがPHC限界点およびRFDに与える影響についても検討した．

2．方法

2.1 対象者

研究対象者は大学体育会陸上部に所属している男子短距離選手11名（平均年齢20.9±標準偏差1.2歳，身長174.6±3.0cm，体重71.5±4.3kg，100m平均記録11.11±標準偏差0.21秒）および男子長距離選手10名（年齢21.0±0.9歳，身長169.1±2.8cm，体重58.2±2.6kg，5000m平均記録15分50.41秒±51.74秒），また，大学入学後は運動習慣のない（過去に運動経験有り）健常成人男性11名（年齢22.4±1.0歳，身長173.1±4.3cm，体重67.4±4.4kg）であった．対象者には事前に口頭および書面にて本研究の目的，方法，内容，測定項目を説明し参加の同意を得た．本研究は筑波大学体育系研究倫理委員会の承認を得て行った．

2.2 測定装置

測定装置には足関節底背屈力測定器（東京精機社製）を使用した（図1）．この足関節底背屈力測定器は，足底が接触するプレートの高さおよび角度が調節可能となっており，接続されたロードセルによって特定の足関節角度において発揮された力を測定できる．ロードセルから出力された足関節底屈力のアナログデータは，データ収録ソフトウエア（Super Scope II，GWインストルメンツ社製）によってデジタルデータ（サンプリング周波数：1kHz）として

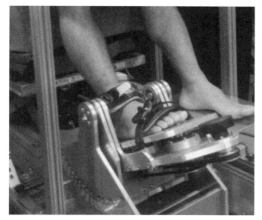

図1 足関節底背屈力測定器

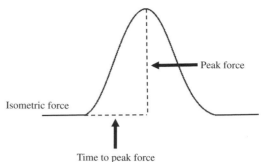

図2 すばやい力発揮による力曲線

PCに収録した．

2.3 実験課題および解析項目

対象者は安静座位姿勢の状態でプレートの上に足を乗せ，膝関節および足関節は90度で固定された．両腕は胸の前で交差組みにし，背の部分はシートに接触した状態を保つように指示した．運動課題は，等尺性収縮での足関節底屈運動とし，できる限りすばやく力を発揮させた．測定手順として，まず対象者の最大随意収縮力（MVC）を測定した．MVC試技3回それぞれの力曲線から，以下の2種類の方法でRFDを算出した．1つ目は時間を基準にした算出方法で，力発揮開始から100 msで到達する力レベル（％MVC）を求めRFDを算出した．この力発揮開始から100 msにおけるRFDの算出は，力発揮の立ち上がり局面を評価するために有効な指標であると考えられている[9]．2つ目は力レベルを基準にし，40％MVCの力レベルに要する力発揮時間を求めRFDを算出した．この理由として，バリスティック収縮による力発揮のレベルが50％MVCを超えるとRFDが低下傾向を示すため，本実験ではRFDの算出を40％MVCに設定した[8]．RFDは，力レベル（％MVC）を力発揮時間で除すことで算出した．MVC試技3回において算出したRFDの平均値を各対象者の代表値とした．

MVC測定後，各対象者の3回のMVC平均値に基づいて，10-90％MVCの力レベルを，10％刻みで目標値を設定し，各力レベルにつき10試技ずつ合計90試技の力発揮を測定した．対象者の前方に19インチモニター（RDT151X，三菱社製）を設置し，目標とする力レベルおよびその±5％の力レンジを表示した．目標とする力レベルはランダムに表示した．試技間には疲労の影響を避けるため，適度な休憩をはさんで行った．

力曲線から，力の立ち上がり（onset）は，出力した力レベルの3％を超えた地点を力発揮のonsetとした（Hodges et al. 1996）[15]．測定された90個の力曲線から，各試技における力のonsetから最大値に達するまでの力発揮時間（time to peak force）および力レベル（peak force）を算出した（図2）．各試技におけるRFDの算出は，peak forceをtime to peak forceで除すことによって求めた．

次に，力発揮時の各力曲線をみると，力レベルが大きくなるに伴い，ピークまでの力発揮時間が延長するだけでなく，力曲線の形状が変化することが分かる（図3，横列）．この力曲線の特徴を識別するため，力曲線を2階微分し加速度曲線（d^2F/dt^2）を算出し，力が最大値に達するまでに正の加速度成分のピークが1つ出現するものを単ピーク型，2つ以上出現し2つ目以降が加速度0を超えるものを多ピーク型，そして，2つまたはそれ以上出現するが2つ目以降が加速度0を超えないものを準多ピーク型と定義した（図3，縦列）．加速度成分の2つ目以降のピークがゼロを超えるときは，一度減速した力の発揮速度が再度増加する局面が出現し，力曲線が二峰性を示す．しかし，2回目以降の加速度のピークが

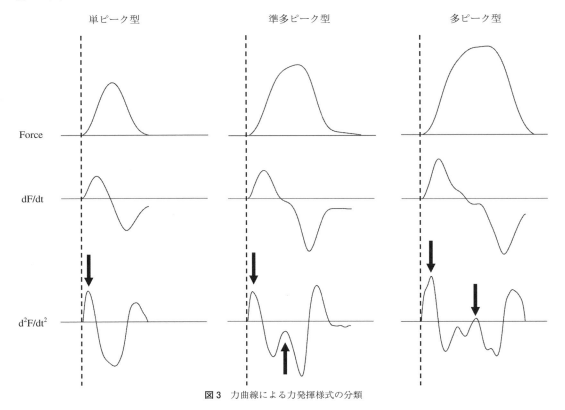

図3 力曲線による力発揮様式の分類

ゼロより小さいときは，一度減速した速度の増加は生じないため，力曲線の形状に変化は見られるものの厳密には二峰性を示さない．

上記のもと3つに分類した力曲線から，準多ピーク型を単ピーク型に含めたグループを作り算出を行う方法と，準多ピーク型を多ピーク型に含めたグループで行う2つのペアリング方法を用いた．各試技（全90試技）における力レベルと力発揮時間のプロットと回帰直線を図4に示す．力曲線に基づいて分類した2つのペア，つまり，単ピーク＆準多ピーク型グループvs多ピーク型グループ（破線），および，単ピーク型グループvs準多ピーク＆多ピーク型グループ（実線）それぞれに回帰直線を当てはめた．算出した2つの方程式からその交点の力発揮レベルを求め，PHC限界点を算出した．回帰直線は最小二乗法を用いた．

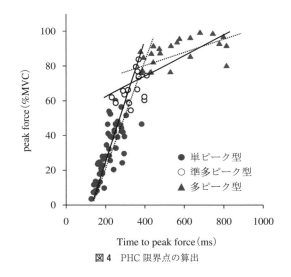

図4 PHC限界点の算出

2.4 統計処理

データ分析に用いた統計処理は，一元配置の分散分析を行い，F値が有意である場合には事後検定と

して Tukey の HSD 検定を行なった．有意水準は5％とした．

3．結果

3.1 MVC 試技における RFD の群間比較

最初に，MVC 試技における RFD の算出を，先行研究に基づいた 2 種類の方法（実験課題 2.3 参照）を用いて行った．分散分析によって対照群，長距離群，短距離群の RFD 値を比較した結果，力発揮開始から 100 ms の RFD においては，3 つの群間に有意な主効果は認められなかった（対照群，$0.38 \pm 0.13\%$ MVC/ms；長距離群，$0.35 \pm 0.14\%$ MVC/ms；短距離群，$0.37 \pm 0.18\%$ MVC/ms）．また，40％ MVC を基準として算出した RFD においても，群間に有意な主効果は認められなかった（対照群，$0.28 \pm 0.12\%$ MVC/ms；長距離群，$0.32 \pm 0.17\%$ MVC/ms；短距離群，$0.35 \pm 0.16\%$ MVC/ms）．

3.2 パルスハイトコントロール限界点の群間比較

次に，pulse height control（PHC）の限界点を用いてすばやい力発揮の評価を試みた．すばやくかつ大きい力を発揮するためには，RFD をより大きくすることが求められる．つまり力発揮時間を延長させることなく一定に維持しながら力レベルを変える戦略が効果的である．しかし，力曲線におけるピークまでの時間（time to peak force）は，PHC においても力レベルの大きさに従って緩やかな増加を示すため，各対象者における PHC 限界点を，time to peak force により明確に定義することは難しい．そのため本研究では，力曲線の 2 階微分（d^2F/dt^2）により加速度曲線を算出し，それに基づいて力発揮様式を，単ピーク型，多ピーク型とその中間の準多ピーク型と分類し（図 3），PHC 限界点を評価した．

(1) 準多ピーク型を単ピーク型に含めた場合の PHC 限界点の群間比較

準多ピークを単ピーク型に含めたグループと多ピーク型グループそれぞれに回帰直線を引き（図 4，破線），その交点に相当する力発揮レベルを求め PHC 限界点を算出した．その結果，PHC 限界点は，対照群で $77.2 \pm 6.3\%$ MVC，長距離群で $82.5 \pm 8.1\%$ MVC，短距離群で $80.4 \pm 10.7\%$ MVC であり（図 5），分散分析の結果，有意な主効果は認められなかった．

(2) 準多ピーク型を多ピーク型に含めた場合の PHC 限界点の群間比較

次に，準多ピークを多ピーク型に含めたグループと単ピーク型グループそれぞれに回帰直線を引き（図 4，実線），その交点の力発揮レベルを求め PHC 限界点を算出した．その結果，対照群で $69.4 \pm 5.6\%$ MVC，長距離群で $77.3 \pm 6.7\%$ MVC，短距離群で $80.2 \pm 5.6\%$ MVC であった（図 6）．分散分析の結果，有意な主効果が認められた（$F_{2,29} = 9.67$, $p < 0.001$）．事後検定の結果は，長距離群，短距離群ともに対照群より有意に大きい値となった．

(3) PHC 限界点を考慮した RFD の群間比較

ここまでの結果から，準多ピークと多ピークを合わせて多ピーク型と表記する．PHC 限界点以下の単ピーク型の力曲線から各対象者の RFD を算出し

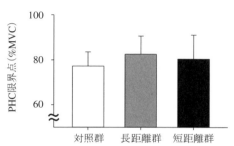

図 5 単ピークおよび準多ピーク型を PHC とした限界点の群間比較

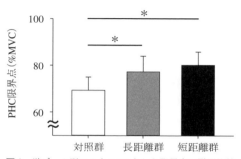

図 6 単ピーク型のみを PHC とした限界点の群間比較

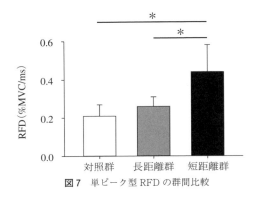
図7 単ピーク型 RFD の群間比較

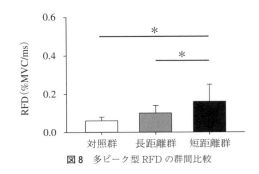
図8 多ピーク型 RFD の群間比較

た．この試技における RFD は，力曲線における peak force（% MVC）を time to peak force で除すことによって求めた．その結果，対照群で 0.21±0.06% MVC/ms，長距離群で 0.26±0.05% MVC/ms，短距離群で 0.44±0.14% MVC/ms であり（図7），有意な主効果が認められた（$F_{2,29}=17.37$, $p<0.001$）．事後検定の結果は，短距離群は対照群および長距離群より有意に大きい値となった．

(4) 多ピーク型 RFD の群間比較

次に，準多ピークを含む多ピーク型の力曲線から各対象者の RFD を算出したところ，対照群で 0.06±0.02% MVC/ms，長距離群で 0.1±0.04% MVC/ms，短距離群で 0.16±0.09% MVC/ms であった（図8）．分散分析の結果，有意な主効果が認められた（$F_{2,29}=10.24$, $p<0.001$）．事後検定の結果は，短距離群は対照群および長距離群より有意に大きい値となった．

4．考察

4.1 PHC 限界点の群間比較

本研究では，PHC の限界点を用いた力発揮の制御特性について検討した．各力曲線の特徴を識別するため，力曲線を2階微分し加速度曲線（d^2F/dt^2）を算出し，単ピーク型，多ピーク型そして準多ピーク型と定義した（図3）．準多ピーク型は，単ピーク型と比べて力曲線の形状に変化は見られるものの，加速度の2つ目以降のピークがゼロより小さく力曲線が二峰性を示さないことから，PHC に含まれる

かどうかが不明瞭であった．そこで，まず準多ピーク型を多ピーク型に含め PHC 限界点の算出を行ったところ，長距離群，短距離群ともに対照群より有意に大きい値となった（図6）．この結果は，短距離群に必要とされるすばやい力発揮の評価には，単ピーク型のみを PHC として分類することが妥当であることを示している．一方，準多ピーク型を単ピーク型に含めて算出した結果，群間における有意な主効果は認められなかった（図5）．これらの結果は，準多ピーク型における力発揮においては，単ピーク型に比べ力発揮時間の延長が大きく影響するため，多ピーク型における力発揮の特徴に相当すると考えられる．また，Ghez ら（1978）[10]は，PHC での力発揮は単一運動プログラムによるものであると述べている．つまり，準多ピーク型の加速度成分に複数のピークが見られる現象は，単一プログラムによるものではないことを示唆している．したがって，本研究における単ピーク型の力発揮のみが，単一プログラムによるフィードフォワード制御による力発揮の特徴であると推察される．

一方，高い力発揮レベルにおいて力発揮時間を延長させることにより力発揮を行う pulse width control（PWC）がある[12,13]．この制御には複数の運動プログラムが関与していることが報告されている．例えば，大きい力発揮レベルが必要とされる際には，あらかじめ2つ以上の運動プログラムを用意し必要に応じて複数の指令を発する複合的な制御が関与すると考えられている．したがって，本研究でみられた多ピーク型と準多ピーク型の力発揮様式は，複数の運動プログラムを反映した PWC に基づいてお

り，単ピーク型の力発揮は単一プログラムによるPHCに基づいていることが推察される．

本研究より，準多ピーク型を多ピーク型に含めPHC限界点の算出を行った場合，長距離群，短距離群が対照群に比べ有意に大きい値となった（図6）．この結果は，各対象者のPHC限界点は，単一プログラムから成る制御が可能な力レベルの上限を示すということができる．そのため，PHC限界点の高い対象者は，すばやい力発揮に有効な戦略をより高いレベルまで利用することができるものと示唆される．

4.2 PHC限界点を考慮したRFDの群間比較

すばやい力発揮には制御様式の違いだけでなく，運動単位の動態も関与することが明らかにされている．Enoka（1997）[16]やVan Cutsemら（1998）[17]は，持続的なレジスタンストレーニングが筋線維だけでなく神経系や運動単位の動員様式にも影響を及ぼしていることを報告している．運動単位の発火頻度や同期化が，すばやい力発揮に重要な役割を果たしており，トレーニングによって，運動単位発火頻度の増加や同期化が生じることにより力の発揮率が高くなることが明らかにされている[18〜20]．Ricardら（2005）[8]は力発揮初期においてRFDが高い対象者の特徴として，バリスティック収縮時には，筋活動開始直後の振幅が高く，中央周波数も変化することを報告しており，その要因を運動単位の同期化であると考察している．以上のことから，短距離群と，対照群および長距離群におけるPHC限界点の違いは，単一や複数の運動プログラムなど中枢において構築された運動プログラムを含んだ運動単位活動様式の差異に基づくものであることを示唆している．

本研究では，PHC限界点を考慮してRFDを算出した．その結果，単ピーク型から算出されたRFDは，短距離群が対照群および長距離群より有意に大きい値であった（図7）．この単ピーク型は，PHCを用いた力発揮と捉えることができるため，単ピーク型RFDは，PHC限界点の高さとPHC限界点以下の傾きにおける群間の差異を示すものである．PHCは力発揮時間を比較的一定の値に維持しながら力レベルを変える戦略であるが，本研究結果から，単ピーク型によるPHCであっても力発揮時間の変化（傾き）が群間によって異なっており，その結果，単ピーク型RFDに違いがみられたと考えられる．以上のことから，同様の単一プログラムによる制御においても，運動習慣および競技種目により，すばやい力発揮の能力が異なることが示唆された．

一方，準多ピークを含む多ピーク型はPWCを用いた力発揮によるRFDと捉えることができる．PWCは力発揮時間を延長させて力レベルを付加的に調節し，複数の運動プログラムが関与すると考えられており，比較的高い力発揮レベル（PHC限界点以上）で用いられている．本研究結果から，この多ピーク型区間から算出されたRFDにおいては，短距離群のみが対照群および長距離群より有意に大きい値を示すことが明らかになった（図8）．つまり，多ピーク型を示すPWCにおいても，力発揮時間の変化（傾き）が群間によって異なると考えられ，その結果，多ピーク型RFDに違いがみられたと推察される．また，比較的大きい力発揮に用いられる複数の運動プログラムにおいても，競技特性によって力発揮の様式が異なると考えられる．これらの結果は，すばやい力発揮を単にフィードフォワードが関与する短時間の運動に限定して評価するのではなく，PHCとPWCを含んだ包括的な運動制御として捉えて評価することの重要性を示すものである．

今後の課題として，陸上短距離および長距離種目の場合，短時間に大きい力を発揮する能力に加え，加速局面において短い接地時間のなかで強い切り返し動作ができることも重要な要素となる．吉田ら（2016）[21]は，切り返し動作中の伸長-短縮サイクル運動の遂行能力（リバウンドジャンプ指数：RJ-index）と，運動プログラムに関与する運動開始前の運動野皮質内抑制回路について検討し，運動開始前の脳内状態がRJ-indexに影響を及ぼすことを明らかにした．このように，すばやい力発揮時のバリスティック収縮には，本研究で用いた等尺性収縮だけでなく，運動中の切り返し動作も含まれるが，これらの関係性は明らかでなく，今後はPHC限界点と伸長-短縮サイクルの遂行能力の関係性についても

詳細に検討していく必要がある．

4.3 MVC試技におけるRFDの群間比較について

本研究では，従来の算出区間を用いたRFDについても，確認の目的で検討した．まず，時間を基準とした方法では，力発揮開始から100 msのRFDを算出した（結果3.1参照）．先行研究においても力発揮の立ち上がりの能力を評価するために，early phaseとして＜100 msのRFDが算出されている．Andersenら（2010）[9]は，競技者が対象ではないが，レジスタンストレーニングの効果を＜100 msのRFDを用いて評価し，100 ms以内のearly phaseでは変化がなく，100 ms以上のlate phaseで違いが認められたことを報告している．本研究において0〜100 ms区間のRFDでは群間に有意な差がみられなかったのは，100 ms以内のphaseでは力発揮様式に違いがなかったことが推察され，競技者群を対象とした比較には適切な算出区間ではないと考えられる．

次に，％MVC区間に基づき40％区間で算出したRFDにおいても，群間に有意な差は認められなかった．この結果は，競技者のような高い力発揮能力を持つ対象者の群間比較においては，従来用いられてきた比較的低い％MVCを算出基準とするのは適切でないと考えられる．Ricardら（2005）[8]は急激な筋収縮によるバリスティック収縮と徐々に筋収縮を行うことによって起こるランプ収縮との違いを，％MVCに基づいて算出したRFDを指標として比較している．その結果，同じ力発揮レベル（％MVC）においては，バリスティック収縮時のRFDがランプ収縮時より高い値であったことを報告している．バリスティック収縮では筋収縮時間がランプ収縮に比べ短いため当然の結果と言えるが，収縮様式による違いや介入による収縮力の効果を比較するためには，％MVCを基準とした算出が適切であると考える．また，Parkら（2006）は，健常者とパーキンソン病患者のすばやい力発揮特性について，％MVC区間に基づいて算出したRFDを指標として比較している[22]．その結果，15〜55％のどの区間においても健常者のRFDが高い値を示した．パーキンソン病患者はPHCによるすばやい力発揮が困難なため，力発揮時間が健常者よりも長く，結果として全ての力発揮レベルにおいてRFDの値が健常者と比較して小さい値となった．この結果は，収縮様式が顕著に異なる対象者の比較であったため，比較的低い％MVC区間のRFDにおいても群間に差が認められたと推察される．

一方，本研究において，40％MVCを基準に算出したRFDに群間で有意な差が認められなかった結果を考えると，対象者が競技者の場合や比較的高い筋力を持つ健常者を対象とした場合は，低い（60％MVC以下）力発揮レベルでは収縮様式の違いが顕著ではないため，少なくとも先行研究で用いられてきた算出方法におけるRFDでは力発揮の特性の違いを適切に評価できなかった可能性がある．したがって，競技者のようなすばやくかつ高い筋力発揮が可能な対象者を比較する場合，まず個々の力発揮様式が力レベルによって異なるかどうかを，PHCとPWCを考慮したうえで比較検討する必要性があると考えられる．

5．まとめ

本研究は，パルスハイトコントロール（PHC）限界点を用いたすばやい力発揮特性の評価を試み，競技者間におけるすばやい力発揮特性の評価基準を検討した．その結果，従来用いられてきたRFDでは評価できない対象者においても，PHC限界点には有意な違いが認められた．さらに，PHC限界点に基づいてRFDを算出した結果，短距離群が対照群および長距離群より有意に大きい値であった．これらの結果から，すばやい力発揮の能力を評価するうえでPHC限界点の算出が有効な手法となることが示唆された．

参考文献

1) Van Cutsem, M. and Duchateau, J.：Preceding muscle activity influences motor unit discharge and rate of torque

development during ballistic contractions in humans, *Journal of Physiology*, 562, 635-644, (2005).

2) Desmedt, J. E. and Godaux, E. : Ballistic contractions in man : characteristic recruitment pattern of single motor units of the tibialis anterior muscle, *Journal of Physiology*, 264 (3), 673-693, (1977).

3) Hanneton, S., Berthoz, A., Droulez, J. and Slotine, J. J. : Does the brain use sliding variables for the control of movements?, *Biological Cybernetics*, 77 (6), 381-393, (1997).

4) Desmurget, M., Epstein, C. M., Turner, R. S., Prablanc, C., Alexander, G. E. and Grafton, S. T. : Role of the posterior parietal cortex in updating reaching movements to a visual target, *Nature Neuroscience*, 2 (6), 563-567, (1999).

5) Pruszynski, J. A., Kurtzer, I., Nashed, J. Y., Omrani, M., Brouwer, B. and Scott, S. H. : Primary motor cortex underlies multi-joint integration for fast feedback control, *Nature*, 478 (7369), 387-390, (2011).

6) Gruber, M. and Gollhofer, A. : Impact of sensorimotor training on the rate of force development and neural activation, *European Journal of Applied Physiology*, 92 (1-2), 98-105, (2004).

7) Viitasalo, J. T. and Komi, P. V. : Interrelationships between electromyographic, mechanical, muscle structure and reflex time measurements in man, *Acta Physiologica Scandinavica*, 111 (1), 97-103, (1981).

8) Ricard, M. D., Ugrinowitsch, C., Parcell, A. C., Hilton, S., Rubley, M. D., Sawyer, R. and Poole, C. R. : Effects of rate of force development on EMG amplitude and frequency, *International Journal of Sports Medicine*, 26 (1), 66-70, (2005).

9) Andersen, L. L., Andersen, J. L., Zebis, M. K. and Aagaard, P. : Early and late rate of force development : differential adaptive responses to resistance training?, *Scandinavian Journal of Medicine & Science in Sports*, 20 (1), e162-169, (2010).

10) Ghez, C. and Vicario, D. : The control of rapid limb movement in the cat. II. Scaling of isometric force adjustments, *Experimental Brain Research*, 33 (2), 191-202, (1978).

11) Gordon, J. and Ghez, C. : Trajectory control in targeted force impulses. II. Pulse height control, *Experimental Brain Research*, 67 (2), 241-252, (1987).

12) Baloh, R. W., Sills, A. W., Kumley, W. E. and Honrubia, V. : Quantitative measurement of saccade amplitude, duration, and velocity, *Neurology*, 25 (11), 1065-1070, (1975).

13) Corcos, D. M., Agarwal, G. C., Flaherty, B. P. and Gottlieb, G. L. : Organizing principles for single-joint movements. IV. Implications for isometric contractions, *Journal of Neurophysiology*, 64 (3), 1033-1042, (1990).

14) 小野誠司, 岡田守彦, 木塚朝博, 谷井克則：すばやい等尺筋性収縮における力レベルと発揮戦略, 体力科学, 46, 289-295, (1997).

15) Hodges, P. W. and Bui, B. H. : A comparison of computer-based methods for the determination of onset of muscle contraction using electromyography, *Electroencephalogr Clinical Neurophysiology*. 101 (6), 511-9, (1996)

16) Enoka, R. M. : Neural adaptations with chronic physical activity, *J Biomech*, 30 (5), 447-455, (1997).

17) Van Cutsem, M., Duchateau, J. and Hainaut, K. : Changes in single motor unit behaviour contribute to the increase in contraction speed after dynamic training in humans, *Journal of Physiology*, 513, 295-305, (1998).

18) De Luca, C. J., LeFever, R. S., McCue, M. P. and Xenakis, A. P. : Behaviour of human motor units in different muscles during linearly varying contractions, *Journal of Physiology*, 329, 113-128, (1982).

19) Desmedt, J. E. and Godaux, E. : Ballistic contractions in fast or slow human muscles : discharge patterns of single motor units. *Journal of Physiology*, 285, 185-196, (1978).

20) Van Cutsem, M. and Duchateau, J. : Preceding muscle activity influences motor unit discharge and rate of torque development during ballistic contractions in humans, *Journal of Physiology*, 562, 635-644, (2005).

21) 吉田拓矢, 丸山敦夫, 苅山靖, 林陵平, 図子浩二：プレセット中の運動野短間隔皮質内抑制がドロップジャンプのパフォーマンスに及ぼす影響, 体力科学, 65 (4), 401-413, (2016).

22) Park, J. H. and Stelmach, G. E. : Force development during target-directed isometric force production in Parkinson's disease, *Neuroscience Letters*, 412 (2), 173-178, (2007).

Evaluation of rapid force development using the maximum force produced by pulse height control

Seiji ONO[1], Atsushi ITAYA[2], Tatsuya HAYAMI[3], Keigo OHYAMA-BYUN[1], Tomohiro KIZUKA[1]

[1] Faculty of Health and Sport Science, University of Tsukuba,
[2] Department of Physical Education, Asahikawa Campus, Hokkaido University of Education,
[3] School of Humanities and Social Science, Shinshu University

Abstract The ability of rapid force development is one of the important factors for improving the physical performance. It has been known that rapid isometric force is controlled by a central motor program to keep the rise time relatively constant independent of force amplitude (pulse height control). The advantage of using pulse height control is to increase rate of force with force amplitude. However, this strategy is thought to be applicable up to about 50-60% of MVC. When the force level increases further, subjects often switch to pulse width control to increase the time to peak force. The purpose of this study was to determine the force level (turning point) at which subjects switch from pulse height control to pulse width control. This turning point was defined as the maximum force produced by pulse height control. We then attempted to examine whether this turning point is different among subjects. Our results showed that a turning point (% MVC) between two strategies was detected in all subjects and the mean values were significantly higher in the sprinter group than that in the control group. Our results suggest that each subject has different limits of force level produced by pulse height control.

Key Words：isometric, rapid force development, ballistic contraction, motor control

大腿二頭筋長頭と腓腹筋のレバーアーム特性が膝関節屈伸運動へ与える影響

金承革[1]，田中克己[2]，竹島治生[3]，土持宏之[4]，柴田昌和[5]

[1]常葉大学健康科学部，[2]横浜栄共済病院，[3]株式会社トランキライザーズ，
[4]ワカバ整形外科・リウマチ科クリニック，[5]湘南医療大学

要旨 Lombardが提起した二関節筋の働きを確かめる目的で，大腿二頭筋長頭と腓腹筋のレバーアーム長を1体の遺体を対象にして調査した．大腿二頭筋長頭のレバーアーム長は，股・膝関節での角度が変化しても，常に股側で膝側よりも大きく，股関節屈曲角度が増大するにつれて増大した．腓腹筋のレバーアーム長は，膝・足関節角度が変化しても，常に足側で膝側よりも大きく，足底屈角度が増大するにつれて増大した．遺体の下肢骨形状を抽出し，縮尺版の木製脚伸展模型を作製し，大腿二頭筋長頭および腓腹筋を模したゴムを装着し，脚伸展が生じるか否かを確かめた．大腿二頭筋長頭のゴム，腓腹筋のゴムのいずれも，脚伸展を生じた．腓腹筋のゴムの方で膝伸展角速度が大きかった．大腿二頭筋長頭と腓腹筋は，足が固定される立位では，脚伸展に作用することが示唆された．腓腹筋の膝伸展作用は，木製脚伸展モデルの膝関節角速度のデータから，強力であろうと推測される．

キーワード：二関節筋，レバーアーム，Lombard's Paradox，大腿二頭筋長頭，腓腹筋

1．はじめに

生体の運動に対して，身体に備わっている各筋がどのような働きをしているかが研究されてきている．その成果は，医療福祉，ロボット開発，スポーツなどに応用され，社会貢献している．しかし，ヒトを含めた動物の動きのメカニズムにおいて，未だ十分には解明されていない問題もある．その1つに，複数の関節を跨ぐ筋群の役割が挙げられる．

解剖学の分野では既に筋の走行と付着部が明らかにされている．すなわち，遺体において，ある1つの筋を引くと，どこの関節が動くかが確かめられている．しかし，四肢の二関節筋や大腰筋のように，生体の動作で実際に発生されている張力を正確に計測することが難しいがゆえに，その役割が未知の筋がある．

個々の筋の働きを調べる研究を行う際の1つの視点として，生体の筋を単関節筋と二関節筋（多関節筋）に分類することがある．Ingen Schenauのレビューによれば，解剖学者Galen（1131-1201 AD）が単関節筋・二関節筋を記載し，その後に様々な研究者たちがこの分類で意見を述べてきた[1]．その中でも本研究に密接に関わる内容を報告しているのは，Lombardである．Lombardは，カエルを対象にして，二関節筋と単関節筋の働きを調べて報告して

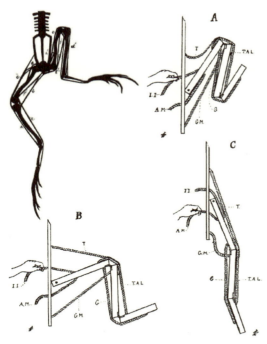

図1 カエル後肢の筋骨格解剖と二関節筋の腱作用モデル[2] 文献2から引用．股関節の単関節筋を表す紐を引くと，伸筋も屈筋も協調して脚屈曲と脚伸展の両方に関わることを意味する．

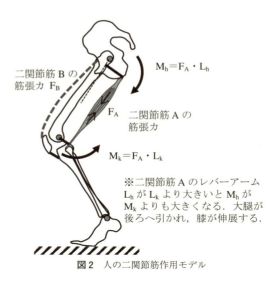

図2 人の二関節筋作用モデル

a．二関節筋 A は，屈曲を生じる関節でよりも，伸展を生じる関節で大きな梃子作用（トルク）を持つ必要がある

b．脚の反対側に二関節筋 B が存在する必要があり，A が伸展を生じる関節を B が屈曲し，A が屈曲を生じる関節を B が伸展させる

c．二関節筋 A の伸展トルクの強さは，B の腱作用を利用できる程度に十分でなければならない

d．B は腱として作用するために，十分に収縮しなければならない．

いる（図1）[2]．カエル下肢には股・膝を跨ぐ拮抗二関節筋と膝・足を跨ぐ拮抗二関節筋があり，拮抗する二関節筋同士（伸筋と屈筋）が協調的に腱のように働く場合があると述べている[2]．協調的にとは，脚を伸ばす動きは，伸筋群の収縮で生じるが，逆の脚屈曲を起こすはずの屈筋群も同時に収縮しており，屈筋群が脚を伸ばすことに関与しているという意味である．例えば，図1のBでは，カエルの股関節屈曲（単関節筋）に該当する紐を引いており，膝屈曲の二関節筋と足背屈の二関節筋が協調して作用し，図1のAの状態になる．大腿直筋に相当する紐 T を引いても同じことが生じる．逆に，股関節伸展の紐 AM か GM を引くと，図1のCの状態になる．これは Lombard's Paradox と呼ばれている．

Lombard は，このような効果が出る本質的な条件があると述べた[2]．その条件を，人の下肢のハムストリングスを二関節筋 A と見立てて，以下に記載する．

ここで，我々は条件 a に関心を持った．人の立ち上がり動作での脚伸展を想定して条件 a を言い換えると，股伸展と膝屈曲作用を持つハムストリングス（二関節筋 A）において，股関節伸展トルクが膝関節屈曲トルクよりも大きくなることを意味している（図2）．ハムストリングスの収縮張力 F_A は股関節側でも膝関節側でも同じであると想定すれば，股関節伸展トルクが大きくなるような状況を生じるには，ハムストリングスの股関節側の筋レバーアーム L_h が膝関節側の L_k よりも大きくなる必要があると予想される．腓腹筋に関しても同様に，足伸展トルクが膝屈曲トルクよりも大きくなると予想される．

人の二関節筋の筋レバーアームに関する1990年代の従来研究を調査してみた所，先述の予想どおり

の結果となっている[3~7]．これら従来研究では，筋レバーアームのみの測定であり，ハムストリングスや腓腹筋が持つ各々のレバーアーム特性が実際の脚運動にどの程度反映されるかは確認されていない．

　熊本，大島らのグループは，上肢・下肢の先端出力特性と単関節筋および二関節筋の筋電図を同時測定し，ロボット工学的分析により，肢の先端出力の方向に対して活動する筋ペアが定まっていることを見出した[8~15]．ただし，ロボットアームを作製しての実証研究では，アクチュエーターのレバーアームはどの関節でも均一となっており，ヒトとは異なる．

　本研究の目的は，脚伸展に関与することが推測されつつも確証が100%とは言えない，大腿二頭筋長頭，腓腹筋のレバーアーム長が，関節角度変化と共にどのように変化するかを調べることである．そして，脚伸展模型を作製して，これら2つの筋の脚伸展運動に及ぼす特性を確認することである．

2．方法

2.1　対象

　ヒトの大腿二頭筋長頭および腓腹筋のレバーアーム特性を調べるために，1体の献体（遺体）を対象とした．遺体の剖出およびデータ収集は2007年8月に実施された．

2.2　測定台の作製と遺体の解剖方法

　レバーアームの測定のために，遺体の骨盤半切の左下肢を使用した．骨盤半切の左下肢を乗せる固定

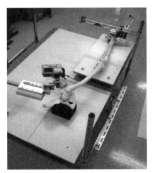

図3　自作した固定撮影台

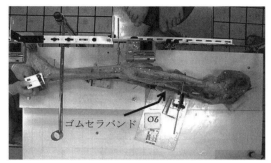

図4　骨盤半切下肢の解剖図
大腿二頭筋長頭の筋腹中央10 cm程度を切離し，ゴムセラバンドを噛ませて取り付けた状態．

撮影台を作製した（図3）．膝には生理的外反があるため，単なる平面台では下腿を水平に保つと，大腿と骨盤は台から浮き上がる．股・膝・足の関節が，各々の運動平面内で屈伸ができるように台を作製した．固定撮影台にはカメラ4台を設置できるようにした．

　骨盤半切の左下肢においては，大腿二頭筋長頭と腓腹筋を残し，これら以外の筋は，股・膝・足の各関節が動く程度に切離した．遺体がアルコール固定されているため，関節を様々な角度に動かすとき，筋の伸展・弛緩操作を繰り返し行うことで筋線維が切れてしまい，レバーアームを測定するための筋作用線が設定できなくなる．そこで，大腿二頭筋長頭と腓腹筋の中央部を切離し，ゴムセラバンドを噛ませて取り付け，股・膝・足の関節の角度が変化しても筋が切れず，弛まぬようにした（図4）．

2.3　画像記録のための姿勢の設定

　股・膝・足の各関節で角度肢位が変化するにしたがって，筋レバーアーム長がどのように変化するかを調査する．そこで，股・膝・足の各関節で複数の角度肢位を設定し，カメラで画像撮影した．設定した角度種類を図5に示す．撮影記録した画像の一部を図6に示す．

2.4　関節中心と筋レバーアームの算出

　大腿二頭筋長頭および腓腹筋のレバーアームを算出するには，股・膝・足の各関節の関節中心軸を求

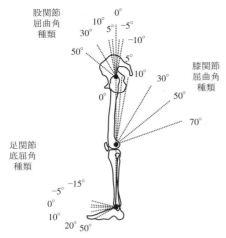

図5 レバーアームの測定で設定された姿勢種類

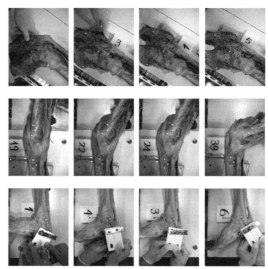

図6 股・膝・足関節の側面画像の一部

める必要がある．各3関節の中心軸を求める方法を図7に示す．股関節中心に関しては，従来の瞬間中心を算出する方法を採用した．図7のAのように，股関節屈曲角度が異なる画像1と画像2と画像3を重ね合わせ，画像1の大腿骨定点と画像2の大腿骨定点の垂直二等分線を引く．画像2と画像3の大腿骨定点間についても垂直二等分線を引き，2つの垂直二等分線の交点を股関節中心として算出した．股関節は大腿骨頭がほぼ球体であるため，この方法による誤差は少ないと考えられる．

膝関節中心は，図7のBにあるように，円の方程式を使用して曲率半径を算出し，膝関節中心の位置とした．膝関節を撮影した画像上で，大腿骨顆の輪郭線と脛骨関節線との接点を座標原点と定め，脛骨関節線から1cm上に補助線を引き，大腿骨顆輪郭線との交点座標を円の方程式に代入することで，半径rが求まる．

足関節中心は，脛骨内果と腓骨外果の中点を足関節前面から観察して定め，その位置を腓骨表面に投影した部位に定めた．

大腿二頭筋長頭の股・膝での筋レバーアームと，腓腹筋の膝・足での筋レバーアームは，上述のように定めた関節中心から筋作用線までの垂直距離を，撮影した画像上で求めた．

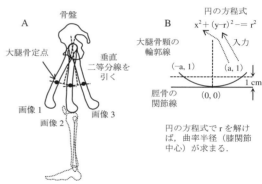

図7 股関節中心と膝関節中心の算出方法
Aは股関節中心の算出方法を図示している．Bは膝関節中心の算出方法を図説している．

2.5 木製モデルによる脚伸展実験

撮影記録した画像から，骨盤，大腿骨，脛骨，足部の外側面輪郭線をトレースし，実寸大の3分の1程度に縮尺して型紙を作成し，5mm厚の木製ベニヤ板に貼り，骨輪郭形状を切り出し骨形状模型とした．このときの画像は大腿二頭筋と腓腹筋の付着部が判別できるものを使用した．各骨格パーツをベニヤ板から切り出すときに筋付着部に印をつけた．ベニヤ板から切り出した足部模型は1cm厚の板に固定し，脛骨模型及び大腿骨模型，骨盤模型を，関節

（4） 大腿二頭筋長頭と腓腹筋のレバーアーム特性が膝関節屈伸運動へ与える影響 *41*

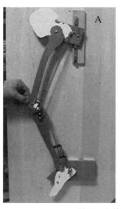
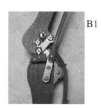
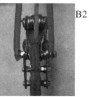

図8 脚伸展模型
Aは脚伸展模型の全体像．B1とB2は膝関節の結合構造．大腿二頭筋長頭と腓腹筋を意味するゴムを取り付けている．

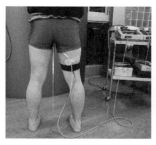
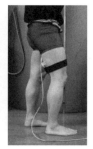

電極配置と電気刺激装置　　　　条件1「膝屈曲立位」

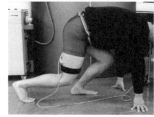
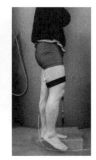

条件2「クラウチング肢位」　　　条件3「下肢下垂位」

図9 ハムストリングスへの電気刺激実験

が形成されるように繋ぎ，扁平な脚伸展模型を作製した（図8）．

図8のAは脚伸展模型の全体像であり，骨盤模型にはスライダーを付け，上下方向に動くようにした．膝関節は，前後十字靱帯の役割をする部品で結合した（図8のB1, B2）．大腿二頭筋長頭と腓腹筋を意味するゴムを取り付けた．これらゴムは，遺体の解剖学特徴と一致するよう，筋付着部に相当する印をつけた位置へ取り付けた．

模型にハムストリングス，腓腹筋を模するゴムを取り付け，脚屈伸運動をビデオカメラで記録した．

2.6 生体の電気刺激実験

2008年12月に，被験者1名（共同著者）に対して，生体の電気刺激実験を行った．電気刺激の方法と中止基準に関する倫理的な検討を行い，被験者への説明を十分に行い同意した上で，実施した．中止基準は，耐え難い疼痛の訴えがあった場合とし，そのときには刺激を即座に中止することとした．刺激装置は医療用の低周波電気刺激装置であり，人体に害を及ぼす電流強度にはなり得ない設定がなされたものであった．

大腿二頭筋長頭，半腱様筋への電気刺激を行い，脚伸展が生じるかの確認を行った．電極配置を図9に示す．図9では，半腱様筋へ刺激する電極配置が

表示されている．膝軽度屈曲での立位，陸上クラウチング肢位，下肢下垂位の3条件で，電気刺激を行った際の脚運動を観測した．

電気刺激強度は，安全に刺激できる許容範囲で最大であり，十分に筋収縮が出る強度とした．

3．結果

3.1 レバーアーム特性

大腿二頭筋長頭と腓腹筋のレバーアーム長の算出結果を図10，図11に示す．図10には，大腿二頭筋長頭の股側（坐骨付着），膝側（脛骨付着）のレバーアーム長を，図11には腓腹筋の膝側（脛骨付着），足側（踵骨付着）のレバーアーム長を示す．図10および図11の凡例は，例えば，"膝0坐"は膝関節角度0で坐骨側，ということを意味する．

大腿二頭筋のレバーアーム長は，股側で常に大きいことが分かる．股関節屈曲角度が大きくなるにつれて，股側レバーアーム長は増大する結果が出ている．

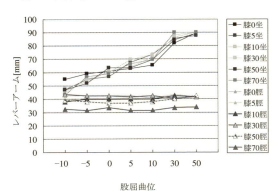

図10 大腿二頭筋のレバーアーム
横軸は，股関節肢位であり，股屈曲位がプラス符号，股伸展位がマイナス符号となる．グラフ内の三角印が膝側のレバーアーム長で，四角印が股側レバーアーム長を意味する．

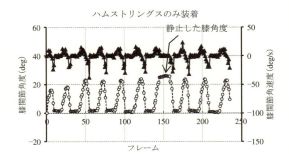

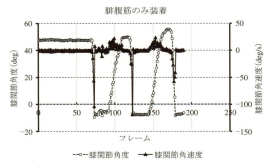

図12 木製の脚伸展模型の運動結果
2つのグラフの膝関節角度（左縦軸）と膝関節角速度軸（右縦軸）は，共にプラス符号が膝屈曲の運動方向である．

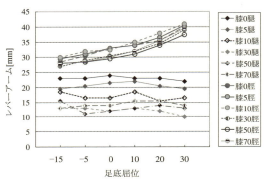

図11 腓腹筋のレバーアーム長
横軸は，足関節肢位であり，足底屈位がプラス符号，足背屈がマイナス符号となる．グラフ内の菱形印が膝側のレバーアーム長で，丸印が足側のレバーアーム長を意味する．

腓腹筋のレバーアーム長は，足側で常に大きいことが分かる．足関節底屈角度が大きくなるにつれて，足側レバーアーム長が増大する結果が出ている．

3.2 木製モデルの動作特性

図8で示した木製の脚伸展模型は，大腿二頭筋長頭を模したゴムだけを装着し，膝を屈曲方向へ引き，その引く力を放すと，脚が伸展した．ただし，膝屈曲26度以上にすると，静止してしまった（図12上段グラフ）．脚伸展における膝関節角速度のピーク値は，20～37 deg/sであった．骨盤の前傾角度（股関節屈曲角度）を大きくすると，脚伸展の角速度は増大した．

腓腹筋を模したゴムを単独で装着し，膝を屈曲方向へ引き，その力を放すと，脚が伸展した．脚運動が静止せずに膝屈曲が可能となる角度は59度であった．脚伸展における膝関節角速度のピーク値は，56～118 deg/sであった．腓腹筋を模したゴムの方が大腿二頭筋長頭のそれよりも，脚伸展をする角速度が大きかった．ゴムは大腿二頭筋を模したゴムと同じものであった．

3.3 生体の電気刺激で生じた現象

「膝屈曲立位」で大腿二頭筋長頭へ電気刺激をした場合，脚伸展が生じなかった．これは大腿二頭筋長頭へ電気刺激をしたとしても，大腿二頭筋短頭（単関節筋）へも刺激がなされてしまうことがその場で判明した．したがって，半腱様筋へ電気刺激をすることに切り替えた．内側ハムストリングスと呼ばれる半腱様筋と半膜様筋は単関節筋を持たないため，大腿二頭筋長頭へ刺激したことと同等であるとみな

した.

半腱様筋を「膝屈曲立位」で電気刺激すると，股関節伸展と膝関節伸展が生じた.「クラウンチング肢位」で電気刺激した場合も，股関節および膝関節が伸展した.「下肢下垂位」では膝関節は屈曲した.

4．考察

4.1 大腿二頭筋長頭と腓腹筋の脚伸展作用

遺体解剖から下肢骨の形状を抽出して大腿二頭筋長頭と腓腹筋を模したゴムを装着して作製した脚伸展模型では，大腿二頭筋長頭も腓腹筋も脚を伸展させた．大腿四頭筋を模したゴムが装着されていなくても，脚が伸展した．このメカニズムは，測定データで示した通り，大腿二頭筋長頭のレバーアームが膝側よりも股側で大きいこと，腓腹筋のレバーアームが膝側よりも足側で大きいことにより，股関節伸展トルクおよび足関節底屈トルクが大きくなり，膝屈曲トルクの作用に打ち勝って，脚が伸展するということである．Lombardが述べた，拮抗二関節筋が協調して脚の屈伸を行うことが成立するための条件aは，ほぼ間違いないと考える．

本研究は1体の遺体のデータだけであるが，今回のレバーアーム長のデータは他の文献とほぼ同等の結果となっている[3~7]．データの信頼性はある程度は確保されていると考える．

腓腹筋の方が大腿二頭筋長頭よりも脚伸展のスピードが速かった現象について，詳細には検討しておらず不明だが，装着したゴムの本数が大腿二頭筋長頭と腓腹筋では同じであることを考慮すると，ゴムの伸長率が関係したのかもしれない．Lombardは拮抗する二関節筋が協調して脚屈伸を行う効果が出せる条件を述べているが，その中の「d. 二関節筋Bは腱として作用するために，十分に収縮しなければならない」という条件がある．今回の脚伸展模型ではゴムの弾性係数が小さかったために，十分な弾性張力が出せなかったのかもしれない．生体では収縮要素である筋線維が収縮し，適度な長さを保ち腱としての作用を生み出せるようにしていると考えられる．

一方，鳥海ら，藤川らは，下肢先端の力発生の制御に関して，単関節筋と二関節筋の拮抗ペア（3対6筋）でモデルを構築して，跳躍動作における各筋の役割を明らかにした[12~15]．腓腹筋は，膝伸展トルクを脚先端へ伝え，下腿長軸方向へ先端力を発生する筋であるとした．今回の木製脚伸展模型での腓腹筋ゴム装着のデータは，鳥海らの説を裏付けるとともに，腓腹筋がハムストリングスに比べて脚伸展に強力に関与する筋であることが考えられた．

さらに，大島ら，熊本らの報告に依れば，大腿二頭筋長頭を含むハムストリングスは，垂直下方への床反力を生み出すことにはそれほど関与せず，体幹が前傾もしくは骨盤が前傾する（股関節屈曲位の）とき，斜め後方への床反力を生み出すことに関与していると推測される[10,16]．この考えを土台とすると，脚伸展模型にハムストリングスを模するゴムだけをつけた時，脚伸展模型が26度屈曲位で静止してしまった理由を解釈できる．すなわち，脚の屈曲が増大すれば，ハムストリングスの股側でのトルクと膝側でのトルクの相殺によって生じる正味の足関節点での先端出力は，足関節固定点で反力となって脚を伝わり，結果的に骨盤を前に押し出し，スライダーにつけられている骨盤がスライダーを前に押すことになり，脚運動が止まってしまったのではないかと考えられる（図13）．

熊本らは，股関節伸展単関節筋の張力は図13中の先端出力分布のFhip-tの力ベクトル方向へ出力され，膝関節屈曲単関節筋の張力はFknee-tの力ベクトル方向へ出力されると研究報告している[10,16]．さらに，脚屈曲を増すと肢先端出力分布の形状が前後方向へ拡大，脚伸展方向へ縮小するように変化するとした．これらの研究報告を応用し，図13中で，Fhip-tはハムストリングスの股側トルクが脚先端で反映出力される力であり，Fknee-tはハムストリングスの膝側トルクが脚先端で反映出力される力である，と推測した．これらFhip-tとFknee-tの合力が脚先端出力であると考えると，図13の左図Aの状況では，スライダーで骨盤部を前後方向へ押す力が増え，脚運動が静止すると考える．

大腿二頭筋長頭への電気刺激は，実際には脚伸展

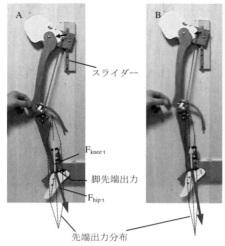

図13 脚運動が静止する理由の推測
左図 A は膝関節屈曲 26 度で脚運動が静止する場面, 右図 B は膝関節屈曲 20 度辺りで脚伸展運動が生じる場面である.

の作用を生じなかった. 大腿二頭筋短頭が単関節筋であるため, 拮抗作用が出てしまったと解釈している. 代わりに半腱様筋への電気刺激では主に股関節伸展が肉眼で明らかに観察できるほど出ていた. 下肢下垂位で半腱様筋を刺激した時, 股関節は伸展せず, 膝が屈曲した. データには出していないが, ほんの少し床に足先が触れている時には脚伸展が生じ, 足が床に触れていないときは膝屈曲が生じた. このことに対する説明や推測は現在持ち合わせていない.

4.2 リハビリテーションへの応用性

歩行中や立ち踏み中に, "膝折れ" あるいは "Giving way" と称される現象がある. 急激に膝屈曲が生じる現象のことである. 膝折れには大腿四頭筋の筋力低下があり, 同筋の強化でこの現象が改善すると信じられている. しかし, 膝折れが生じている患者の大腿四頭筋筋力を測定すると, 十分な筋力を持っていることが多々ある. 膝折れは膝伸展位で生じることが多い. このことと熊本らの四肢先端出力に対する単・二関節筋の協調制御モデルに基づけば, 下肢の鉛直下方に対する剛性が最も高くなる筋を見つけることで, 鍛える筋群が決められるかもしれない. これは内側広筋と大腿直筋, 腓腹筋が働く場合のようである. 大腿四頭筋の筋力が正常に近いのに膝折れが生じるのならば, 腓腹筋の筋力低下を疑い強化することが膝折れ改善に繋がるのではないだろうか. 腓腹筋は, 足側でのレバーアームが膝側よりも常に大きいのだから, 膝屈曲よりも足底屈作用の方が強く, これが脛骨を後方へ引き, 膝を伸ばすことに強く貢献するはずである.

ACL 再建術後のプログラムで, 下肢筋力を強化する際にスクワットを多用する. この際, 再建した ACL を保護するために大腿四頭筋のみならずハムストリングスの共同収縮を出すことが重要であると言われている. 患者にこのことを言葉で説明しても, 直ぐにハムストリングスに力が入れられる訳ではない. ここで, 骨盤や体幹を少しでも前傾して股関節屈曲位にすれば, スクワットが容易になる. これは, ハムストリングスの股側でのモーメントアーム長が股関節屈曲で増大することになり, 股関節伸展トルクを大きく発揮することができ, 脚伸展を補助するためであると解釈できる. この時, 実際にハムストリングスを触知してみれば, 張りが強くなっていることを感じられる.

参考文献

1) Ingen Schenau, G. T. van : On the action of bi-articular muscles, a review. Netherlands Journal of Zoology, 40 (3), 521-540, (1990).
2) Lombard W. P. : The tendon action and leverage of two-joint muscles of the hind leg of the frog, with special reference to the spring movement. Contributions Medical Research, 280-301, (1903)
3) Visser, J. J., Hoogkamer, M. F. and Huijing, P. A. : Length and moment arm of human leg muscles as a function of knee and hip-joint angles. European Journal of Applied Physiology, 61, 453-460, (1990).
4) Rugg, S. G., Gregor, R. J., Mandelbaum, B. R. and Chiu, L. : In vivo moment arm calculations at the ankle using magnetic resonance imaging (MRI). Journal of Biomechanics, 23 (5), 495-501, (1990).
5) Spoor, C. W., Leeuwen, J. L. van, Meskers, C. G. M., Titulaer, A. F. and Huson, A. : Estimation of instantaneous moment arms of lower-leg muscles. Journal of Biomechanics, 23 (12), 1247-1259, (1990).
6) Spoor, C. W. and Leeuwen, J. L. van : Knee muscle moment arms MRI and from tendon travel. Journal of Biomechanics, 25 (2), 201-206, (1992).
7) Klein, P., Mattys, S. and Rooze M. : Moment arm length

variations of selected muscles acting on tarocrural and subtalar joints during movement : an in vitro study. Journal of Biomechanics, 29 (1), 21-30, (1996).
8) Kumamoto, M., Oshima, T. and Yamamoto, T. : Control properties induced by the existence of antagonistic pairs of bi-articular muscles -Mechanical engineering model analyses. Human Movement Science, 13 (5), 611-634, (1994).
9) 藤川智彦, 大島徹, 熊本水頼, 山本倫久：上肢における拮抗する一関節筋および二関節筋群の協調活動とその機械モデルによる制御機能解析. バイオメカニズム 13, 181-193, 1996.
10) 大島徹, 一関節筋および二関節筋を含む筋座標系による機能別実効筋力評価 ―筋力と四肢先端の出力―, 65 (12), 1772-1777, 精密工学会誌, 1999.
11) 大島徹, 藤川智彦, 熊本水頼：一関節筋および二関節筋を含む筋座標系による脚の機能別実行筋力評価. 精密工学会誌, 67 (11), 1824-1828, 2001.
12) 鳥海清司, 大島徹, 熊本水頼：関節トルクからみたヒトの跳躍方向の調節. バイオメカニズム 16, 243-252, 2002.
13) 鳥海清司, 大島徹, 藤川智彦, 熊本水頼, 百生登：ヒトの腓腹筋である二関節筋の装備が跳躍運動に及ぼす影響. 日本機械学会論文集 C 編, 68 (688), 123-128, 2003.
14) 大島徹, 鳥海清司, 藤川智彦, 百生登：足関節と膝関節の二関節筋による協調機能を用いた跳躍メカニズム. 日本機械学会論文集 C 編, 71 (712), 176-182, 2005.
15) 藤川智彦, 百生登, 鳥海清司, 大島徹：下肢の筋配列を考慮したリンクモデルの機構特性. バイオメカニズム 21, 167-177, 2012.
16) 大島徹, 阿部友和, 熊本水頼：第 3 章 計測・評価の実際, 奈良勲 (監), 熊本水頼 (編)：二関節筋, 65-95, 医学書院, 2008.

Effects of lever arms in the long head of biceps femoris and gastrocnemius on knee extension

SungHyek Kim[1], Katsumi TANAKA[2], Haruo TAKESHIMA[3],
Hiroyuki TSUCHIMOCHI[4], Kazumasa SHIBATA[5]

[1]Faculty of Health Science, Tokoha University,
[2]Yokohama Sakae Kyosai Hospital, [3]Tranquillit,
[4]Wakaba Orthopedics and Rheumatology Clinic, [5]Shonan Universty of Medical Sciences

Abstract   In order to elucidate the function of the biarticular muscle described by Lombard's paradox, the lever arm lengths of the long head of the biceps femoris and the gastrocnemius of a cadaver were investigated. The lever arm length of the long head of the biceps femoris was larger on the hip side than on the knee side even when the angle at the hip and knee joint changed, and became larger as the bending angle of the hip joint increased. The lever arm length of the gastrocnemius was larger on the foot side than on the knee side even when the knee and ankle joint angles changed, and increased as the plantar flexion angle increased. We designed a scaled wooden leg model based on the lower limb bone shape extracted from the cadaver, and attached rubbers imitating the long head of the biceps femoris and gastrocnemius in order to establish whether leg extension occurs. The biceps femoris long head rubber and gastrocnemius rubber both caused leg extension. The knee extension angular velocity of the gastrocnemius rubber was faster. These results suggest that the long head of the biceps femoris and gastrocnemius muscles act on leg extension in the standing position when the feet are fixed. The knee extension action of the gastrocnemius muscle is presumed to be strong based on data obtained on knee joint angular velocity from the wooden leg model.
Key Words：Biarticular muscle, Lever arm, Lombard's Paradox, The long head of the biceps femoris, Gastrocnemius

2部

生理学・運動学

(5—8)

Brain-Machine Interface への応用を目的とした視覚誘導性自己運動錯覚中の脳波解析

柴田恵理子[1], 金子文成[2,3], 奥山航平[2]

[1]札幌医科大学保健医療学部理学療法学第一講座,
[2]慶應義塾大学医学部リハビリテーション医学教室,
[3]湘南慶育病院リハビリテーション部

要旨 我々はこれまで,視覚誘導性自己運動錯覚(KiNvis)について,生理学的評価手法を用いた基礎研究および脳卒中片麻痺症例を対象とした臨床研究を継続してきた.本稿では,KiNvisが誘導されているか否かを検出するためのバイオマーカーを探ることを目的とし,頭皮上脳波を用いてKiNvis中の神経活動を調べた一連の研究を解説した.結果として,頭頂間溝周辺におけるα周波数帯域の事象関連脱同期(ERD)を指標とした場合,KiNvis中のみERDが生じ,単に身体運動の動画を観察した場合との違いを検出することができた.この知見は,KiNvisをBrain-Machine Interfaceに応用する際のトリガーとなる神経活動として,頭頂間溝周辺で生じるα周波数帯域のERDが利用できる可能性を示唆するものである.

キーワード:視覚誘導性自己運動錯覚,運動イメージ,脳波,事象関連脱同期,Brain-Machine Interface

1. はじめに

自己運動錯覚とは,自身の身体が随意的にも他動的にも動いていないにも関わらず,体性感覚や視覚からの感覚入力によって,あたかも自身の四肢が動いているような感覚を知覚することをいう[1].我々はこれまで,視覚誘導性自己運動錯覚(Kinesthetic illusion induced by visual stimulation:KiNvis)について,生理学的評価手法を用いた基礎研究および脳卒中片麻痺症例を対象とした臨床研究を継続してきた[1~8].しかし,対象者にKiNvisが生じているかについて簡便かつ客観的に評価することは困難であった.

脳波とは,大脳皮質にある多数の神経細胞から発生する電位の集合を記録したものであり[9,10],ヒトにおいてはHans Bergerによって1929年に初めて頭皮上から記録された[11].神経細胞でみられる電位には,活動電位とシナプス後電位があるが,シナプス後電位の反応は加重の性状をもち,持続時間は長く,電場の広がりも広いという特徴から,頭皮上脳波では多数の神経細胞におけるシナプス後電位の総和を観察していると考えられている[12].脳波は周波数帯域によってδ波(0~4 Hz),θ波(4~8 Hz),α波(8~13 Hz),β波(13~30 Hz)に分類される.実運動や運動イメージ中には,感覚運動皮質直上で記

録される脳波のうち8～13Hz帯域の周波数成分が減衰する(Muリズム)[13～15]. この運動や感覚刺激などの事象に関連して, 特定周波数における信号強度が低下する現象を事象関連脱同期(Event Related Desynchronization: ERD)という[13]. 経頭蓋磁気刺激(Transcranial Magnetic Stimulation: TMS)を用いて, MuリズムのERD強度と皮質脊髄路の興奮性を検討した報告から, MuリズムのERDは一次運動野興奮性を反映することが示唆されている[16]. KiNvis中には, 知覚した運動に関わる皮質脊髄路興奮性が増大する[2,3]ことから, ERDを指標とすることで錯覚という心理状態に伴う特異的な神経活動を, 頭皮上脳波で捉えるのではないかと考えた. 頭皮上脳波は臨床的にも広く普及しているため, この知見はKiNvisを臨床応用する上で有意義である.

本稿では, KiNvisが誘導されているか否かを検出するためのバイオマーカーを探ることを目的とし, 頭皮上脳波を用いてKiNvis中の神経活動を調べた一連の研究を解説する. KiNvisをBrain-Machine Interface(BMI)に応用する上で, KiNvisを検出するためのバイオマーカーは必要不可欠である.

2. 視覚誘導性自己運動錯覚によって運動に関わる神経活動に脱同期は生じるのか?

2.1 背景

Kanekoら[2]は, 身体運動の動画を用い, 対象者の視点からモニタ内の動画の手と現実の手が空間的に一致するように見せることで, KiNvisが生じることを報告した. 我々はこれまで, 電気生理学的手法や機能的磁気共鳴画像法(Functional magnetic resonance imaging: fMRI)により, 身体運動の動画を用いたKiNvis中には高次運動野を含む運動関連領域や下頭頂小葉を含む感覚処理領域の賦活状況, あるいは皮質脊髄路の興奮性が増大することを示してきた[2～4]. 先に述べたように, MuリズムのERDは一次運動野興奮性を反映することから, KiNvisが生じている最中にも, 感覚運動皮質上から記録する脳波のMuリズムにERDが生じていることが推測される. そこで, 本研究ではまずKiNvisによってMuリズムにERDが生じるかを明らかにした.

2.2 方法

(1) 対象

対象は, 健康な右利きの成人7名(22.2±1.0歳, 173.8±4.1 cm, 64.6±7.9 kg)とした. 本研究は札幌医科大学一般研究倫理委員会の承諾を得た上で実施した. また, ヘルシンキ宣言に従い, 被験者のプライバシーと人権の保護に十分留意をした. なお, 事前にKiNvisを強化させるトレーニングを行い, 一定の強さ以上のKiNvisが生じたものを対象とした.

(2) 実験概要

実験肢位は椅座位とし, 安静を保つために適切な高さの実験机上に中間位で前腕を置いた. 被験者の前腕を覆うよう適切な位置にモニタを設置し, 全ての条件でモニタを注視するよう教示した. 実験条件として, 身体運動の動画を用いてKiNvisを生じさせる条件(KiNvis条件), KiNvis条件と同じ動画を用いるが, 上下を反転させてモニタに映す条件(Observation: OB条件), 実際に動画と同じ運動を遂行する条件(Execution: EX条件)の3条件を設定した(図1). なお, KiNvis条件とOB条件では, 随意的に手を動かさないよう教示した. 各条件において, 両側の感覚運動皮質上で頭皮上脳波を記録した.

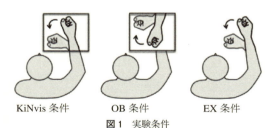

図1 実験条件

実験条件を示す. KiNvis条件では対象者の視点から見て動画の前腕と実際の前腕が連続しているように見える位置にモニタを設置した. OB条件では, 動画を上下反転して表示することで, 動画の前腕と実際の前腕が非連続に見えるようにした. EX条件では, 自身の手を見ながら運動を実行させた.

（5） Brain-Machine Interface への応用を目的とした視覚誘導性自己運動錯覚中の脳波解析　51

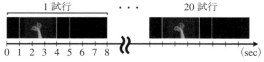

図2　動画の表示時間

モニタには，黒画面を5秒間，動画を3秒間表示した．除外したデータを除き，合計20試行になるまで繰り返した．

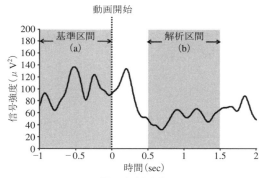

図4　解析区間

解析区間を示す．黒画面を表示している区間（a）に対する動画中の信号強度を解析した．解析区間は，動画開始0.5秒後からの1秒間とした（b）．

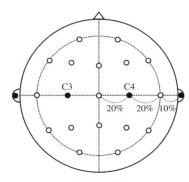

図3　脳波記録部位

脳波記録部位を示す．丸の部位が国際10-20法の電極位置である．本研究では，黒丸で示したC3とC4上に活性電極，両側の耳朶に基準電極を貼付した．

（3）　KiNvisの方法

KiNvisはKaneko[2]らの方法に準じて実施した．視覚刺激には，対象者の右手関節が3秒間で中間位から最大掌屈位まで掌屈している動画を用いた．動画表示3秒，黒画面表示5秒の計8秒を1試行とし，20試行実施した（図2）．KiNvisの強度は，Visual Analog Scale（VAS）を用いて評価した（0 mm：全く感じない～100 mm：非常に強く感じる）．さらに，KiNvis条件とOB条件では動画を見ている最中にTMSを実施し，右橈側手根屈筋（Flexor carpi radialis muscle：FCR）から運動誘発電位（Motor-evoked potential：MEP）を記録した．刺激コイルには8の字コイルを用い，一次運動野におけるFCRの最適部位を刺激した．刺激強度は，FCRから0.2 mV程度のMEP振幅が得られる強度とした．

（4）　頭皮上脳波測定

脳波測定には誘発反応測定装置（NeuroPack，日本光電）を用い，基準電極を両耳朶に置き，基準導出法で記録した．電極配置は国際10-20法に準じ，C3およびC4から電位を記録した（図3）．電極のインピーダンスは5Ω以下，サンプリング周波数は2000 Hzで記録した．瞬きが混入した試行，およびFCRに50 μV以上の筋電図（Electromyogram：EMG）が生じた試行は除外した．得られた脳波は，バンドパスフィルタ（1～50 Hz）を用いてフィルタ処理した後，Gabor関数を用いたwavelet変換による時間周波数解析を行った．周波数分解能は1 Hz，時間分解能は10 msとした．次に，黒画面を表示した時間帯の信号強度平均値を基準とし，周波数ごとに動画開始あるいは運動開始後0.5秒から1秒間の信号強度の減衰率を算出した（図4，式1）．8～13 Hzの周波数帯域の減衰率（％）を平均し，各条件で20試行分を加算した．

$$ERD = \frac{a-b}{a} \times 100 \qquad (1)$$

（5）　統計学的解析

MEP振幅は，実験条件（KiNvis, OB）を要因とした対応のあるt検定を実施した．脳波のERDは，脳波記録部位（C3, C4）と実験条件（KiNvis, OB, EX）を要因とした反復測定二元配置分散分析を実施した．有意な交互作用があった場合，Bonferroni法による単純主効果の検定を行なった．いずれも有意水準は5％とした．

2.3 結果

(1) MEP 振幅

全ての対象者において，OB 条件よりも KiNvis 条件で MEP 振幅が高かった（図 5）．統計学的解析の結果，MEP 振幅の平均値は KiNvis 条件と OB 条件に有意差があった．KiNvis 条件において，VAS の平均値は $70.8±10.9$ mm であり，全対象者で KiNvis が生じていた．

(2) ERD

C3 および C4 ともに，全ての条件において動画表示中に信号強度が減衰した（図 6）．KiNvis 条件では C3 および C4 で減衰率が同程度であったのに対し，OB 条件では C3 と比較して C4 において減衰率が低かった．統計学的解析の結果，減衰率には脳波記録部位の要因で有意な主効果があり，動画表示側（右）の対側半球（左）において減衰率が高かった [$F(1,6)=11.014$, $p=0.016$]．しかし，脳波記録部位と実験条件に交互作用はなかった．

2.4 考察

本研究結果から，実運動時と同様に KiNvis においても感覚運動皮質における Mu リズムに ERD が生じることが示された．これは Mu リズムの ERD を指標として，BMI を用いたリハビリテーションに

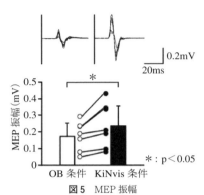

図 5 MEP 振幅
KiNvis 条件と OB 条件で記録した MEP を示す．上段が典型例の MEP 生波形，下段に全対象者での MEP 振幅の平均値である．丸で示したデータは各対象者における MEP 振幅の変化を示している．

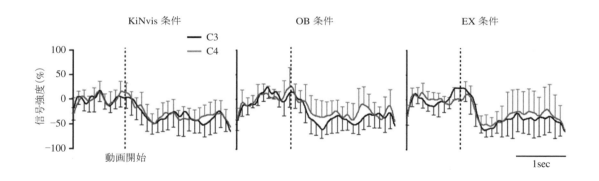

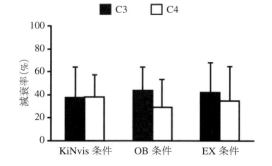

図 6 信号強度の変化
全条件における信号強度の減衰率を示す．上段は，各条件における信号強度平均値の時間経過を示したものである．下段は，動画表示中あるいは運動実中における減衰率の平均値を示す．

KiNvis を応用できる可能性を示唆する結果である．

BMI とは，脳の感覚・中枢・運動機能を電気的人工回路で補綴，再建，増進する技術である．その中でも我々が着目している非侵襲の運動出力型 BMI では，対象者に運動イメージを想起させた際に記録した頭皮上脳波をオンラインで解析し，Mu リズムに ERD が生じたタイミングで，四肢に装着した電動装具を駆動させる[17]．頭皮上脳波を用いた非侵襲型 BMI の利点としては，埋め込み型の電極とは異なり手術に伴う危険性がないこと，電極の経時的な性能低下の心配がないこと，そして比較的安価なことである．Shindo らは，中等度および重度片麻痺症例を対象に，BMI トレーニングが運動機能に及ぼす影響を検討した[17]．BMI トレーニングの内容は，手指伸展の運動イメージを想起させ，ERD が生じた場合に電動装具を駆動させて他動的に手指を伸展させることとし，週1～2時間，4～7ヶ月実施した．その結果，手指伸展時に総指伸筋の EMG が増大するようになった．さらに，半数の対象者で運動イメージ中に ERD が生じる確率が増し，ERD の強度も増大した．このことから BMI トレーニングは脳卒中片麻痺症例の運動機能回復に効果的であることが示唆され，さらなる臨床応用が期待されている．

KiNvis の特徴は，身体運動の動画を見せることで運動している最中と類似した脳神経回路活動を誘導できるという点である[2～4]．さらに，脳卒中片麻痺症例に対して KiNvis を適用した際の内観として，「四肢を動かす感覚を思い出した，動かしたくなった」というような報告が得られていることから[6]，KiNvis は受動的に運動のイメージが誘導されるような現象であるといえる．そのため，BMI トレーニングに KiNvis を応用する利点は，随意的に運動イメージを想起できないような症例にも適用可能であり，KiNvis を生じさせることで運動に関わる特異的な脳神経回路活動を誘導できるという点にある．

しかし，本研究では動画を観察しただけの条件においても両側の感覚運動皮質上で記録した Mu リズムに ERD が生じた．そのため，運動を知覚することで ERD が生じたのか，それとも動画を観察したこと自体によって ERD が生じたのかまでは言及することができない．実際，単に身体運動の動画を観察させるだけでも実運動時と同様に感覚運動皮質の Mu リズムに ERD が生じることを示した報告は複数ある[18,19]．そのため，KiNvis を BMI リハビリテーションへ応用するための次段階としては，KiNvis と運動観察を判別するためのアルゴリズムの開発が必要となる．

3．知覚に関わる脳領域における視覚誘導性自己運動錯覚中の事象関連脱同期

3.1 背景

KiNvis 中に頭皮上脳波を計測した研究から，実運動や運動のイメージと同様に KiNvis 中にも感覚運動皮質から記録される Mu リズムに ERD が生じることが示された．しかし，先に述べたように，感覚運動皮質では運動を知覚していなくても身体運動の映像を観察するだけで Mu リズムに ERD が生じるという報告[18,19]もあり，感覚運動皮質から計測した脳波のみでは運動の知覚によって生じる特異的な変化を検出できない可能性がある．

fMRI を用いて KiNvis 中の脳神経回路活動を測定した報告では，身体運動の動画を用いた KiNvis 中には高次運動野を含む運動関連領域や頭頂間溝周辺の賦活状況が増加することが示されている[4]．そこで本研究では，運動の知覚に伴って活動することが報告されている脳領域に解析部位を拡大し，KiNvis 中の ERD を明らかにすることを目的とした．

3.2 方法

(1) 対象

対象は，健康な右利きの成人16名（22.2±1.0歳，173.8±4.1 cm，64.6±7.9 kg）とした．本研究は札幌医科大学一般研究倫理委員会の承諾を得た上で実施した．また，ヘルシンキ宣言に従い，被験者のプライバシーと人権の保護に十分留意をした．

(2) 実験概要

実験条件は，身体運動の動画を用いて KiNvis を生じさせる条件（KiNvis 条件），KiNvis 条件と同じ

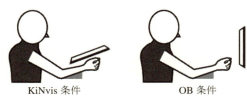

図7 実験条件
実験条件を示す．KiNvis条件は図1と同様にモニタを設置した．OB条件では，対象者の目の前にモニタを垂直に設置し，KiNvis条件と同じ動画を同じ向きで表示した．モニタ位置は，対象者の視点から自身の手と動画の手がどちらも視界に入るよう調整した．

動画を用いるがモニタを対象者の前方に配置する条件（OB条件）の2条件とした（図7）．事前にKiNvisを強化するトレーニングを実施し，KiNvisが生じるようになったことを確認した後，各条件において頭皮上脳波を記録した．実験肢位は2.2（2）と同様とし，随意的に手を動かさないよう教示した．

(3) KiNvis トレーニング

KiNvisの方法は，2.2（3）と同様とした．視覚刺激には6秒周期で右手が把握動作を繰り返す動画を用いた．KiNvisトレーニングは1セット5分とし，合計4セット実施した．トレーニング中のKiNvis強度は，「自身の手が動いているように感じる」という質問に対し，7リッカートスケールで回答させた（−3：全く同意しない〜 +3：非常に同意する）．

(4) 頭皮上脳波測定

KiNvisトレーニング後，KiNvis条件とOB条件において脳波を測定した．両条件ともに動画は12秒間（2周期）表示した．動画を開始するタイミングはランダムとし，試行間には30秒以上の間隔を設けた．除外試技を除いて20試行となるよう実施した．

脳波測定には64 chの多チャンネル脳波システム（eego™ sports, ANT Neuro）を用い，全電極の平均を基準とした平均電位基準法にて記録した．電極のインピーダンスは20Ω以下，サンプリング周波数は500 Hzで記録した．瞬きが混入した試行，およびFCRに50 μV以上のEMGが生じた試行は除外した．

解析する電極は，国際10-10法の配置でF3, F4,

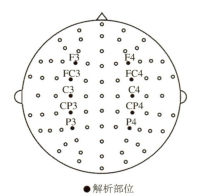

図8 脳波記録部位
丸で示した部位が国際10-10法の配置である．本研究では，全ての電極から得られた信号の平均値を基準とした．解析部位は，黒丸で示したF3, FC3, C3, CP3, P3, F4, FC4, C4, CP4, P4の10箇所とした．

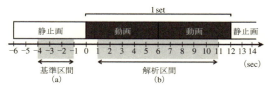

図9 解析区間
静止画を表示中の3秒間を基準とし，動画表示開始1秒後から10秒間を解析区間とした．除外したデータを除き，合計20試行になるまで繰り返した．

FC3, FC4, C3, C4, CP3, CP4, P3, P4とした（図8）．データ解析は，Shindoらの方法[17]に準じて実施した．各電極において得られた脳波は，バンドパスフィルタ（1〜50 Hz）を用いてフィルタ処理した後，高速フーリエ変換（Fast Fourier Transform：FFT）による時間周波数解析を行った．周波数分解能は1 Hzとし，1秒間のFFTを100 ms毎に実施した．次に，黒画面を表示した時間帯の信号強度平均値を基準（a）に，動画開始1秒後から10秒間（b）の信号強度減衰率を算出した（図9, 式1）．8〜13 Hzの周波数帯域においてERDの平均値が最も高い周波数ならびにその前後1 Hzの合計3 Hzを解析周波数帯域とした．試行毎に解析周波数帯域の減衰率を平均し，20試行分の平均値を算出した．

（5）統計学的解析

脳波のERDは，解析部位（F3, F4, FC3, FC4, C3, C4, CP3, CP4, P3, P4）と実験条件（KiNvis, OB）を要因とした反復測定二元配置分散分析を実施した．有意な交互作用があった場合，Bonferroni法による単純主効果の検定を行なった．有意水準は5%とした．

3.3 結果

KiNvis条件では，全ての解析部位でERDが生じており，CP3とP3においてOB条件と差があった（図10）．統計学的解析の結果，解析部位及び実験条件の要因ともに有意な主効果があった［解析部位：$F(3.133, 46.993) = 4.379$, $p = 0.008$，実験条件：$F(1, 15) = 5.296$, $p = 0.036$］．さらに，2要因には有意な交互作用があり，CP3とP3においてKiNvis条件のERDがOB条件よりも有意に高かった［$F(2.837, 42.557) = 5.094$, $p = 0.005$］．

3.4 考察

本研究結果では，同じ身体運動の動画を用いても，KiNvisが生じていない場合にはCP3およびP3のα周波数帯域の神経活動にERDが生じないことが示された．このことから，CP3およびP3におけるα周波数帯域の神経活動にERDが生じるかによって，運動を知覚しているのか，それとも単に動画を観察しているだけなのかを区別できる可能性が示唆される．国際10-20法におけるP3は，左角回の直上に位置する[20]．fMRIを用いてKiNvis中の脳神経回路網を調べた研究では，KiNvis中には左頭頂間溝周辺の活動が高まることが報告されている[4]．そのため，運動を知覚することで特異的に生じる左頭頂間溝周辺の活動が，KiNvis中のP3における神経活動に影響を及ぼした一因となった可能性が示唆される．以上より，KiNvisを臨床応用する際には，頭頂間溝周辺におけるα周波数帯域のERDが，運動を知覚しているかを客観的に判断するための一指標となりうるものと考える．

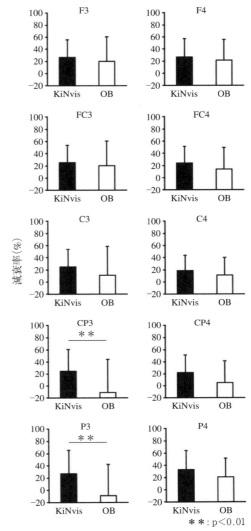

図10　信号強度の変化
全解析部位における信号強度の減衰率の平均値を示す．

4．まとめ

KiNvisを用いたBMIをリハビリテーションに応用するための基礎的知見として，KiNvisを検出するためのバイオマーカーを明らかにすることを目的とした一連の研究を解説した．その結果，感覚運動皮質におけるMuリズムのERDを指標とした場合，単に身体運動の動画を観察した場合とKiNvisとの違いを検出できなかった．これに対し，頭頂間

溝周辺における α 周波数帯域の ERD を指標とした場合には，KiNvis 中のみ ERD が生じ，動画を観察した場合との違いを検出することができた．このことから，KiNvis という心理状態を検出するためのバイオマーカーとして，頭頂間溝周辺で生じる α 周波数帯域の ERD を利用できる可能性が示唆された．本研究で得られた知見は，頭頂間溝上で記録した α 周波数帯域の ERD をトリガーとすることで，KiNvis を BMI リハビリテーションに応用できる可能性を示唆するものである．

謝辞

本研究の一部は，国立研究開発法人日本医療研究開発機構（AMED）「未来医療を実現する医療機器・システムの研究開発事業」による助成を受けて実施した．

参考文献

1) 金子文成，稲田亨，松田直樹，小山聡，柴田恵理子：四肢の視覚誘導性運動錯覚に係る生理学的機序とリハビリテーションへの応用，バイオメカニズム，23，77-86，(2016).
2) Kaneko, F., Yasojima, T. and Kizuka, T.：Kinesthetic illusory feeling induced by a finger movement movie effects on corticomotor excitability, Neuroscience, 149 (4), 976-984, (2007).
3) Aoyama, T. and Kaneko, F., Hayami, T. and Shibata, E.：The effects of kinesthetic illusory sensation induced by a visual stimulus on the corticomotor excitability of the leg muscles. Neuroscience Letters, 514 (1), 106-109, (2012). Doi：10.1016/j.neulet.2012.02.069.
4) Kaneko, F., Blanchard, C., Lebar, N., Nazarian, B., Kavounoudias, A. and Romaiguère, P.：Brain regions associated to a kinesthetic illusion evoked by watching a video of one's own moving hand. PLOS ONE, 10 (8), e0131970, (2015). Doi：10.1371/journal. pone. 0131970. eCollection2015.
5) 阿部大豊，金子文成，柴田恵理子，木村剛英：動画を用いた視覚刺激による自己運動錯覚が随意運動の発現に及ぼす影響，日本基礎理学療法学雑誌，18 (2), 27-34, (2015).
6) Kaneko, F., Inada, T., Matsuda, N., Shibata, E. and Koyama, S.：Acute effect of visually induced kinesthetic illusion in patients with stroke：a preliminary report, International Journal of Neurorehabilitation, 3, 212, (2016).
7) Kaneko, F., Shibata, E., Hayami, T., Nagahata, K. and Aoyama, T.：The association of motor imagery and kinesthetic illusion prolongs the effect of transcranial direct current stimulation on corticospinal tract excitability, Journal of NeuroEngineering and Rehabilitation, 13, 36, (2016). Doi：10.1186/s12984-016-0143-8

8) Inada, T., Kaneko, F. and Hayami, T.：Effect of kinesthetic illusion induced by visual stimulation on muscular output function after short-term immobilization, Journal of Electromyography and Kinesiology, 27, 66-72, (2016). Doi：10.1016/j.jelekin.2016.01.006.
9) Creutzfeldt, O. D., Watanabe, S. and Lux, H. D.：Relations between EEG phenomena and potentials of single cortical cells. Ⅰ. Evoked responses after thalamic and epricortical stimulation, Electroencephalogr Clinical Neurophysiology, 20 (1), 1-18, (1966).
10) Creutzfeldt, O. D., Watanabe, S. and Lux, H. D.：Relations between EEG phenomena and potentials of single cortical cells. Ⅱ. Spontaneous and convulsoid activity. Electroencephalogr Clinical Neurophysiology, 20 (1), 19-37, (1966).
11) Berger, H.：Über das Elektrenkephalogramm des Menschen, Archiv für Psychiatrie und Nervenkrankheiten, 87 (1), 527-570, (1929). DOI：10.1007/BF01797193.
12) 宇城研悟：脳波の基礎知識と成人脳波のよみ方，Medical Technology, 36 (1), 562-571, (2006).
13) Pfurtscheller, G., Neuper, C., Flotzinger, D. amd Pregenzer, M.：EEG-based Discrimination between Imagination of Right and Left hand movement, Electroencephalogr Clinical Neurophysiology, 103 (6), 642-651, (1997).
14) Pfurtscheller. G. and Lopes da Silva, F. H.：Event-related EEG/MEG synchronization and desynchronization：Basic principles, Clinical Neurophysiology, 110 (11), 1842-1857, (1999).
15) Lepage, J. F., Saint-Amour, D. and Theore, H.：EEG and neuronavigated single-pulse TMS in the study of the observation/execution matching system, Journal of Neuroscience Methods, 175 (1), 17-24, (2008).
16) Takemi, M., Masakado, Y., Liu, M. and Ushiba, J.：Event-related Desynchronization reflects downregulation of intracortical Inhibition in human Primary motor cortex, Journal of Neurophysiology, 110 (5), 1158-1166, (2013). Doi：10.1152/jn.01092.2012.
17) Shindo, K., Kawashima, K., Ushiba, J., Ota, N., Ito, M., Ota, T., Kimura, A. and Liu, M.：Effects of Neurofeedback training With an electroencephalogram-based brain-computer interface for hand paralysis in patients with chronic stroke：a Preliminary case Series study, Journal of Rehabilitation Medicine, 43 (10), 951-957, (2011). Doi：10.2340/16501977-0859.
18) Cochin, S., Barthelemy, C., Roux, S. and Martineau, J.：Observation and execution of movement：similarities demonstrated by quantified electroencephalography, European Journal of Neuroscience, 11 (5), 1839-1842, (1999).
19) Muthukumaraswamy, S. D., Johnson, B. W. and McNair, N. A.：Mu rhythm modulation during observation of an object-directed grasp, Cognitive Brain Research, 19 (2), 195-201, (2004).
20) Okamoto, M., Dan, H., Sakamoto, K., Takeo, K., Shimizu, K., Kohno, S., Oda, I., Isobe, S., Suzuki, T., Kohyama, K. and Dan, I.：Three-dimensional probabilistic anatomical cranio-cerebral correlation via the international 10-20 system oriented for transcranial functional brain mapping, Neuroimage, 21 (1), 99-111, (2004).

Analysis of Electroencephalogram during Kinesthetic Illusion induced by Visual Stimulation for the Development of a Brain-Machine Interface System

Eriko SHIBATA[1], Fuminari KANEKO[2,3], Kohei OKUYAMA[2]

[1]First Division of Physical Therapy, Sapporo Medical University School of Health Sciences
[2]Department of Rehabilitation Medicine, Keio University School of Medicine
[3]Department of Rehabilitation, Shonan Keiiku Hospital

Abstract We have previously reported the cerebral network activation and acute clinical effects of illusion on motor function during kinesthetic illusion induced by visual stimulation (KiNvis). This paper reviews a series of studies that investigated electroencephalographic (EEG) oscillations during KiNvis, as basic knowledge for applying the brain-machine interface using KiNvis in rehabilitation. In the left parietal lobe, the EEG oscillations during KiNvis differed from motor observation in that the EEG decrement in KiNvis showed area dependence. Therefore, the findings of this study suggest that the part that corresponded to the left superior parietal lobe may be an appropriate region for distinction of the difference of EEG oscillation between KiNvis and motor observation. We speculate that this knowledge will prove useful for the development of algorithms that can confirm the intensity of kinesthetic illusion in clinical rehabilitation.

Key Words：Kinesthetic illusion induced by visual stimulation, Motor imagery, Electroencephalogram, Event related desynchronization, Brain-Machine Interfece

肩関節外旋運動反復トレーニングは外転運動中の棘下筋支配皮質脊髄路興奮性を増大させるか？

高橋良輔[1], 金子文成[2,3], 柴田恵理子[4], 松田直樹[5]

[1]社会医療法人北斗十勝リハビリテーションセンター医療技術部,
[2]慶應義塾大学医学部リハビリテーション医学教室,
[3]湘南慶育病院リハビリテーション部,
[4]札幌医科大学保健医療学部理学療法学第一講座,
[5]医療法人社団進和会旭川リハビリテーション病院リハビリテーション部

要旨 本研究の目的は，肩関節外旋運動反復トレーニングが肩関節外転運動中の棘下筋を支配する皮質脊髄路興奮性を増大させるのか明らかにすることである．外旋反復運動をトレーニング課題として，その前後に外転運動中の皮質脊髄路興奮性を経頭蓋磁気刺激による運動誘発電位で評価した．外旋反復運動は 15 分毎に 100 回を 3 セット実施した．運動誘発電位は外旋運動反復トレーニング前に 2 回，各トレーニング直後，そして 3 回目のトレーニング直後から 30 分後と 60 分後に測定した．棘下筋の運動誘発電位振幅は 3 回目のトレーニング直後から 60 分後まで有意に増大した．本研究結果から，肩関節外旋運動反復トレーニングによって，トレーニングと異なる運動である肩関節外転運動中に棘下筋を支配する皮質脊髄路興奮性が持続的に増大することが示された．

キーワード：肩関節，棘下筋，回旋筋腱板，反復運動，経頭蓋磁気刺激

1. はじめに

肩関節は 4 つの関節（肩甲上腕関節，肩鎖関節，胸鎖関節，肩甲胸郭関節）で構成され，人体の中でも自由度の高い関節である[1]．さらに，肩甲上腕関節は広範囲の関節可動域を有するにも関わらず，大きな上腕骨頭と小さな肩甲骨関節窩という関節面の大きさが不適合な形状である[1]．そのため，肩甲上腕関節の安定性は，肩関節の関節包，靭帯，そして筋が上腕骨頭を肩甲骨関節窩に引き寄せることで成り立っている[1,2]．特に動的な安定性には，棘下筋（Infraspinatus muscle：ISP），棘上筋，肩甲下筋，小円筋で構成される回旋筋腱板が関与する[3,4]．肩関節外転運動時における回旋筋腱板の収縮は，上腕骨頭を回旋，下制させる．回旋筋腱板の収縮により生成されたベクトルは，三角筋や僧帽筋などの表層筋の収縮により生成されたベクトルと合成（フォースカップリング）されることで，上腕骨頭を肩甲骨関節窩に圧迫させる機能を有する[1,2]．そのため，回旋筋腱板は肩関節の動的な安定性に重要な筋である[2]．

回旋筋腱板の1つであるISPは，肩関節外旋運動の主動作筋であるが[4~6]，肩関節外転運動時にも活動することが報告されている[7~9]．肩関節外転運動には，ISPの収縮により上腕骨頭が下方に引き寄せられ，正常なフォースカップリングが産生される[1,3,10,11]．そのため，ISPは肩関節外旋運動時には外旋トルクの発生に，肩関節外転運動時には肩甲上腕関節の動的な安定性に関与しているといえる．

肩関節外旋運動反復トレーニングは，回旋筋腱板トレーニングの1つであり，腱板損傷やインピンジメント症候群などの肩関節疾患に対する運動療法や，アスリートのトレーニングとして行うことが推奨されている[12~14]．この背景には，ISPを含めた回旋筋腱板の筋力強化[13,14]や肩関節外旋筋群と内旋筋群の協調性を増加させる目的がある[12]．一方で，反復トレーニングの生理学的影響は，経頭蓋磁気刺激（transcranial magnetic stimulation：TMS）を用いた研究によって報告されている[15~20]．TMSを一次運動野に行うと筋収縮が生じ，一定方向へ関節運動が生じる．この関節運動と反対方向へ反復トレーニングを行うと，TMSによって生じる関節運動の方向がトレーニングした方向へと変化する[15~20]．また，反復トレーニング後には主動作筋から記録した運動誘発電位（motor-evoked potential：MEP）が増大することが報告されている[16~19]．これらを考え合わせると，反復トレーニング後には，反復した運動に関わる筋を支配する皮質脊髄路興奮性が可塑的に変化し，反復運動の主動作筋を支配する運動単位がリクルートメントされやすくなっていた可能性がある．そのため，反復トレーニング後では，TMSにより誘起する関節運動が反復した方向に生じるようになったと考える．以上より，肩関節外旋運動反復トレーニングは，ISPを支配する皮質脊髄路興奮性を増大させ，その結果，ISPが主動作筋として作用しない外転運動においても，無意識的にISPのリクルートメントを生じやすくさせるのではないかと考えた．しかし，それは明らかになっていない．そこで本研究の目的は，肩関節外旋運動反復トレーニングを行うことで，肩関節外転運動中にISPを支配する皮質脊髄路興奮性を増大させることができるのかを明らかにすることとした．

2．方法

2.1 対象

対象者は健康な成人11名（男性11名；年齢21.9±1.0歳，身長171.9±4.1 cm，体重69.1±8.6 kg）とした．除外基準は，上肢に整形外科的疾患や神経学的疾患の既往がある者，またTMSの安全基準[20,21]を満たさない者とした．各対象者には，事前にTMSのスクリーニング検査を行った．また，書面にて本研究の目的と内容を説明し，実験参加の同意を得て実施した．本実験はヘルシンキ宣言を遵守し，札幌医科大学の倫理委員会にて承認を得た．

2.2 実験概要

本研究は，トレーニング課題として肩関節外旋運動反復トレーニングを3セット実施し，トレーニング課題前後に肩関節外転運動中のMEPを測定した．まず，時間経過に伴いMEPが変化しないことを確認するために，課題前に2回MEPを記録した．そして，各課題直後，課題3回目終了時点から30分後，60分後にMEPを記録した（図1）．

2.3 トレーニング課題

トレーニング課題は肩関節外旋反復運動とした．肩関節外旋反復運動時の肢位は端座位とし，肩関節は肩甲骨面上での外転20°，肘関節屈曲90°，前腕中間位とした．肩甲骨面とは，肩関節水平内転30°とした（図2）．対象者には500 gの重りを持ちながら肩関節外旋運動を繰り返し行うように教示した（図

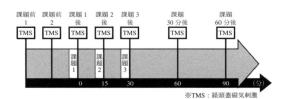

図1 実験概要の模式図
実験概要の模式図を示す．トレーニング課題として肩関節外旋運動を反復させた．MEPの測定は課題前に2回，各課題直後，課題3回目終了時点から30分後，60分後に実施した．

（6） 肩関節外旋運動反復トレーニングは外転運動中の棘下筋支配皮質脊髄路興奮性を増大させるか？　61

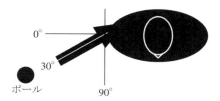

図2　肩甲骨面上外転運動の模式図
肩甲骨面上における外転運動の模式図を示す．肩甲骨面は肩関節水平内転30°とし，肩甲骨面の延長線上にポールを設置した．対象者にはポールを目印にして，右肩関節外転運動を行わせた．

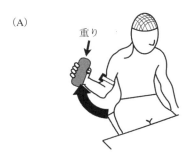

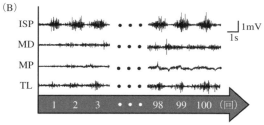

図3　肩関節外旋運動反復トレーニング
課題である外旋運動反復トレーニングの模式図（図A）と記録したsEMGの典型例（図B）を示す．課題中は記録したsEMGから，ISPが反復して50μV以上の活動していることを確認した．

2.4　運動誘発電位測定

（1）測定肢位

測定肢位は，肩甲骨面上での右肩関節外転20°，肘関節伸展，前腕回外位の端座位とした（図4）．肩甲骨面上での外転運動を規定するために，床と垂直なポールを肩甲骨面の延長線上に置いた．そして，対象者には右上肢の延長線上にポールが重なる方向へ外転運動を行うように教示した．肩関節外転角度の測定には，上腕部に取り付けた角度センサ（i4motion, TECHNO CONCEPT）を使用した．角度センサは，肩峰と上腕骨茎状突起を結んだ直線上にバンドで固定した．対象者の前方に配置したモニタ上に肩関節外転角度をリアルタイムに表示し，肩関節外転角度が20°になっていることを確認した（図4）．

（2）筋電図記録

sEMGは，ISP，三角筋中部線維（Deltoid Middle fibers：DM），三角筋後部線維（Deltoid Posterior fibers：DP），僧帽筋下部線維（Trapezius Lower fibers：TL）から双極誘導にて記録した．皿電極の電極間距離は，18 mmとした．電極を貼付する際には，事前に電極貼付部位の周囲を剃毛処理し，消毒用エタノールで脱脂した．さらに，生体信号モニタ用皮膚前処理剤を用いて皮膚表面を研磨し，皮膚抵抗を軽減した．電極貼付後，徒手筋力検査を行い，標的とする筋からsEMGが記録できているかどうかを確認した．計測時のフィルタとして，低域遮断周波数5 Hz，高域遮断周波数5 kHzのバンドパス

3A）．外旋反復運動の運動速度は1往復1秒とし，120 bpmのメトロノームに合わせて行わせた．運動回数は1セットにつき100回ずつ行い，3セット（計300回）実施した．各セット間には，15分の休憩を設けた．運動範囲は自動運動による最大可動域とし，肩甲骨内転運動などの代償動作が生じない範囲と規定した．課題中は記録した筋電図（surface Electromyogram：sEMG）から，ISPが反復して50μV以上の活動していることを確認した（図3B）．

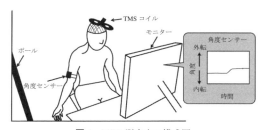

図4　MEP測定中の模式図
MEP測定中の模式図を示す．TMSは肩甲骨面上の肩関節外転運動中に実施した．肩関節外転角度を統一するために，角度センサで記録した肩関節外転角度をリアルタイムでモニタに表示した．

フィルタを用いた．得られた波形は筋電図・誘発電位検査装置（Neuropack，日本光電）に取り込んだ後，AD変換器（The Power1401, Cambridge Electronic Design）を用いてAD変換を行い，パーソナルコンピュータに保存した．サンプリング周波数は20 kHzとした．

(3) 単発経頭蓋磁気刺激

本研究では，皮質脊髄路興奮性を評価するために，等尺性外転運動中のMEPを記録した．単発TMSには磁気刺激装置（Magstim200, The magstim company Limited）を用いた．刺激コイルは，外径90 mmの8の字コイルを用いた．刺激コイルは，鼻根と外後頭隆起を結ぶ線に対して45°内側を向くように配置した．刺激部位は，左半球の一次運動野を1 cm間隔で刺激した際に，最低の刺激強度で4筋全てからMEPが誘発できる部位とした．TMSの刺激強度はトレーニング課題前に，等尺性外転運動中のISPから約0.5 mVのMEP振幅が得られる強度とした．MEPの測定は1試行につき8回実施した．MEPは，課題前に2回（課題前1，課題前2），各課題直後（課題1後，課題2後，課題3後），さらに課題3回目終了時点から30, 60分後（課題30分後，課題60分後）に測定した．

2.5 データ解析

(1) 肩関節外転運動時における積分筋電図

MEP測定中の背景筋電図は，積分筋電図（integrated EMG：iEMG）で評価した．解析区間は，TMS刺激直前の500 msとした（図5）．まず，各試行において，解析区間のsEMG波形を全波整流した．次に，整流波形から積分値を算出した．そして，8試技分の平均値を代表値として採用した．

(2) 運動誘発電位振幅

記録されたMEPは，陽性と陰性の波形頂点間電位差を計測し，皮質脊髄路興奮性の指標とした（図5）．背景筋電図とMEP振幅との関係は，比較的低い筋出力強度であれば直線関係にあることがわかっている[22,23]．このため，背景筋電図がMEP振幅に及ぼす影響を除外するため，試技毎にMEP振幅をiEMGの値で除した．そして，8試技分を平均し，代

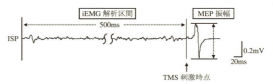

図5 データ解析
iEMGの解析区間とMEP振幅の解析方法を示す．iEMGの解析区間はTMS刺激直前の500 msとした．MEP振幅は陽性と陰性の波形頂点間の電位差とした．

表値として採用した．

2.6 統計学的解析

統計学的解析には，統計処理ソフト（IBM SPSS statics, IBM）を使用した．事前にiEMGとMEP振幅について，筋毎に正規性の確認（Shapiro-Wilk検定）を行った．正規性が確認できた水準について等分散性の確認（Levene検定）を行った．正規性と等分散性が確認できた場合，測定時期（課題前1，課題前2，課題1後，課題2後，課題3後，課題30分後，課題60分後）を要因とした反復測定一元配置分散分析を行った．正規性と等分散性が確認できなかった場合は，Friedman検定を行った．有意な主効果があった場合には課題前1を対象としたDunnett法による多重比較検定を行った．有意水準は5%とした．

3．結果

3.1 肩関節外転運動時における積分筋電図

iEMGの平均値を図6に示す．Shapiro-Wilk検定の結果，全ての筋で正規性はなかった．Friedman検定の結果，全ての筋で有意差な主効果はなかった（ISP：$X^2=11.727$, $p=0.068$, DM：$X^2=7.792$, $p=0.254$, DP：$X^2=6.351$, $p=0.385$, TL：$X^2=11.065$, $p=0.086$）．

3.2 積分筋電図で補正した運動誘発電位振幅

典型例における重畳したMEPと，iEMGで補正したMEP振幅の平均値を図7に示す．ISPの平均値は課題1後から増大した．Shapiro-Wilk検定と

（6） 肩関節外旋運動反復トレーニングは外転運動中の棘下筋支配皮質脊髄路興奮性を増大させるか？　63

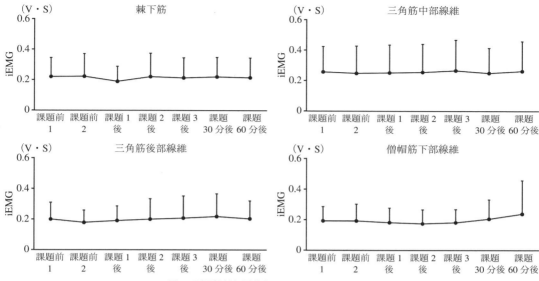

図6 肩関節外転運動中における iEMG の平均値
各筋で記録した iEMG を平均した結果を示す．

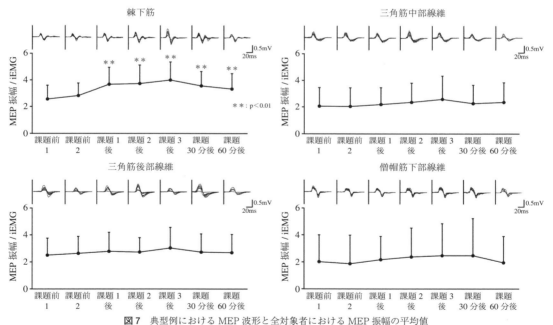

図7 典型例における MEP 波形と全対象者における MEP 振幅の平均値
各図の上段は典型例における重畳された MEP 波形を示す．下段は iEMG で補正した MEP 振幅を平均した結果を示す．

Levene 検定の結果，ISP と DP のみ正規性と等分散性があった．反復測定一元配置分散の結果，ISP のみ有意な主効果があった［ISP：$F_{(6,60)}=14.921$, $p<0.001$；DP：$F_{(6,60)}=1.359$, $p=0.246$］．

Friedman 検定の結果，DM，TL の各筋で有意な主効果はなかった（DM：$X^2=12.506$, $p=0.052$；TL：$X^2=10.870$, $p=0.092$）．ISP に対する多重比較検定の結果，課題1後・課題2後・課題3後・課題30分

後・課題60分後のMEP振幅が課題前1と比較して有意に増大した．以上の結果から，ISPのMEP振幅は肩関節外旋反復運動後から60分間増大したことが示された．

4．考察

本研究結果より，肩関節外旋反復運動を行うことによって，肩関節外転運動中にISPから記録したMEP振幅が持続的に増大することが明らかとなった．また，ISP以外の筋から記録したMEP振幅は変化しなかった．これは，トレーニング後のMEP振幅変化はISPに選択的であったといえる．先行研究より，MEP振幅と背景筋電図との関係は，直線関係にあることが報告されている[22,23]．そのため，本研究でMEP振幅が増大した要因として，皮質脊髄路興奮性の変化以外に背景筋電図の影響が考えられる．本研究ではトレーニング前後でiEMGに有意な差はなかった．さらに，MEP振幅をiEMGで補正することにより背景筋電図の影響を除外した．つまり，トレーニング後に生じたMEP振幅の変化は背景筋電図による影響ではなく，皮質脊髄路興奮性の変化を反映したものである．以上より，肩関節外旋運動反復トレーニングは，ISPを支配する皮質脊髄路興奮性を増大させたことを示した．

これは外旋運動の主動作筋であるISPを支配する皮質脊髄路興奮性が外転運動中に増大していたことを示す．つまり，外旋運動の反復によって増大したISPの皮質脊髄路興奮性は，共同筋として作用する外転運動中においても高まったままであったことが示唆される．そして，この皮質脊髄路興奮性の増大に伴い，ISPの運動単位がリクルートメントされやすい状態になっていた可能性がある．以上のことから，事前に外旋運動反復トレーニングを実施しておくことのよって，ISPが主動作筋として作用しない運動にもリクルートメントされやすい状態になった可能性が示唆される．

筋疲労とiEMGの関係について，Edwardsら[24]は等尺性収縮中のiEMGを筋疲労前後で比較すると，筋疲労後のiEMGが増大することを報告した．このように，筋疲労が生じると，同じトルクを発揮するために必要な筋活動量は増加することが明らかになっている．今回の研究では，MEP測定中の肢位を肩関節外転20°で統一していたので，測定時期間で同じトルク発揮をしていたものと考える．さらに，反復運動トレーニング後にiEMGの増大はみられなかった．これらのことから，本研究では筋疲労は生じていなかったと示唆される．

反復トレーニングの先行研究において，トレーニングの主動作筋から記録したMEP振幅は反復トレーニング後から持続的に増大した[16~19]．本研究結果はMEP測定時における筋収縮の有無に違いがあるが，トレーニング直後からMEP振幅が持続的に増大したという先行研究[16~19]と類似している．そのため，本研究よって増大したMEP振幅は先行研究[16~19]と同様に，"use-dependent plasticity"と呼ばれるシナプス可塑性が関与していると推測する．use-dependent plasticityは，薬理学的研究からNMDA型グルタミン酸受容体の促進やGABA$_A$受容体の抑制が関わることが明らかになっており[17]，これらのシナプス受容体の変化は長期増強（long-term potentiation：LTP）の促進に貢献する[25]．そのため，反復運動トレーニング後に生じるMEP振幅増大の機序には，LTP様の可塑的変化が関与していると考えられている[26]．一次運動野の皮質運動ニューロンは，単一もしくは複数の主動作筋を支配する脊髄運動ニューロンを興奮させる[27]．そのため，肩関節外転運動時には主動作筋であるDM以外にISPなど複数の筋に対して皮質運動ニューロンが投射していると推測される．本研究では，肩関節外旋運動反復トレーニングを行うことでISPを支配する皮質運動ニューロンにLTP様の可塑的変化が生じ，脊髄運動ニューロンへの入力が増加した結果，MEP振幅が増大した可能性があると考える．

先行研究[19]では，トレーニング時における負荷量を増大させた場合，40回の反復運動でもTMSにより誘起される関節運動が20分間以上変化し続けることが報告されている．これは，反復トレーニングによる可塑的変化に，運動回数と負荷量の2つの要因が関わることを示している．つまり，短時間の反

復トレーニングでも負荷量が高い場合，LTP様の可塑的変化が生じることが示唆される．本研究では短時間の反復トレーニングであったにも関わらず，MEP振幅増大が60分間持続した．そのため，本研究で設定した外旋運動反復トレーニングの負荷量においては，ISPに対してLTP様の可塑的変化を誘導させるために十分な刺激であったと考える．

　本研究の新規性として以下の点が挙げられる．反復トレーニングによる皮質脊髄路興奮性の変化が，反復した運動と異なる運動中に波及することを明らかにした点である．先行研究[16〜19]では，反復トレーニングによるMEP変化を安静時で検討している．それに対して本研究では，外転運動中におけるISPのMEPが外旋運動反復トレーニング後に増大することを示した．この結果より，反復トレーニング後の皮質脊髄路興奮性は，共同筋として作用する運動中においても増大することが明らかとなった．

　本研究の研究限界は二点ある．一つ目は，MEP振幅の増大に皮質のみが関わったと言及できない点である．本研究では随意運動中にMEPを記録した．脊髄運動ニューロンは皮質脊髄路以外に赤核脊髄路，網様体脊髄路，前庭脊髄路，視蓋脊髄路からの入力を受ける[28]．しかし，MEP振幅は皮質から脊髄まで全体の興奮性を示すものであり[26]，本研究で得られたMEP振幅の変化が皮質のみの影響なのかは断言できない．しかしながら，NMDA受容体拮抗薬を用いた薬理学的研究より反復トレーニングの効果は皮質における可塑的変化であると報告されている[17]ため，本研究においても皮質がMEP振幅の変化に影響した可能性が高いと考える．また，二つ目の研究限界は，トレーニング課題の対照群を設けていないため一般化できないことである．この点は今後の課題としたい．

　本研究結果から，肩関節外旋運動反復運動トレーニングによって肩関節外転運動中にISPを支配する皮質脊髄路興奮性が持続的に増大することが示された．これは，外旋運動反復トレーニングを行うことで，反復した運動とは異なる外転運動中においてもISPがリクルートメントされやすくなったことを示唆する知見である．このことを臨床における運動療法に照らし合わせて考えると，肩関節疾患を有する症例に対する外旋運動反復トレーニング後には，ISPの皮質脊髄路興奮性が増大している可能性がある．その結果として，外転運動中においてもISPが活動しやすい状態になることが予想される．この変化により，ISPの機能である上腕骨頭を引き寄せる力が増加し，結果として外転運動が行いやすくなるので，この点を解明することが今後の課題である．

5．結論

　本研究では，肩関節外旋反復運動トレーニングが肩関節外転運動中におけるISPの皮質脊髄路興奮性に及ぼす影響を検証した．その結果，トレーニング後には，外転運動中におけるISPの皮質脊髄路興奮性が増大していた．本研究結果は，臨床で用いられる運動療法の介入効果における機序を明らかにする上で，基礎的知見となる．

参考文献

1) Terry, G. C. and Chopp, T. M. : Functional anatomy of the shoulder. Journal of Athletic Training, 35 (3), 248-255, (2000).
2) Peat, M. : Functional anatomy of the shoulder complex. Physical Therapy, 66 (12), 1855-1865, (1986).
3) Labriola, J. E., Lee, T. Q., Debski, R. E. and McMahon, P. J. : Stability and instability of the glenohumeral joint : the role of shoulder muscles. Journal of Shoulder and Elbow Surgery, 14 (1), 32-38, (2005).
4) Reinold, M. M., Wilk, K. E., Fleisig, G. S., Zheng, N., Barrentine, S. W., Chmielewski, T., Cody, R. C., Jameson, G. G. and Andrews, J. R. : Electromyographic analysis of the rotator cuff and deltoid musculature during common shoulder external rotation exercises. Journal of Orthopaedic and Sports Physical Therapy, 34 (7), 385-394, (2004).
5) Ha, S. M., Kwon, O. Y., Cynn, H. S., Lee, W. H., Kim, S. J. and Park, K. N. : Selective activation of the infraspinatus muscle, Journal of Athletic Training, 48 (3), 346-352, (2013).
6) Bitter, N. L., Clisby, E. F., Jones, M. A., Magarey, M. E., Jaberzadeh, S. and Sandow, M. J. : Relative contributions of infraspinatus and deltoid during external rotation in healthy shoulders. Journal of Shoulder and Elbow Surgery, 16 (5), 563-568, (2007).
7) Inman, V. T., Saunders, J. B. and Abbott, L. C. : Observations of the function of the shoulder joint. Clinical Orthopaedics and Related Resarch, 330, 3-12, (1996).
8) Yasojima, T., Kizuka, T., Noguchi, H., Shiraki, H., Mukai, N.

and Miyanaga, Y. : Differences in EMG activity in scapular plane abduction under variable arm positions and loading conditions. Medicine and Science in Sports and Exercise, 40 (4), 716-721, (2008).

9) Sakaki, Y., Kaneko, F., Watanabe, K., Kobayashi, T., Katayose, M., Aoki, N., Shibata, E. and Yamashita, T. : Effects of different movement directions on electromyography recorded from the shoulder muscles while passing the target positions. Journal of Electromyography and Kinesiology, 23 (6), 1362-1369, (2013).

10) Lee, S. B., Kim, K. J., O'Driscoll, S. W., Morrey, B. F. and An, K. N. : Dynamic glenohumeral stability provided by the rotator cuff muscles in the mid-range and end-range of motion. A study in cadaver. Journal of Bone and Joint Surgery, 82 (6), 849-857, (2000).

11) Mura, N., O'Driscoll, S. W., Zobitz, M. E., Heers, G., Jenkyn, T. R., Chou, S. M., Halder, A. M. and An, K. N. : The effect of infraspinatus disruption on glenohumeral torque and superior migration of the humeral head : a biomechanical study. Journal of Shoulder and Elbow Surgery, 12(2), 179-184, (2003).

12) Wilk, K. E., Reinold, M. M., Dugas, J. R. and Andrews, J. R. : Rehabilitation following thermal-assisted capsular shrinkage of the glenohumeral joint : current concepts. Journal of Orthopaedic and Sports Physical Therapy, 32 (6), 268-292, (2002).

13) Leggin, B. G., Sheridan, S. and Eckenrode, B. J. : Rehabilitation after surgical management of the thrower's shoulder. Sports Medicine and Arthroscopy Review, 20 (1), 49-55, (2012).

14) Van der Meijden, O. A., Westgard, P., Chandler, Z., Gaskill, T. R., Kokmeyer, D. and Millett, P. J. : Rehabilitation after arthroscopic rotator cuff repair : current concepts review and evidence-based guidelines. International Journal of Sports Physical Therapy, 7 (2), 197-218, (2012).

15) Classen, J., Liepert, J., Wise, S. P., Hallett, M. and Cohen, L. G. : Rapid plasticity of human cortical movement representation induced by practice. Journal of Neurophysiology, 79 (2), 1117-1123, (1998).

16) Butefisch, C. M., Davis, B. C., Wise, S. P., Sawaki, L., Kopylev, L., Classen, J. and Cohen, L. G. : Mechanisms of use-dependent plasticity in the human motor cortex. Proceedings of the National Academy of Sciences of the United States of America, 97 (7), 3661-3665, (2000).

17) Butefisch, C. M., Davis, B. C., Sawaki, L., Waldvogel, D., Classen, J., Kopylev, L., and Cohen, L. G. : Modulation of use-dependent plasticity by d-amphetamine. Annals of Neurology 51 (1), 59-68, (2002).

18) Krutky, M. A. and Perreault, E. J. : Motor cortical measures of use-dependent plasticity are graded from distal to proximal in the human upper limb. Journal of Neurophysiology 98 (6), 3230-3241, (2007).

19) Selvanayagam, V. S., Riek, S., Carroll, T. J. : Early neural responses to strength training. Journal of Applied Physiology 111 (2), 367-375, (2011).

20) Wassermann EM. Risk and safety of repetitive transcranial magnetic stimulation : report and suggested guidelines from the International Workshop on the Safety of Repetitive Transcranial Magnetic Stimulation, June 5-7, 1996. Electroencephalography and Clinical Neurophysiology 108 (1), 1-16, (1998).

21) Rossi, S., Hallett, M., Rossini, P. M., Pascual-Leone, A. : Safety, ethical considerations, and application guidelines for the use of transcranial magnetic stimulation in clinical practice and research. Clinical Neurophysiology, 120 (12), 2008-2039, (2009).

22) Hasegawa, Y., Kasai, T., Tsuji, T., and Yahagi, S. : Further insight into the task-dependent excitability of motor evoked potentials in first dorsal interosseous muscle in humans. Experimental Brain Research, 140 (4), 387-396, (2001).

23) Yahagi, S., Ni, Z., Takahashi, M., Takeda, Y., Tsuji, T. and Kasai, T. : Excitability changes of motor evoked potentials dependent on muscle properties and contraction modes. Motor Control 7 (4), 328-345, (2003).

24) Edwards, R. G. and Lippold, O. C. : The relation between force and integrated electrical activity in fatigued muscle. Journal of physiology, 132 (3), 677-681, (1956).

25) Gaiarsa, J. L., Caillard, O. and Ben-Ari, Y. : Long-term plasticity at GABAergic and glycinergic synapses : mechanisms and functional significance. Trends in Neurosciences, 25 (11), 564-570, (2002).

26) Buetefisch, C. M. and Gohen, L. G. : Use-dependent changes in TMS measures, In : Wassermann, E. M., Epstein, C. M., Ziemann, U., Walsh, V., Paus, T. and Lisanby, S. H. (Eds) : The oxford handbook of Ttanscranial stimulation, 220-234, Oxford, (2008).

27) Cheney, P. D., Fetz, E. E., Palmer, S. S. : Patterns of facilitation and suppression of antagonist forelimb muscles from motor cortex sites in the awake monkey, Journal of Neurophysiology, 53 (3), 805-820, 1985

28) Mark, F. B., Barry, W. C., and Michael, A. P. 著, 加藤宏司, 後藤薫, 藤井聡, 山崎良彦 訳：神経科学, 351-371, 西村書店, (2007).

Effect of repetitive rotator cuff exercise on the corticospinal tract excitability of the infraspinatus muscle during shoulder joint abduction

Ryosuke TAKAHASHI[1], Fuminari KANEKO[2,3], Eriko SHIBATA[4], Naoki MATSUDA[5]

[1]Department of Medical Technology, Hokuto Social Medical Corporation Tokachi Rehabilitation Center
[2]Department of Rehabilitation Medicine, Keio University
[3]Department of Rehabilitation, Shonan Keiiku Hospital
[4]First Division of Physical Therapy, Sapporo Medical University
[5]Department of Rehabilitation, Asahikawa Rehabilitation Hospital

Abstract This study aimed to clarify the effect of repetitive rotator cuff exercise on corticospinal tract excitability, which concerning the control of the external rotator muscles during shoulder joint abduction. We examined the corticospinal tract excitability before and after the rotator cuff exercise by using transcranial magnetic stimulation (TMS). The exercise was repeated 100 times every 15 minutes for total of 300 repetitions. The corticospinal tract excitability during shoulder joint abduction was measured by using motor-evoked potentials (MEPs). TMS was applied to induce MEPs in the infraspinatus, middle deltoid, posterior deltoid, and lower trapezius muscles during the isometric shoulder joint abduction. Abduction was performed 20° in the scapular plane. MEPs were measured twice before exercise (pre1, pre2), immediately after each exercise (exercise1, exercise2, exercise3), further, and 30 minutes and 60 minutes after the third exercise ended (post30, post60). The MEP amplitude of the infraspinatus muscle was significantly increased until 60 minutes after the exercise ended in comparison with that measured at pre1, whereas there was no significant difference in the MEP amplitudes of the other muscles. The present study demonstrated that the corticospinal tract excitability of the infraspinatus muscle was increased during shoulder joint abduction after the intervention exercise.

Key Words：shoulder joint, infraspinatus muscle, rotator cuff, repetitive movement, transcranial magnetic stimulation

下肢体性感覚入力に対する重みづけと不安定板上でのバランス制御にかかわる動きの関係

板谷厚[1], 木塚朝博[2]

[1]北海道教育大学教育学部, [2]筑波大学体育系

要旨 本研究は, 下肢体性感覚入力に対する重みづけの個人差と, 不安定板上でのバランス制御にかかわる動きの関係を検討した. 被験者の下肢体性感覚入力に対する重みづけは, フォームパッド外乱への感受性によって見積もった. 被験者は支持面の幅が 15 mm の不安定板上で可能な限り立位を保持した. 動作分析の結果, 不安定板が前後に傾斜動揺する場合 (Pitch 課題) と左右に傾斜動揺する場合 (Roll 課題) の両方で, 下肢体性感覚入力に対する重みづけが高いほど, 不安定板上での下半身と上体の動きはより緊密になることが明らかになった.

キーワード：バランス, 体性感覚, 感覚入力の重みづけ, コヒーレンス分析, 不安定板

1. はじめに

ヒトは, 主に視覚, 前庭感覚および体性感覚の入力情報にもとづき立位のバランス制御のための動きを調節している. 環境の変化に適応する際には, 中枢神経系 (Central Nervous System：CNS) の機能のひとつである感覚統合において, これらの感覚入力に対する重みづけを変化させると考えられている[1]. さらに, 立位のバランス制御におけるこれらの感覚入力に対する重みづけに個人差があることはいくつかの研究で示されている[2~4].

これまで, 感覚入力の違いが立位のバランス制御にかかわる動きに及ぼす影響は, 特定の感覚入力を喪失した患者を被験者とする研究によって確認されてきている[5~7]. 例えば, 前庭機能喪失患者がフォームパッド上で閉眼立位を保持した場合, 骨盤と肩の Roll 角度変位は, 健常者や下腿固有感覚喪失患者と比較して, より強い相関関係にあったとの報告がある[7].

健常者について, 特定の感覚入力に対する重みづけとバランス制御にかかわる動きとの関係に言及する研究はわずかである. 例えば, 視覚入力に対する重みづけの高い被験者は, バランス課題が難しくなるにともない視覚外乱に影響されやすくなり, より不安定になったとの報告がある[8]. これらの被験者は, 片足立位のバランス制御において頭部と体幹を一体化 (en bloc) させたと指摘されている.

ヒトの立位において, 低周波数帯域の動揺では, 身体は足関節周りの回転による単関節倒立振子として制御され, 1.00 Hz より高周波帯域の動揺では多関節制御に移り変わることが, キネマティクスデータのコヒーレンス分析から示されている[9]. 静止立位保持中の下肢と体幹の Pitch 角度変位を観察した結果, 下肢と体幹の角度変位が 1.00 Hz より低い周波数帯域では同位相, それ以上の周波数帯域では逆

位相となったことが報告されている[9]. さらに, この発見の適用範囲は Roll に拡張されている[10].

本研究は, 感覚入力, 特に下肢体性感覚入力に対する重みづけの違いがバランス制御にかかわる動きに及ぼす影響を明らかにすることを目的とした. 静止立位時の足圧中心 (Center of Pressure : COP) 動揺のフォームパッド外乱に対する感受性の違いによって, 被験者の下肢体性感覚入力に対する重みづけを見積もった. その上で, 立位のバランス制御にかかわる動きを検討するために, 支持面の幅が 15 mm, 振幅約 ±8°の傾斜しやすい不安定板を用いた. バランス課題をより難しくすることで, 下肢体性感覚入力に対する重みづけの違いによるかすかな動きの差異を検出できると考えた. 不安定板を Pitch および Roll 動揺しやすく設置することで, 立位バランスにおける Pitch および Roll 動揺を制御する動きを, それぞれ実験 I と実験 II で検討した.

なお, 本論文の実験 I は, 文献 11 にて発表した実験データに被験者を追加し, 信頼性を高めたものである. これに実験 II と考察を加え, 総合論文とした.

2. 実験 I : Pitch 動揺の制御の検討[11]

2.1 方法

(1) 被験者

被験者は若年健常成人男性 23 名（年齢：21.5±0.85 歳, 身長：1.73±0.08 m, 体重：65.45±6.72 kg）であった. 被験者にはバランス制御に影響する神経筋系の障害は認められなかった. 過去 3 ヶ月以内に下肢の傷害があった者はいなかった. 実験に先立ち, 実験の主旨, 内容および危険性について被験者に説明し同意を得た. 本実験は, 筑波大学人間総合科学研究科倫理委員会の承認（承認番号；844）を受けて実施した.

(2) 機器およびデータ収集

不安定板は, 木製の板（縦 450× 横 450× 厚さ 12 mm）に, 長さ 450× 高さ 30× 幅 15 mm の角材を取り付けたものであった（図 1A）. 不安定板は Pitch 動揺するようフォースプレート上に設置した. フォースプレートは 4 つの単軸ロードセル

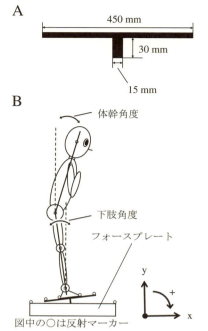

図1　不安定板（A）および Pitch 課題とマーカー位置（B）

(LUB-200 KB, KYOWA 製) を組み合わせた特注品（東洋精機社製）であった.

被験者の右側面からデジタルビデオカメラ（日本ビクター社製）を用いて被験者および不安定板のキネマティクスデータを 60 Hz にて収集した. 身体部分点を示す反射マーカーを, 被験者の右側の耳, 肩峰, 大転子, 膝関節中心, 外踝, 踵, つま先に取り付けた（図 1B）.

(3) 手順

はじめに, 下肢体性感覚入力に対する重みづけを見積もるため, 被験者に静止立位保持（静止立位課題）を行うよう求めた. 約 2 分間の休憩の後, 不安定板に慣れるために 2 分間程度の練習試技を行うよう指示した. さらに 2 分間程度の休憩後, Pitch 動揺しやすい不安定板上での立位保持（Pitch 課題）を行うよう求めた（図 1B）.

静止立位課題では, 被験者に閉眼でできるだけ静かに立位を約 60 s 維持するように指示した. 被験者には, 素足で腕は胸の前で組み, 足の間隔は被験者が快適と感じる幅（およそ腰幅）で立つよう指示し

た．試技毎に足の位置を再現できるよう位置を記録した．

　静止立位課題は，フォースプレート上（F条件，F：Fixed surface），とフォースプレートの上に設置されたフォームパッド（AIREX Balance pad，縦41×横50×厚さ6 cm）上（C条件，C：Compliant surface）にて行われた．フォームパッドは足や脚からの体性感覚情報の信頼性を低下させることで立位を不安定にする[2,11]．したがって，立位バランスの制御においてより下肢からの体性感覚に依存する被験者は，フォームパッド上でより動揺すると考えられる．F条件とC条件は交互に2度実施され，最初に行う条件は被験者間でカウンターバランスが取られた．

　Pitch課題では，可能な限り不安定板を水平に保持し安定して立ち，バランスを崩して不安定板の縁がフォースプレートに触れた場合は，ただちに不安定板を水平に戻すよう被験者に指示した．膝関節は伸展位を保ち，可能な限り屈曲しないよう求めた．さらに，足底は常に不安定板に密着させ，試技中に移動しないよう指示した．被験者がバランスを失い不安定板の縁がフォースプレートに触れることは頻繁に生じたが，不安定板から足を踏み出したり，落下したりすることは無かった．Pitch課題は，各被験者につき1試技とし，試技時間は周波数解析の信頼性確保のために約315 sとした．

（4）データ分析

　分析に先立ち，床反力信号は遮断周波数10 Hzの4th-order zero-lag Butterworth filterを適用した．静止立位課題中の姿勢動揺の評価指標としてCOP軌跡の総軌跡長を測定時間（60 s）で除した単位時間軌跡長［cm/s］を算出し，2試技を平均した．

　各被験者の下肢からの体性感覚入力への重みづけの程度を見積もるために単位時間軌跡長増加量（Increase in Sway Velocity：ISV）を用いた．ISVは，C条件とF条件の単位時間軌跡長の差をF条件の単位時間軌跡長で規格化したものである．

　キネマティクスデータは，動作解析ソフトウエアFrame Dias 4（DKH社製）を用いてマーカー位置をデジタイズし，2次元DLT法を用いて位置座標を復元して得た．その後，遮断周波数10 Hzの4th-order zero-lag low-pass Butterworth filterで平滑化した．

　課題実施中の下肢と体幹の角度変位間でコヒーレンス分析を行った．試技開始後2〜277 s（275 s間）の下肢と体幹の角度変位の時系列データについて，パワースペクトル密度（PSD），および下肢と体幹の角度変位のクロススペクトル密度（CSD）を，20 s間のデータ窓にHanning窓関数を用いて，50％のオーバーラップにて算出した．周波数分解能は0.05 Hzであった．Coherence，PhaseおよびGainはHalliday et al.（1995）[12]の方法により計算した．CoherenceとしてMagnitude Squared Coherenceを式（1）にて算出した．

$$Coherence(f) = \frac{|S_{xy}(f)|^2}{S_{xx}(f)S_{yy}(f)} \qquad (1)$$

ここで，fは周波数，S_{xx}，S_{yy}，S_{xy}はそれぞれ下肢のPSD，体幹のPSD，下肢と体幹のCSDである．

　Phaseは式（2）を用いて算出した．

$$Phase(f) = \tan^{-1}\left\{\frac{imag(S_{xy}(f))}{real(S_{xy}(f))}\right\} \qquad (2)$$

ここで，$imag(S_{xy}(f))$はCSDの虚数部，$real(S_{xy}(f))$はCSDの実数部である．Phaseは−180〜＋180°の値をとり，正値は下肢の角度変位が体幹の角度変位に先行することを示す．

　Gainは，式（3）により算出した．

$$Gain(f) = \left|\frac{S_{xy}(f)}{S_{xx}(f)}\right| \qquad (3)$$

（5）統計

　ISVの結果によって，被験者を3群に分けた．ISVが高いものから8名を高ISV群，低いもの8名を低ISV群とした．中間7名を中ISV群とした．本実験は，感覚入力に対する重みづけの違いが不安定板上でのバランス制御にかかわる動きに及ぼす影響を定性的に明らかにすることを目的とするので，これ以降の分析では，高ISV群と低ISV群の比較を行った．

　各被験者のCoherence，GainおよびPhaseは，0.05 Hzから5.00 Hz間を対数スケールで8等分す

る周波数区分(0.05, 0.10～0.15, 0.20～0.25, 0.30～0.50, 0.55～0.85, 0.90～1.55, 1.60～2.80, 2.85～5.00 Hz)毎に平均し，その値をさらに被験者間で平均した[13]．対数スケールを用いたのは，低周波数域での変化を観察しやすくするためであった．分析の区間を5.00 Hzまでとしたのは，身体動揺の大部分が5.00 Hzまでの低周波数域で生じることと予備実験の結果から，不安定板の縁がフォースプレートに触れた時の衝撃による振動の大部分が5.00 Hzより高周波数であったためであった．

統計分析に先立ち，Coherenceをz変換した[12]．なお，論文にはz変換後に統計処理したものを逆変換して得た値をCoherenceとして記載した．Coherenceは，独立性の仮定にもとづいた95%信頼限界をこえたものを有意とした[12]．

Coherence, GainおよびPhaseについて反復測定による二元配置の分散分析（2群×8周波数区分）を行った．なお，Phaseにおける±180°付近の値は正負の区別無く逆位相と解釈した．事後検定には有意水準をBonferroniの方法により修正したt検定を用いた．上記のすべての統計分析における有意水準は$\alpha=0.05$とした．統計分析にはSPSS Statistics ver. 21（IBM社製）を用いた．

2.2 結果

(1) ISVによる被験者の群分け

全被験者のISVは2.00±1.20（0.79～4.83）であった．群別の被験者特性は，高ISV群（ISV：2.89±0.62，年齢：22.3±2.38歳，身長：1.73±0.06 m，体重：67.0±7.54 kg），低ISV群（ISV：1.66±0.27，年齢：20.6±1.77歳，身長：1.73±0.03 m，体重：67.2±3.81 kg）であった．高ISV群と低ISV群間の年齢と体格の差に有意性は認められなかった．

(2) コヒーレンス分析

全被験者平均では，Coherenceはすべての周波数区間で95%信頼限界（0.2209）よりも高い値を示し有意であった．板谷と木塚(2010)[11]で指摘されているとおり，Phaseの被験者個々のデータは正から負に急激に移り移り変わる周波数区間（0.30～0.50 Hz）を除き明確な逆位相パターンを示したが，平均化によってその傾向は若干失われた．Gainは低周波数域で高く，高周波数域になるほど低下する傾向が見られた．

分散分析の結果，CoherenceとGainについて群による有意な主効果（それぞれ，$p=0.004$, $p=0.003$）および群と周波数区分の交互作用（それぞれ，$p<0.001$, $p=0.004$）が認められた．事後検定の結果，Coherenceは0.05～1.55 Hzにおいて高ISV群が低ISV群よりも有意に高い値を示した（0.95±0.64 vs. 0.56±0.46, 0.94±0.62 vs. 0.69±0.36, 0.95±0.55 vs. 0.74±0.41, 0.96±0.46 vs. 0.82±0.36, 0.96±0.52 vs. 0.83±0.29, 0.92±0.40 vs. 0.73±0.16, 高 vs. 低，周波数区間順，図2A）．Gainは0.05～2.80 Hzにおいて，高ISV群が低ISV群よりも有意に高い値を示した（3.36±1.29 vs. 1.23±1.42, 3.43±1.42 vs. 1.60±1.05, 3.53±0.73 vs. 1.80±1.05, 3.08±0.72 vs. 1.61±0.81, 2.46±0.83 vs. 1.30±0.48, 2.02±0.73 vs. 0.93±0.32, 1.11±0.43 vs. 0.66±0.22, 高 vs. 低，周波数区間順，図2B）．Phaseには群間の差に有意性は認められなかった（図2C）．

2.3 考察

本研究では，フォームパッドに対する感受性，すなわち，フォームパッドの使用により静止立位姿勢の動揺が増加する程度にもとづき，群分けを行った．確かに，フォームパッドによる外乱効果は複雑で，どの感覚受容器に対する外乱なのか特定することはできない[14]．しかしながら，フォームパッドは，足底の機械受容器からの入力の信頼性を低下させる[15]とともに，床面に及ぼされる姿勢修正トルクの効果を減弱させることで外乱効果を生じることが示唆されている[16]．後者はバランス修正の効果器としての下肢の機能の信頼性を低下させることで，間接的に足関節周りの固有感覚受容器からの入力の信頼性を低下させると考えることができる．これらのことから，フォームパッドの使用は，下腿部からの体性感覚入力全般の信頼性を低下させる外乱と理解される．したがって，本研究における群分けの基礎となる，フォームパッドに対する感受性が高いものほど

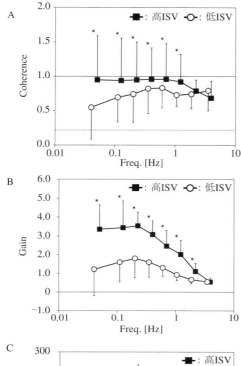

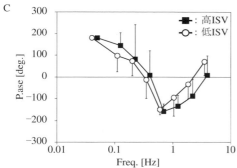

図2 Pitch課題におけるコヒーレンス分析結果の群間比較
Coherence (A), Gain (B), Phase (C). A中の破線はCoherenceの信頼限界を示す.横軸は対数スケール. *: $p<0.05$.

下肢体性感覚入力に対する重みづけが高い,との仮定は妥当である.

　Phaseの結果から,静止立位時では下肢と体幹の角度変位が同位相となる低周波数域であっても位相のズレが認められた.不安定板によるPitch動揺に対するバランス制御にかかわる動きは,分析対象のほぼ全周波数帯域でhip strategyに類似するとの主張[11]を確認することができる(図2C).

特に低周波数域において高ISV群は低ISV群よりもCoherenceとGainが高く,下肢と体幹のPitch角度変位間の強い相関関係を示したことは板谷と木塚 (2010)[11]と一致する.閉眼時,下肢体性感覚に依存せざるを得ない両側前庭機能喪失患者では,前庭感覚入力に依存する可能性が高い下腿部固有感覚喪失患者よりも,静止立位中の肩と骨盤の角度変位間のCoherenceは高い値を示す[7].本実験の結果によって,健常者における下肢体性感覚入力に対する重みづけの個人差によっても,感覚喪失によるバランス制御にかかわる動きの変化と軌を一にする動きの違いが生じること[11]をより強く主張できる.

　板谷と木塚 (2010)[11]では,このような動きの違いが生じるメカニズムについて詳細には触れていない.そこで,以下にこれについての考察を補足する.

　足から目に至るさまざまな身体部分への筋振動刺激であっても,引き起こされる姿勢の変化には共通性がある[17].このことから,固有感覚の連鎖が,刻々とCNSに身体部分の定位情報を送信することで,CNS内に身体表象の形成を促すことが示唆されている[17].これにしたがえば,本実験における高ISV群は,不安定板の傾きによって刻々と変わる足関節からの固有感覚情報にもとづいて,下肢と体幹のPitch角度変位を調節していると考えられる.その結果,高ISV群では下肢と体幹のPitch角度変位間に強い相関関係が観察されたと推察できる.

　指先の空間定位課題において,両側前庭機能喪失患者は正弦波状に傾斜するプラットフォーム上の身体移動につれて指先の位置も移動する制御戦略のみを示し,指先を空間内に固定できなかったことが観察されている[5].一方,健常者は次の2つの制御戦略を示した.第1はプラットフォーム上の身体移動にともなって指先の位置を移動しながらも,指先と身体重心の両方の変動を減少させる戦略である.第2は指先の変動のみをプラットフォームの傾斜を相殺するように減少させる戦略である.この観察は,健常者のバランス制御にかかわる動きの多様性とともに,空間内で身体部分をそれぞれ独立して制御するためには前庭感覚入力が必要であることを示唆し

ている．本実験における高 ISV 群は，低周波数帯域で下肢と体幹の Pitch 角度変位間に比較的高い Coherence と Gain を示した．これは，下肢と体幹の Pitch 角度変位がともに支持面の Pitch 動揺と結合（coupled）されることを示唆している．一方，低 ISV 群は，低周波数帯域で下肢と体幹の Pitch 角度変位間に比較的低い Coherence と Gain を示した．この結果は，下肢と体幹の Pitch 角度変位がそれぞれ独立して制御されていることを示唆している．本実験における低 ISV 群は高 ISV 群と比較してより前庭感覚入力に依存した制御，すなわち，重力を参照基準とする制御を採用していると推測できる．

Gain の結果から，高 ISV 群は低 ISV 群と比較して体幹の動きが大きいことがうかがえる．高 ISV 群は不安定板の傾斜を参照基準として，その傾斜を水平に戻すように動きを制御していると推察される．そのために積極的に体幹の Pitch を利用している結果，体幹の動揺が比較的大きくなった可能性がある．低 ISV 群は重力を参照基準として，体幹を空間内で可能な限り動かさないように制御していると推察される．言い換えれば，体幹の大きな慣性を利用して不安定板と下肢の動揺を打ち消そうとしている結果，体幹動揺は比較的小さくなった可能性がある．

3．実験Ⅱ：Roll 動揺の制御の検討

3.1　方法

(1)　被験者

被験者は実験Ⅰの被験者 7 名を含む若年健常成人男性 17 名（年齢：21.2±1.64 歳，身長：1.73±0.05 m，体重：68.7±6.83 kg）であった．被験者にはバランス制御に影響する神経筋系の障害は認められなかった．過去 3 ヶ月以内に下肢の傷害があった者はいなかった．実験に先立ち，実験の主旨，内容および危険性について被験者に説明し同意を得た．本実験は，筑波大学人間総合科学研究科倫理委員会の承認（承認番号：844）を受けて実施した．

(2)　機器およびデータ収集

使用した機器は実験Ⅰと同じものであった．不安定板は，フォースプレート上に Roll 動揺するよう設

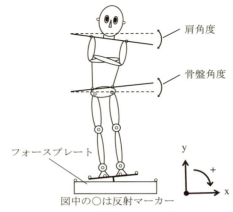

図3　Roll 課題とマーカー位置

置した（図3）．被験者の正面からデジタルビデオカメラにて被験者および不安定板のキネマティクスデータを 60 Hz にて収集した．身体部分点を示す反射マーカーを，被験者の両側の耳，肩峰，骨盤上部，大転子，膝蓋中心，足関節，つま先に取り付けた（図3）．

(3)　手順

静止立位課題および不安定板上での立位保持（Roll 課題）を実験Ⅰと同様の手順で実施した．

(4)　データ分析

COP 軌跡およびキネマティクスデータは実験Ⅰと同様に処理した．Roll 課題実施中の骨盤と肩の Roll 角度変位データ間でコヒーレンス分析を行った．Coherence, Gain および Phase は，実験Ⅰと同様に計算した．

(5)　統計

実験Ⅰと同一の方法により被験者を群分けした．すなわち，ISV が高いものから 8 名を高 ISV 群，低いもの 8 名を低 ISV 群とした．中央の被験者は群間比較を行う分析からは除外した．反復測定による二元配置の分散分析（2 群 ×8 周波数区分）を実施し，事後検定には有意水準を Bonferroni の方法により修正した t 検定を用いた．

ISV とコヒーレンス分析の各結果についてそれぞれ相関分析を行った．相関分析に先立って，各項目について Shapiro-Wilk W test を実施した．ISV，すべての周波数区分の Coherence, 0.90〜1.55, 1.60〜

2.80 および 2.85〜5.00 Hz の Phase について正規性が確認された．正規性が確認された項目間については Pearson の積率相関係数を算出した．それ以外の項目については Spearman の順位相関係数を計算した．上記のすべての統計分析における有意水準は $\alpha=0.05$ とした．統計分析には SPSS Statistics ver. 21（IBM 社製）を用いた．

3.2 結果

(1) ISV による被験者の群分けと被験者特性

全被験者の ISV は 2.14±0.64（1.19〜3.33）であった．群別の被験者特性は，高 ISV 群（ISV：2.69±0.45，年齢：21.8±1.49 歳，身長：1.75±0.06 m，体重：70.1±7.79 kg），低 ISV 群（ISV：1.60±0.24，年齢：21.0±1.69 歳，身長：1.72±0.03 m，体重：68.1±6.06 kg）であった．実験 I の被験者 7 名は，実験 I と同一の群に分けられた（高 ISV 群 1 名，低 ISV 群 5 名，中央 1 名）．高 ISV 群と低 ISV 群間の年齢と体格の差に有意性は認められなかった．

(2) コヒーレンス分析

Roll 課題実施中の骨盤と肩の Roll 角度変位間のコヒーレンス分析の結果，Coherence はすべての周波数区間で比較的高い値を示した．Gain は最も高い周波数帯域を除く全周波数帯域でほぼ一定で約 0.5 であった．Phase は 0.35〜0.85 Hz ではほぼ同位相であった．0.90〜2.80 Hz では正方向に位相のズレが認められ，2.85〜5.00 Hz ではズレが負に転じた．なお，もっとも低周波数帯域の Phase は 0 か 180 のどちらかの値をとっていたため相関分析から除外した．

反復測定分散分析の結果，Coherence に群と周波数区分の交互作用が認められた（$p=0.042$，図 4A）．事後検定の結果，0.55〜0.85 Hz では高 ISV 群が低 ISV 群よりも高く（高 ISV：0.89±0.24，低 ISV：0.83±0.15，$p=0.036$），2.85〜5.00 Hz では高 ISV 群が低 ISV 群よりも有意に低かった（高 ISV：0.57±0.13，低 ISV：0.72±0.26，$p=0.028$）．Phase では群に有意な主効果が認められ（$p=0.028$），多重比較検定の結果，0.30〜1.55 Hz で低 ISV 群は高 ISV 群と比較して高い値を示した（2.50±9.75 vs. 25.77

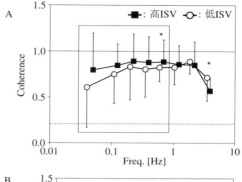

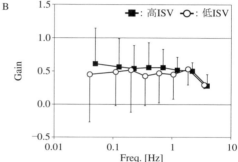

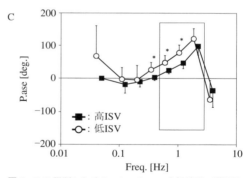

図4 Roll 課題におけるコヒーレンス分析結果の群間比較
Coherence（A），Gain（B），Phase（C）．A および C 中の実線枠内はそれぞれ Coherence および Phase と ISV 間の相関係数に有意性が認められた周波数区間を示す．A 中の破線は Coherence の信頼限界．横軸は対数スケール．$*$：$p<0.05$．

±22.88，24.11±10.34 vs. 48.05±28.64，46.66±16.96 vs. 78.37±23.37，高 vs. 低，周波数区間順，図 4C）．Gain に有意な主効果および交互作用は認められなかった．

(3) 相関分析

Coherence と ISV 間では 0.05〜0.85 Hz で有意な正の相関係数が認められた（$r=0.53$，$p=0.027$；

$r=0.53$, $p=0.028$; $r=0.49$, $p=0.045$; $r=0.55$, $p=0.021$; $r=0.63$, $p=0.007$；周波数区間順，図4A）．Gain には有意な相関係数は認められなかった．Phase では 0.55〜2.80 Hz で有意な負の相関係数が認められた（$\rho=-0.60$, $p=0.011$; $r=-0.61$, $p=0.009$; $r=-0.52$, $p=0.034$；周波数区分順，ρ は Spearman の順位相関係数，図4C）．

3.3 考察

Roll 課題中の骨盤と肩の Roll 角度変位間の Coherence と ISV には，比較的低周波数帯域（0.05〜0.85 Hz）で，有意な正の相関係数が観察された．つまり，下肢体性感覚入力をより信頼する被験者の骨盤と肩の Roll 角度変位はより強い相関関係にある．1.00 Hz より低周波数域では，体幹と下肢の Roll 角度変位が同位相となる倒立振子類似の動きが主要である[9,10,18]．加えて，両側前庭機能喪失患者におけるより大きな肩の角度変位は，身体部分の角度変位間の相関関係が強いためであることは示唆されている[7]．感覚喪失被験者についての知見に加えて，本実験は，健常者における下肢体性感覚入力に対する重みづけと同位相が主要となる周波数帯域でのバランス制御にかかわる動きとの関係を示した．すなわち，下肢体性感覚入力に対するより高い重みづけは，骨盤と肩の Roll 角度変位間のより強い相関関係につながるのである．

本実験の結果は，低い下肢体性感覚入力に対する重みづけを示す被験者における，骨盤と肩の Roll 角度変位間の弱い相関関係，すなわち，このような被験者ではバランス制御にかかわる動きにおいて骨盤と肩が比較的独立していることを示唆している．前庭感覚入力に依存している可能性が高い下腿部固有感覚喪失患者で肩と骨盤は独立して制御されていることが指摘されている[7]．このことから，本実験においては，下肢体性感覚に対する重みづけが比較的低い被験者の前庭感覚入力に対する重みづけは比較的高い可能性がある．

ISV と Coherence 間に有意な正の相関係数が観察されたとは対照的に，ISV と Phase には有意な負の相関係数が観察された．すなわち，下肢体性感覚入力に対する重みづけが高いほど，骨盤と肩の Roll 角度変位の位相のズレは小さくなった．支持面の Roll 動揺に対するバランス制御において，健常者の骨盤と肩の Roll 角度変位は逆位相になるが，両側前庭機能喪失患者では支持面傾斜の方向に体幹が傾く傾向にあり，時に転倒に至る[19]．前庭感覚入力は姿勢のフィードフォワード制御のために使用される一方で，下肢体性感覚入力は身体-支持面関係のフィードバック制御のために使用されるとの仮説がある[20]．これに沿えば，本実験において観察された ISV と 0.55〜2.80 Hz の Phase との有意な負の相関係数は，前庭感覚入力に対する重みづけの違いがバランス制御にかかわる動きの相違として反映された結果と解釈できる．つまり，高い下肢体性感覚入力に対する重みづけを示す被験者は，支持面傾斜に同調した（同位相の）動きをしていると考えられる．その一方で，前庭感覚入力に対する高い重みづけ（低い ISV）を示す被験者は，骨盤の Roll 角度変位が肩の Roll 角度変位に先行するフィードフォワードによるバランス制御を採用していると推察される．本実験の結果，最も高い周波数区分（2.85〜5.00 Hz）における Coherence では低 ISV 群が高 ISV よりも有意に高い値を示した．この周波数帯域における高 ISV 群のコヒーレンスの急激な低下は，支持面傾斜に同調したバランス制御の破綻を意味すると推察される．一方，低 ISV 群のフィードフォワードによる制御は，比較的高周波数帯域の支持面傾斜にも対応できる可能性がある．

4. 総合考察

本研究の結果，不安定板の傾斜軸の方向にかかわらず，下肢体性感覚入力に対する重みづけが高いほど（つまり，下肢体性感覚入力に固執する被験者ほど），1.00 Hz 付近から低周波数帯域において，下肢（骨盤）と体幹（肩）の角度変位間の Coherence は高くなった．静止立位保持中，視覚や固定面に指先で触れることで得られる身体動揺についての感覚入力の付加によって，1.00 Hz 付近から低周波数帯域の下肢と体幹の角度変位間の Coherence は低下す

る[10]．これらの結果は，バランス制御において，身体動揺についての感覚情報の多様性が，身体部分間の動きの結合程度に影響することを示唆している．

Isableu et al.（2010）[8]は，視覚入力に対する重みづけの高い被験者は，バランス課題が難しくなるにともない頭部と体幹を一体化して制御したと報告している．この研究において著者は，視覚外乱に影響を受けやすい被験者（Frame Dependent subjects：FD群）と影響を受けない被験者（Frame Independent subjects：FI群）に，難度の異なる3種類のバランス課題（ロンベルグ立位，タンデムロンベルグ立位および片足立位）を行わせた．その結果，FD群は，課題が難しくなるにつれて視覚外乱に影響されやすくなり，より不安定になった．加えて，頭部と体幹を一体化して制御した．一方，FI群は，すべての課題でFD群より安定しており，頭部と体幹を空間内で独立して制御した．これらの結果から，FD群は，視覚入力にもとづく参照基準に固執したままで，バランス課題の難度に応じて参照基準を使い分けることができないのとは対照的に，FI群は，視覚入力にもとづく参照基準を，バランス課題の難度に応じて体性感覚入力と前庭感覚入力にもとづく参照基準に切り替えられることが示唆されている．

これに加えて本研究の結果を考慮すると，バランス課題が難しくなるにつれて，感覚入力に対する重みづけの違いをバランス制御にかかわる動きに反映しやすくなることが推測できる．ロンベルグ立位などの容易な課題では感覚入力に対する重みづけの相違による動きの違いを検出することはできないが，より難しい片足立位になると，視覚入力への重みづけが高い被験者は，頭部と体幹を一体化して制御する[8]．さらに支持基底面の幅が小さく難しい不安定板課題では，視覚入力以外の感覚入力に対する重みづけの差が動きの違いとして顕在化する．すなわち，下肢体性感覚入力に対する重みづけが高い，または，下肢体性感覚入力にもとづく参照基準に固執する被験者は，バランス制御にかかわる動きにおいて下肢（骨盤）と体幹（肩）を結合する傾向がある．一方，下肢体性感覚入力に対する重みづけが低く，前庭感覚入力により依存している，または，前庭感覚入力にもとづく参照基準に切り替えることができる被験者は，バランス制御にかかわる動きにおいて下肢（骨盤）と体幹（肩）を独立させる傾向がある．

より複雑で高度な運動課題を達成するには，身体部分の動きの独立性を維持し，自由度の冗長性を担保する戦略をとる方が有利である．これらの研究の結果は，バランス制御においてどの感覚入力にどの程度依存するかによって，バランス制御にかかわる動きの自由度も変化し，特定の感覚入力に固執すると，より難しいバランス課題に対応しきれなくなることを示唆する．

参考文献

1) Nashner LM and Berthoz A：Visual contribution to rapid motor responses during postural control, *Brain Res*, 150 (2), 403-407, (1978).
2) Isableu B and Vuillerme N：Differential integration of kinaesthetic signals to postural control, *Exp Brain Res*, 174 (4), 763-768, (2006).
3) Kluzik J, Horak FB, and Peterka RJ：Differences in preferred reference frames for postural orientation shown by after-effects of stance on an inclined surface, *Exp Brain Res*, 162 (4), 474-489, (2005).
4) Kluzik J, Peterka RJ, and Horak FB：Adaptation of postural orientation to changes in surface inclination, *Exp Brain Res*, 178 (1), 1-17, (2007).
5) Creath R, Kiemel T, Horak FB, and Jeka JJ：Limited control strategies with the loss of vestibular function, *Exp Brain Res*, 145 (3), 323-333, (2002).
6) Horak FB, Nashner LM, and Diener HC：Postural strategies associated with somatosensory and vestibular loss, *Exp Brain Res*, 82 (1), 167-177, (1990).
7) Horlings CG, Küng UM, Honegger F, Van Engelen BG, Van Alfen N, Bloem BR, and Allum JH：Vestibular and proprioceptive influences on trunk movements during quiet standing, *Neuroscience*, 161 (3), 904-914, (2009).
8) Isableu B, Ohlmann T, Cremieux J, Vuillerme N, Amblard B, and Gresty MA：Individual differences in the ability to identify, select and use appropriate frames of reference for perceptuo-motor control, *Neuroscience*, 169 (3), 1199-1215, (2010).
9) Creath R, Kiemel T, Horak FB, Peterka R, and Jeka JJ：A unified view of quiet and perturbed stance：simultaneous co-existing excitable modes, *Neurosci Lett*, 377 (2), 75-80, (2005).
10) Zhang Y, Kiemel T and Jeka JJ：The influence of sensory information on two-component coordination during quiet stance, *Gait Posture*, 26 (2), 263-271, (2007).
11) 板谷厚と木塚朝博：不安定面上における立位制御と体性感覚入力への重みづけ，バイオメカニズム学会誌，34, 142-148, (2010).
12) Halliday DM, Rosenberg JR, Amjad AM, Breeze P, Conway BA, and Farmer SF：A framework for the

analysis of mixed time series/point process data--theory and application to the study of physiological tremor, single motor unit discharges and electromyograms, *Prog Biophys Mol Biol*, 64 (2-3), 237-278, (1995).
13) Saffer M, Kiemel T, and Jeka JJ : Coherence analysis of muscle activity during quiet stance, *Exp Brain Res*, 185 (2), 215-226, (2008).
14) Patel M, Fransson PA, Johansson R, and Magnusson M : Foam posturography : standing on foam is not equivalent to standing with decreased rapidly adapting mechanoreceptive sensation, *Exp Brain Res*, 208 (4), 519-27, (2010).
15) Wu G and Chiang JH : The significance of somatosensory stimulations to the human foot in the control of postural reflexes, *Exp Brain Res*, 114 (1), 163-9, (1997).
16) Patel M, Fransson PA, Lush D, and Gomez S : The effect of foam surface properties on postural stability assessment while standing, *Gait Posture*, 28 (4), 649-56, (2008).
17) Roll JP and Roll R : From eye to foot : a proprioceptive chain involved in postural control, In : Amlard B, Berthoz A, Clarac F (eds) : *Posture and Gait*, Elsevier, 155-164, (1988).
18) Aramaki Y, Nozaki D, Masani K, Sato T, Nakazawa K, and Yano H : Reciprocal angular acceleration of the ankle and hip joints during quiet standing in humans, *Exp Brain Res*, 136 (4), 463-473, (2001).
19) Allum JH, Oude Nijhuis LB, and Carpenter MG : Differences in coding provided by proprioceptive and vestibular sensory signals may contribute to lateral instability in vestibular loss subjects, *Exp Brain Res*, 184 (3), 391-410, (2008).
20) Mergner T and Rosemeier T : Interaction of vestibular, somatosensory and visual signals for postural control and motion perception under terrestrial and microgravity conditions--a conceptual model, *Brain Res Rev*, 28 (1-2), 118-135, (1998).

Relationship between the Weight of Lower Limb Somatosensory Inputs and Balance Control Movement while Standing on an Unstable Board

Atsushi ITAYA[1], Tomohiro KIZUKA[2]

[1]Department of Physical Education, Hokkaido University of Education,
[2]Faculty of Health and Sports Sciences, University of Tsukuba

Abstract This study investigated the effects of individual differences in the weight of somatosensory inputs from lower extremities on balance control movement while standing on an unstable board. The weight of somatosensory inputs was estimated based on participants' sensitivity to the perturbation induced by a compliant surface. The unstable board had a narrow support surface width of fifteen mm and was unstable in pitch or roll plane depending on the direction of its support surface setting. Participants were instructed to stand upright on the unstable board as motionlessly as possible for 315 seconds. Coherence analyses were conducted on between kinematics data of participants' lower and upper body. The results revealed that, in both cases of unstable in pitch and roll plane, participants who put more weight on lower limb somatosensory cues tended to coupled their lower and upper body motions more strongly for balance control.

Key Words : balance, somatosensory, weight of sensory cues, coherence analysis, unstable board

舌骨上筋群の収縮誘導を目的とした磁気刺激コイルの試作

森仁[1,2], 八島建樹[1], 小助川博之[3], 出江紳一[4], 高木敏行[3]

[1]株式会社IFG, [2]東北大学大学院工学研究科, [3]東北大学流体科学研究所,
[4]東北大学大学院医工学研究科

要旨 現在,多くの脳血管障害患者や高齢者が,嚥下障害により食物の経口摂取に困難を抱えている.著者らは,末梢神経磁気刺激により舌骨上筋群を反復的に収縮させることが,嚥下機能の回復につながると考えている.現在,市販されている磁気刺激コイルは,刺激範囲が広範なため,舌骨上筋群刺激時に下歯槽神経などの不要な部位まで刺激してしまう問題がある.そこで,著者らは,磁性体コアを用いた構造を採用することにより,磁気刺激時に局所的な渦電流分布が得られる狭い範囲の刺激に最適化したコイルの設計・試作を行った.また,試作されたコイルを用いた磁気刺激により,下歯槽神経を刺激することなく大きな舌骨上筋群の収縮が得られることを確認した.

キーワード:末梢神経磁気刺激,嚥下障害,リハビリテーション,磁気刺激コイル,舌骨上筋群

1. 序論

嚥下障害とは,疾病や老化により食物の経口摂取に困難を抱えた状態である.一般に嚥下障害の原因は,口腔や咽頭等の形態異常による「器質的要因」,嚥下関連筋の制御障害による「機能的要因」,精神的な理由による「心理的要因」の3つに分類される.特に「機能的要因」による患者が,嚥下障害患者の中で大きな割合を占めており,脳血管障害の後遺症による患者が全体の40%とされる*.

現在の本邦の高齢化率は26.7%(平成28年度高齢社会白書より)であり,世界に先駆けて超高齢社会(高齢化率21%超)を迎えている.高齢化は脳血管障害の発生率を高めるため,その後遺症を要因とする嚥下障害患者は年々増加している.また,加齢に伴う運動機能の低下や嚥下反射の低下を原因とする患者も多い.

正常でない嚥下動作により気管や気管支に食物が入り込んでしまうと,誤嚥性肺炎,窒息等を引き起こす.嚥下障害は,患者が死亡するケースも多い死に繋がる障害であるといえる[1,2].特に,嚥下障害を原因とした誤嚥性肺炎は,深刻な問題である.現在,肺炎は国内死因順位の第3位であるが,高齢者の肺炎の70%以上が誤嚥に関連しているとされている[3].

また,嚥下障害は,患者から食の楽しみを奪いQOL(Quality of life)の低下を招く障害でもある.

---
* 日本脳卒中協会, http://www.jsa-web.org/jsanews/jn7/jn7a.html (2017/5/19確認)

嚥下障害の治療につながる医療技術の開発は，多くの嚥下障害患者の生命の保護とQOLの向上に寄与する重要な課題である．

嚥下障害の治療方法として，もっとも一般的な手法は運動療法である．嚥下は，感覚や反射などの情報の制御と様々な筋の収縮の組み合わせによる複雑な動作である．嚥下障害の運動療法では，自発的な嚥下諸器官の運動によって，顎関節の可動範囲の拡大や，顎や舌等の筋力の増強をはかるとともに，感覚神経の刺激により嚥下反射を促通し，複雑な嚥下動作がスムーズに行える状態を目指す[4]．嚥下動作において，最も複雑なプロセスである咽頭期においては，舌骨の動きが非常に重要である．この舌骨の動きを司る舌骨上筋群の訓練は嚥下の運動療法において特に重視される項目である．

一方，このような運動療法によらない新しい嚥下障害の治療方法として，電気刺激による治療方法が，近年，着目されている．舌骨上筋群や舌骨下筋群の直上表皮に貼りつけた電極からの神経筋電気刺激（Neuromuscular electrical stimulation, NMES）によって嚥下関連筋の収縮を誘導することにより，嚥下障害患者の嚥下機能の回復が促進されることが，いくつかの研究により明らかにされている[5,6]．現在では，実際に嚥下障害治療を目的とした電気刺激装置（VitalStim）が市販され，嚥下障害のリハビリテーションに活用されている．この機器を用いた治療が従来方法による嚥下治療に比較して有意に効果的であることを，ランダム化比較試験によって確認したとする報告もある[7]．

このNMESによる嚥下障害治療においては，電気刺激特有の疼痛や，特に成人男性の場合は顎部位の体毛による電極の接触不良が問題になっている．この問題を解決可能な治療方法として，著者らは，末梢神経磁気刺激（peripheral magnetic stimulation, PMS）による方法を模索している．磁気刺激コイルより発生した急変する磁束を，目的とする部位の神経・筋肉の周辺組織内に通過させることにより，その磁束の変化を減少させるようにして渦電流が刺激部位に誘導される．PMSは，その誘導された渦電流によって運動神経を興奮させ，対象筋肉の収縮を誘発する刺激方法である．PMSは，侵襲性が低く，電気刺激と比較して，深部まで刺激が可能であり，加えて，痛みが極めて小さいという特徴を持つ[8]．また，このPMSを反復的に行う高頻度反復末梢神経磁気刺激（repetitive peripheral magnetic stimulation, rPMS）を筋収縮の誘発に用いた場合，各刺激による筋の単収縮の加重が生じ，筋はより強い収縮を示す．著者らが所属する研究グループでは，このrPMSによる舌骨上筋群収縮の誘発により，衰えた筋力の増大が促されるともに，舌骨上筋群に関連する皮質運動野の神経可塑性が促進され，嚥下機能の回復につながることを期待している．

著者らの研究に先行して，百﨑らは，市販の磁気刺激装置を用いて，嚥下障害患者の頸部に，磁気刺激を与える試験を行っている．その結果，磁気刺激による即時効果として嚥下速度および嚥下可能体積の改善が確認されている[9]．また，その後の百﨑らの研究では，健常者に対する頸部および顎部への磁気刺激の結果，嚥下関連筋の運動誘発電位（Motor-evoked potential：MEP）が有意に増加したことも確認されている．このことは，磁気刺激によって嚥下に関連する大脳皮質運動野が促通された可能性を示している[10]．

現在市販されている磁気刺激装置にて舌骨上筋群を刺激した場合，筋収縮の誘発は可能であるが，変動磁界により誘導される渦電流が下歯槽神経のある部位を刺激して痛みが生じてしまう問題がある．また，嚥下動作に作用する頸内部の筋構造，神経構造は非常に複雑であり，広い範囲を刺激してしまうことにより目的外の筋肉の収縮を誘発してしまう問題もある．よって現行市販されているコイルに比較し，より狭い範囲に強力な渦電流を誘発可能なコイルの開発が求められている．このニーズに応え，舌骨上筋群の収縮に最適化した磁気刺激コイルを試作することが本研究の目的である．

2．磁気刺激の原理

1985年，Barkerらが，大脳皮質運動野を頭蓋外部からパルス磁界によって刺激し，この刺激に誘発

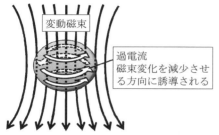

図1 ファラデーの電磁誘導の法則

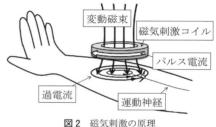

図2 磁気刺激の原理

された小指外転筋の筋電位の検出に成功したことを報告した[11]．この報告により，磁気刺激は，非侵襲的かつ不快感も少ない画期的な手法として医療関係者の耳目を集め，磁気刺激が臨床にて広く利用されるきっかけとなった．この脳に対する磁気刺激である経頭蓋磁気刺激（Transcranial Magnetic stimulation, TMS）は，現在でも多くの医療機関，研究機関にて，脳機能の解明，診断などに利用されている[12~14]．

磁気刺激の機序には，生体の電気的なメカニズムが深くかかわっている．生体内における情報の検出，伝達および処理は，荷電イオンの挙動に関連した電気的興奮が担っている．神経や筋等の細胞に見られる細胞膜の興奮は，その最たる現象である．よって外部から電気的な刺激を与えることで，細胞膜を意図的に興奮させ，生体内の情報処理の一部を制御することも可能である．生体に外部から電気的な刺激を与える手法としては，皮膚表面への貼付電極や生体内への植込電極を用いた電気刺激がある．一方，電極を用いずに磁界を介して間接的に電気的な刺激を与える方法が，磁気刺激である．

大まかな磁気刺激の機序は，ファラデーの電磁誘導の法則にて説明することが可能である．磁気刺激コイル等の磁束発生源より時間的に変化する磁束を発生させた場合，その磁束中にある物体には，その内部の磁束変化を減少する方向に電流を流そうとする起電力が発生する（図1）．その起電力の大きさは磁束の時間変化に比例し，これをファラデーの電磁誘導の法則と呼ぶ．これを式で表せば，

$$U = -\frac{d\phi}{dt} \quad (1)$$

となる．ここに，U は起電力 [V]，ϕ は磁束 [Wb] である．

上記において，磁束の透過する物体が金属等の導体であった場合，導体中には起電力に応じた電流が流れ，透過する磁束を減衰させる．この電流を渦電流と呼ぶ．コイル等により，生体に対して変動磁束を印加した場合，生体を構成する組織や体液は導体であるため，金属同様に生体内には渦電流が誘導される（図2）．この渦電流により，生体内の神経や筋，受容器の細胞膜上にて脱分極が起き興奮状態となる．運動神経の細胞膜上で興奮が起きれば，その支配下の筋が収縮し，網膜上の細胞膜が興奮すれば閃光を感じる．これが磁気刺激の原理である．

3．磁束密度分布と渦電流

本研究において試作する磁気刺激コイルの設計指針を見出すため，磁束密度の分布が，生体内に誘導される渦電流の大きさと経路に与える影響について検討を行う．簡単のため，図3に示すような z 軸に軸対称なモデルについて考える．軸対称かつ変動する磁束密度分布の中に軸対称な形状の生体モデルが配置されているモデルである．

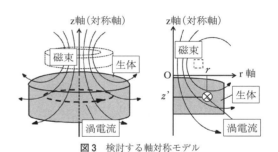

図3 検討する軸対称モデル

このモデルにおいては，軸対称のため，磁束密度 B は r 座標，z 座標，時間 t の関数であり，$B(r,z,t)$ と表記できる．ここで，生体内の $z=z'$ 平面において z 軸を中心とした半径 r の円周経路 c 上を流れる渦電流について考える．この経路 c 上に生じる起電力 U は，経路 c 上の電界 E の線積分であるので，(2) 式が成り立つ．

$$U = \int_c \vec{E} \cdot d\vec{c} = 2\pi r \cdot E(r, z', t) \quad (2)$$

上式において，$E(r,z',t)$ は，$z=z'$ 平面上の半径 r の円周上における電界の強さである．電界の方向は周方向である．閉曲線である経路 c を境界とする曲面 A を透過する磁束 ϕ は Stokes の定理を用いて下記式で表すことができる．

$$\phi = \int_A \vec{B} \cdot d\vec{A} = \pi r^2 \cdot \overline{B_z}(r, z', t) \quad (3)$$

ここで，$B_z(r,z',t)$ は，$z=z'$ 平面上の半径 r の円内を通過する磁束密度の z 方向成分の平均値である．

(2)，(3) 式を (1) 式に代入して整理すると，

$$E(r, z', t) = -\frac{r}{2} \cdot \frac{d}{dt} \overline{B_z}(r, z', t) \quad (4)$$

さらに電流密度 i と電界の関係式 $i = \sigma E$ より，

$$i(r, z', t) = -\frac{\sigma r}{2} \cdot \frac{d}{dt} \overline{B_z}(r, z', t) \quad (5)$$

上式は，変動磁界によって誘導される渦電流の電流密度を示している．σ は生体の電気伝導率 [S/m] である．生体の電気伝導率は，0.01〜2.0 S/m 程度であり[15]，金属（およそ 10^6〜10^7 S/m）に比較して極めて小さい．そのため誘導される渦電流は非常に微弱である．金属内部の渦電流を議論する場合は，渦電流自体が作る磁界も考慮する必要があるが，生体内の渦電流については，その必要性はない．試みに 150 μs にて 1 T に達する均一なパルス磁界にて半径 30 mm の範囲を刺激したと仮定すると，(4) 式より半径 30 mm の円周上には，100 V/m の電界が現れる．生体の電気伝導度を 1.0 S/m と仮定すれば，(5) 式より，渦電流の電流密度は，100 A/m² となる．この値は 1 cm² あたりで考えれば，10 mA 程度の電流密度である．

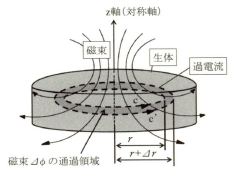

図 4 半径変化 Δr による磁束の変化 $\Delta \phi$

磁気刺激の機序は，渦電流により細胞膜の脱分極を誘発するものであり，渦電流の電流密度の大きさが刺激の強さを表している．(5) 式より，磁気刺激における刺激の強さは，磁束密度 B の時間変化の大きさに比例すると考えられる．刺激に用いる磁界が一定のパルス幅のパルス磁界と仮定すれば，刺激の強さは単純に磁束密度 B の大きさに比例しているともとらえられる．また，(5) 式に示すように電流密度の大きさは，r にも比例しているため，磁束が生体内を通る範囲が広いほどより強い刺激が得られることが推測される．このことは，径の小さい磁気刺激コイルでは，強い磁界を発生しても強い刺激が得られないこと，また同様に刺激対象が小さくなると刺激が難しくなる傾向を良く説明できる．

次に渦電流の経路について同様の軸対称モデル（図 4）を用いて検討する．生体内の $z=z'$ 平面において，z 軸を中心とした半径 r の円周経路 c を境界とする曲面を通過する磁束 ϕ と，経路 c のわずかに外側を通る半径 $r+\Delta r$ の円周経路 c' を境界とする曲面を通過する磁束 ϕ' の差異 $\Delta \phi$ を求めると，下記式が得られる．

$$\Delta \phi = \phi' - \phi$$
$$= \left(B_z + \frac{1}{2} \cdot \frac{\partial B_z}{\partial r} \cdot \Delta r \right) \cdot 2\pi (r + \Delta r) \Delta r \quad (6)$$

上式の導出にあたっては，$\Delta \phi$ は，経路 c' と経路 c に挟まれた曲面を通過する磁束に相当することを用いている．

次に，同様に，円周経路 c と c' 上の電界強度の差異 ΔE を求めると，

$$\Delta E = E(r+\Delta r) - E(r)$$
$$= -\frac{1}{L+\Delta L} \cdot \frac{d(\phi + \Delta\phi)}{dt} + \frac{1}{L} \cdot \frac{d\phi}{dt}$$
$$= \frac{d}{dt}\left(\frac{\Delta L \cdot \phi - L \cdot \Delta\phi}{L(L+\Delta L)}\right) \quad (7)$$

上式において，L は円周経路 c の経路長さ，$L+\Delta L$ は円周経路 c′ の経路長さを示している．よって，$L=2\pi r$, $\Delta L=2\pi\Delta r$ である．これらと（6）式を（7）式に代入することにより，下記式が得られる．

$$\frac{\Delta E}{\Delta r} = \frac{d}{dt}\left(\frac{\phi}{2\pi r(r+\Delta r)} - B_z + \frac{1}{2}\cdot\frac{\partial B_z}{\partial r}\cdot\Delta r\right) \quad (8)$$

（8）式より渦電流の電流密度の変位微分を求めると，

$$\frac{d}{dr}\cdot i(r,z',t) = \sigma \cdot \frac{dE}{dr} = \sigma \lim_{\Delta r \to 0}\frac{\Delta E}{\Delta r}$$
$$= \sigma \cdot \frac{d}{dt}\left(\frac{\phi}{2\pi r^2} - B_z(r,z',t)\right)$$
$$= \sigma \cdot \frac{d}{dt}\left(\frac{\overline{B_z(r,z',t)}}{2} - B_z(r,z',t)\right) \quad (9)$$

渦電流の電流密度がもっとも高くなる半径 r_e では，di/dr は 0 となるため，（9）式より，下記式が得られる．

$$\frac{\overline{B_z(r_e,z',t)}}{2} = B_z(r_e,z',t) + C \quad (10)$$

上式において，C は時間変化をともなわない磁束密度の直流成分に由来する．直流成分を考慮せず，時間変化を伴う磁束密度成分のみに着目すれば，

$$\frac{\overline{B_z(r_e,z',t)}}{2} = B_z(r_e,z',t) \quad (11)$$

すなわち，円周上の磁束密度の z 方向成分が，その円の内側の平均磁束密度の z 方向成分の半分の値となる半径 r_e の円周上にて最も強い刺激が得られることがわかる．

図5は一般的な円形コイルの直下における磁束密度のz成分 B_z の分布を示す．B_z はコイルの中心線上からコイル内径に近づくにつれて徐々に強まるが，コイル導体の直下では急速に弱まり，コイルの外径の領域では負号が反転する．その後コイルから離れるにつれてゼロに漸近していく．（11）式より，生体内にもっとも強く渦電流が誘導される位置は，

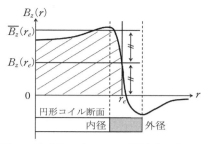

図5 一般的な円形コイルの磁束密度分布と渦電流経路半径
$\overline{B_z(r_e)}$ は半径 r_e の円周内の平均磁束密度.

コイル導体直下のやや内径よりの円周上となることが推測される．また（11）式は，磁気刺激において生体が最も強く刺激される場所は，強い磁束密度が通る場所ではなく，磁束密度の z 成分がゼロに向かう領域に現れることを意味している．

上記の検討結果を踏まえて，試作する磁気刺激コイルの設計指針を下記の通り定めた．

（1）刺激箇所周辺の可能な限り広い領域に強い磁束を通過させる．

（2）刺激を与えたい領域において，磁束密度の法線方向成分が急減するような磁束密度分布を得る．

（3）刺激を与えるべきではない領域においては，磁束を通過させない，または，磁束密度の法線方向成分の勾配を緩やかにする．

4．数値解析による最適なコイル形状の検討

前節の議論を踏まえて，舌骨上筋群のみを選択的に刺激可能な磁気刺激コイルの形状について検討を行った．最適なコイル形状を決定するにあたり，様々な形状の磁気刺激コイルについて，生成する磁束密度分布や誘導される渦電流分布の有限要素法による数値解析を行った．解析用ソフトウェアとして，ANSYS Electronics desktop 2016 を使用した．一般社団法人人間生活工学研究センターが提供する青年男性の身体寸法データの一部を参考にして，簡素化した頸部および頭部の人体モデルを作成した[†]．人体モデルは，生理食塩水の電気伝導率（1.6 S/m）を

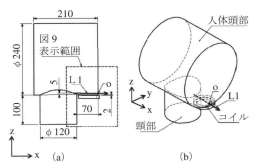

図6 数値解析で使用したモデル
(a) 頭部左側面から見たモデル（図中数値の単位はmm），
(b) 左斜め上方から見たモデル．

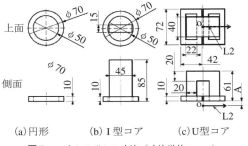

図7 コイルモデルの寸法（寸法単位：mm）

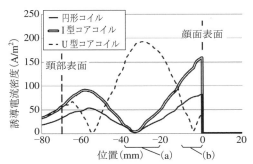

図8 各コイルモデルの誘発する下顎部表面近傍における渦電流密度分布の比較
(a) 舌骨上筋群モーターポイント位置．(b) 下歯槽神経の走行位置．

持った均質な物体と仮定した．磁気刺激コイルは人体モデル下顎下面から下に2mmのクリアランスを設け，磁気刺激コイルから発生した磁束が下方向から垂直に下顎部に入る位置に配置した．

人体モデルと磁気刺激コイルの配置について図6に示す．この図に示した配置にてコイル形状や構成を変化させ，発生磁束密度および体内の渦電流分布の変化について調べた．

コイルモデルとしては，①単純な円形コイル，②直方体磁性体コアを組み合わせたI型コア付きコイル，③U字型の磁性体コアを組み合わせたU型コア付きコイルを作製した．各コイルモデルの形状図を図7に示す．コイル材料は銅，磁性体コア材料は積層ケイ素鋼板とした．十分に薄い材料が積層されておりコア内部に渦電流はほとんど生じないという仮定のもと，積層ケイ素鋼板の電気伝導率は0S/mに設定した．またコア内磁束密度の飽和を考慮し，非線形な磁気特性（BHループ）を設定した．磁気刺激において，実際にコイルに通電する電流は，正弦波1波長分のパルス電流であるが，本研究では，コイルに流す電流を，周波数3kHz，10,000Aの正弦波波形を有する交流電流と仮定した準定常条件にて解析を行った．なお，コイル内の電流密度の大きさは，すべての領域において均一であると仮定している．

各モデルの解析結果から得られた，体表から5mmの深さにおける渦電流分布を図8に示す．グラフにおいて，位置座標は，顔面表面の位置を原点とし，顔面前方方向を正方向と定義した．図6に定義した座標軸L1および原点Oを示す．また，I型コアコイルとU型コアコイルにより下顎部に誘導される渦電流の電流密度分布図を図9に示す．なお，図8，図9に示される渦電流分布は正弦波電流の位相角が180度の時の分布である．

図8より，円形コイルとI型コアコイルの結果を比較すると，その分布の形状は，ほぼ同様であり，下歯槽神経のある下顎部前面と頸部の近くの2か所に強く渦電流が誘導されていることがわかる．また，その大きさはコアの存在により，2倍程度まで増強されている．

次に，図8，図9よりI型コアコイルとU型コアコイルの結果を比較すると，U型コアコイルでは，舌骨上筋群のある下顎部中央部に集中的に渦電流が誘導されていることがわかる．また，誘導されてい

---

† 一般社団法人人間生活工学研究センター, http://www.hql.jp/database/size2004/ （2017/5/28確認）

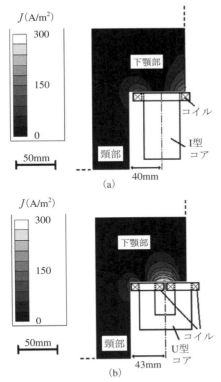

図9 渦電流密度分布図
(a) I型コア，(b) U型コア．下顎部付近を拡大して表示．拡大範囲は図6に示す．

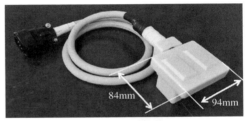

図10 製作した磁気刺激コイル

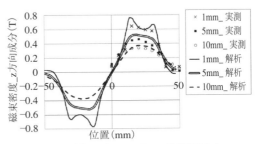

図11 試作U型コアコイルの磁束密度分布

る電流密度の大きさをそれぞれのピークの大きさで比較すれば，I型コアコイルに比較して16%程度U型コアコイルのほうが増大している結果となった．

以上の解析結果より，U型コアを用いたコイルとすることで，下歯槽神経部を刺激することなく局所的に舌骨上筋群中央部が刺激される嚥下障害治療に適した磁気刺激コイルとなることが期待できる．

5．コイルの試作と性能評価

解析を行ったモデルのうちU型コアコイルについて実際に試作を行った．U字コアは，方向性電磁鋼板を巻き芯に巻き付けてリング状にしたものを，カットして製作した．コイルは耐熱平角銅線（AIW）を巻いて製作した．その後，コアとコイルを組み合わせて図7に示される形状とし，絶縁用の樹脂製カバーの中に封入した．実際に製作した磁気刺激コイ

ルを図10に示す．

その後，製作した磁気刺激コイルに，解析時に設定した大きさのパルス電流を通電し，発生する磁束密度分布をガウスメーター（Lakeshore 425）にて測定した．パルス電流の供給には，IFG社製の磁気刺激装置Pathleaderの電源部を用いた．U型コアコイルにて，実測した磁束密度z方向成分の分布と解析で得られた磁束密度分布とを比較した結果を図11に示す．図11において原点はコアギャップの中心である．図7に定義した座標軸L2および原点Oを示す．図11凡例中の数字はコア端面からの距離（図7中のA）を示している．この結果より，解析の結果とほぼ同程度の磁界が実際に発生していることが分かる．

その後，試作されたコイルの磁気刺激にて得られる舌骨上筋群の収縮量の評価が，藤田保健衛生大学の加賀谷斉教授により実施された．図12に示すように，試作した磁気刺激コイルを被験者の下顎部の下に配置し，毎秒30発のパルス電流を2秒間供給して，磁気刺激を実施した．舌骨上筋群の収縮量は，舌骨の動作距離を側面透視画像で測定することにより評価した．被験者は3名の健常成人であった．なお一連の人を対象とする試験は，ヘルシンキ宣言に

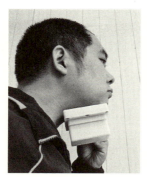

図12 刺激時のコイルの配置

表1 舌骨の動作距離

舌骨の移動距離	平均±標準偏差 (mm)	
	上方	前方
試作したコイルによる磁気刺激時	11.1 ±4.1	7.9 ±2.6
（参考）　表面電極による電気刺激時（オトガイ舌骨筋刺激）[16]	0.4 ±0.5	2.7 ±0.1
（参考）　埋込電極による電気刺激時（オトガイ舌骨筋刺激）[16]	5.7	10.4
（参考）　健常人 固体嚥下時[17]	11.9 ±4.6	12.2 ±2.6
（参考）　健常人 液体嚥下時[17]	6.5 ±3.4	12.9 ±3.4

(Kagaya, H., Shibata, S., Aoyagi, Y., Onogi, K., Mori, S., Ogawa, M, Inamoto, Y. and Saitoh, E.：Magnetic stimulation for suprahyoid muscles in healthy subjects, The 6th Japan-Korea NeuroRehabilitation Conference, P-10) より引用.

則り，被験者のインフォームド・コンセントを得て行われた．また藤田保健衛生大学の倫理委員会の承認を得ている．評価の結果を，先行研究で得られている「健常人の嚥下時」，「表面電極による電気刺激時」，「埋込電極による電気刺激時」の舌骨の動作距離とともに，表1に示す．試作した磁気刺激コイルによる磁気刺激では，表面電極による電気刺激の場合と比較して，大幅に大きな筋収縮が得られている．その大きさは健常人の嚥下時動作距離と比較しても遜色ない．また，この評価試験における磁気刺激によって，被験者は大きな痛みや不快感を訴えることはなかった．

6. 考察

コイルに磁性体コアを用いた構成とすることで生体内に誘導される渦電流の電流密度を2倍程度増強可能であることが明らかとなった．コアの使用により，要求される刺激強度の誘発に必要なコイルの通電電流が小さくなるため，コイルの発熱が抑制され，コイルのみの構成による磁気刺激コイルと比較して長時間の刺激が可能になるものと考えられる．

U字コアを使用したコイルの場合，舌骨上筋群中央部に局所性の高い渦電流分布が得られている．この分布の局所性は，方向の対向する磁束発生源を近接して配置したことにより，それらの中間位置に，局所的に，急峻な磁束密度勾配が得られていることに起因すると考えられる．一方，下歯槽神経の位置するU字コアの先端部直上では，比較的平坦な磁束密度勾配となっており，誘導される渦電流が小さくなっている．すなわち2節で述べた方針に沿った設計によって，局所性の高い磁気刺激コイルが得られたものと考えられる．

また，表面電極からの電気刺激による筋収縮を超える収縮量が，磁気刺激にて得られている事実は，磁気刺激のメリットの一つである刺激領域の深さを示す結果であると考えられる．

山口らの実験により，電気伝導率 0.6 S/m の寒天内に配置されたウサギの座骨神経を刺激できる最小の電界強度は，18 V/m であることが明らかになっている[18]．本論の解析にて用いた生体の電気伝導率 $\sigma=1.6$ S/m の場合に，神経が刺激される最小の電流密度を，電流密度 i と電界 E の関係式 $i=\sigma E$ より算出すれば，28.8 A/m^2 という値が得られる．図9に示す電流密度分布においては，カラーバー最下段の黒色で示される領域と，カラーバー下から2段目の暗灰色で示される領域との境界が，生体内の電流密度が上記の電流密度に非常に近い値（30 A/m^2）となる位置を示している．山口らの実験の結果を参酌すれば，図9に示す電流密度分布において，カラーバー最下段の黒色にて示される領域にある神経は，本論で製作した磁気刺激コイルでは刺激されないと

考えることができる．

　図9に示す解析結果より考察すると，頸部と顎部の継ぎ目付近まで誘導電流の分布が広がっているが，大脳，脳幹，脊髄までは誘導電流の分布は到達していないため，これらの器官に直接的な影響を与える可能性はないと考えられる．

7．結論

　本研究にて行った解析により，U字形状の磁性体コアを用いたコイルを用いることにより，舌骨上筋群に対し，局所的に強力な渦電流を誘発できる可能性が見出された．実際に試作したコイルによる磁気刺激によって，大きな筋収縮が痛みや不快感をともなわずに得られており，解析結果の正しさを示す結果といえる．

　試作した磁気刺激コイルによる筋収縮誘導では，痛みや体毛に関連する課題もなく，何よりも健常人の嚥下時と同程度の筋収縮が得られるという成果が得られており，今後臨床の現場に実際に使用されることが期待される．臨床応用の早期実現に向けて，さらに多くの被験者による評価とその結果のフィードバックが重要であると考える．

謝辞

　磁気刺激コイルの臨床的評価をしていただいた藤田保健衛生大学医学部教授　加賀谷斉先生に感謝の意を表する．

参考文献

1) Lieu, P. K., Chong, M. S. and Seshadri, R.：The impact of swallowing disorders in the elderly, *Ann Acad Med Singapore*, 30, 148-154,（2001）.
2) Remesso, G. C. and Fukujima, M. M.：Swallowing disorders after ischemic stroke, *Arq Neuropsiquiatr*, 69, 785-789,（2011）.
3) 道脇幸博，角保徳：70歳以上の高齢者の誤嚥性肺炎に関する総入院費の推計値，老年歯学，28(4), 366-368,（2014）.
4) 出江紳一：摂食・嚥下障害の治療手技の基本，出江紳一，近藤健男，瀬田拓（編）：事例でわかる摂食・嚥下リハビリテーション，中央法規，20-26,（2011）.
5) Bülow, M., Speyer, R., Baijens, L., Woisard, V. and Ekberg, O.：Neuromuscular electrical stimulation (NMES) in stroke patients with oral and pharyngeal dysfunction, *Dysphagia*, 23, 302-309,（2008）. DOI：10.1007/s00455-007-9145-9
6) Park, J. W., Kim, Y., Oh, J. C. and Lee, H. J.：Effortful swallowing training combined with electrical stimulation in post-stroke dysphagia：a randomized controlled study, *Dysphagia*, 27, 521-527,（2012）. DOI：10.1007/s00455-012-9403-3
7) Kushner, D. S., Peters, K., Eroglu, S. T., Perless-Carroll, M. and Johnson-Greene, D.：Neuromuscular Electrical Stimulation Efficacy in Acute Stroke Feeding Tube-Dependent Dysphagia During Inpatient Rehabilitation, *Am J Phys Med Rehabil*, 92 (6), 486-95,（2013）. DOI：10.1097/PHM.0b013e31828762ec.
8) Szecsi, J., Schiller, M., Straube, A. and Gerling, D.：A comparison of functional electrical and magnetic stimulation for propelled cycling of paretic patients, *Arch Phys Med Rehabil*, 90 (4)：564-70,（2009）. DOI：10.1016/j.apmr.2008.09.572.
9) Momosaki, R., Abo, M., Watanabe, S., Kakuda, W., Yamada, N., Mochio, K.：Functional magnetic stimulation using a parabolic coil for dysphagia after stroke, *Neuromodulation*, 17 (7), 637-41,（2014）. DOI：10.1111/ner.12137.
10) Momosaki, R., Kakuda, W., Yamada, N. and Abo, M.：Influence of repetitive peripheral magnetic stimulation on neural plasticity in the motor cortex related to swallowing, *Int J Rehabil Res*, 39 (3), 263-6,（2016）. DOI：10.1097/MRR.0000000000000180.
11) Barker, A. T., Jalinous, R. and Freeston, I. L.：Non-invasive magnetic stimulation of human motor cortex, *Lancet*, 1, 1106-1107,（1985）.
12) Izumi, S., Takase, M., Arita, M., Masakado, Y., Kimura, A. and Chino, N.：Transcranial magnetic stimulation induced changes in EEG and responses recorded from the scalp of healthy humans, *Electroen Clin Neuro*, 103, 319-322,（1997）.
13) Takeuchi, N., Chuma, T., Matsuo, Y., Watanabe, I. and Ikoma, K.：Repetitive transcranial magnetic stimulation of contralesional primary motor cortex improves hand function after stroke, *Stroke*, 36, 2681-2686,（2005）.
14) Pascual-leone, A., Nguyet, D., Cohen, L. G., Brasil-Neto, J. P., Cammarota, A. and Hallet, M.：Modulation of muscle response evoked by transcranial magnetic stimulation during the acquisition of new fine motor skills, *Journal of Neurophysiology*, 74 (3), 1037-1045,（1995）.
15) 松木英敏：生体電磁工学概論，コロナ社，30-47,（1999）.
16) Kagaya, H., Baba, M., Saitoh, E., Okada, S., Yokoyama and M., Muraoka, Y.：Hyoid bone and larynx movements during electrical stimulation of motor points in laryngeal elevation muscles：a preliminary study, *Neuromodulation*, 14 (3), 278-283,（2011）. DOI：10.1111/j.1525-1403.2011.00331.x.
17) Ishida, R., Palmer, J. B. and Hijemae, K. M.：Hyoid motion during swallowing：factors affecting forward and upward displacement, *Dysphagia*, 17, 262-272,（2002）.
18) Yamaguchi, M., Yamada, S., Daimon, N. and Yamamoto, I.：Electromagnetic mechanism of magnetic nerve stimulation, *J Appl Phys*, 66, 1459-1465,（1989）.

Trial Manufacture of Magnetic Stimulation Coil to Induce the Contraction of Suprahyoid Muscles

Hitoshi MORI[1,2], Kenji YASHIMA[1], Hiroyuki KOSUKEGAWA[3], Shinichi IZUMI[4], Toshiyuki TAKAGI[3]

[1]IFG Corporation, [2]Graduate School of Engineering, Tohoku University,
[3]Institute of Fluid Science, Tohoku University,
[4]Graduate School of Biomedical Engineering, Tohoku University

Abstract Many patients with cerebrovascular diseases and the elderly have difficulty ingesting foods because of dysphagia. We hypothesized that repetitive contraction of the suprahyoid muscles via peripheral nerve magnetic stimulation could lead to recovery of swallowing function. The magnetic stimulation coils currently on the market are problematic because not all tissues around the suprahyoid muscles should be affected during magnetic stimulation, such as the alveolar nerve. The problem is due to the wide area covered by magnetic stimulation. With this factor in mind, we designed and fabricated a coil optimized to provide only a narrow range of stimulation. By adopting use of a magnetic core, we ensured that the coil distributes only a local eddy current during stimulation. We confirmed that the magnetic stimulation using this prototype coil could cause large contractions of the suprahyoid muscles without stimulating the alveolar nerve.

Key Words: Peripheral magnetic stimulation, Dysphagia, Rehabilitation, Magnetic stimulation coil, Suprahyoid muscles

3部

義肢・装具

(9—12)

二関節筋型油圧バイラテラルサーボによる動力義手の機構と制御

東原孝典[1,2], 大島徹[2], 大西謙吾[3], 小柳健一[2], 斎藤之男[4]

[1]高松義肢製作所, [2]富山県立大学, [3]東京電機大学, [4]芝浦工業大学

要旨 事故や疾病による両肩離断の者には，動力義手の必要性が高い．近年，両肩離断の者に対して，多自由度の電動義手を使用する試みがなされるようになってきた．しかし，これまでに実用化が進められつつある多自由度の電動義手は，機構と自由度とその制御の相反する課題を根本的に解決していない．そこで，腕部は体幹の残存機能を生かすことで5自由度とした装着型と，2自由度の外部ターミナルを用いることでデスクトップ非装着型として使用できる油圧-電動ハイブリット型動力義手を提案し，その開発を進めている．この動力義手は，電気制御の制御性と油圧の高出力性を両立する油圧バイラテラルサーボアクチュエータを使用し，歯車減速機構を使用しない高剛性な関節機構であること，上腕部は，シリンダ型のアクチュエータによりシリンダが上腕骨の構造体として機能すること，二関節筋型により肩・肘の同時駆動，独立駆動が可能であること，前腕部は，ロータリ型のアクチュエータにより3自由度の高剛性な機構を満たすことにより，これまでのデザインコンセプトを大きく変えるものである．また，ハンドは各指が電動モータで駆動され精密な動きが可能であり，手掌部はアーチ構造で対象物の形状に倣う受動的剛性調整機能を有する5自由度の電動ハンドである．

キーワード：動力義手，二関節筋，油圧アクチェータ，バイラテラルサーボ，5指電動ハンド

1. はじめに

電動義手は，装飾性と機能性を合わせ持ち，近年の欧米諸国では，標準的に処方される義手のひとつとなっている．我が国においても障害者総合支援法における特例補装具として，また労災保険法においても筋電制御の電動義手が支給されるようになっている．しかし，高位切断者のための全腕電動義手の開発事例は少なく，実用化はされていない．両側あるいは片側の肩関節離断や肩甲胸郭間切断等の全腕電動義手は，肩，肘，手首，手指の多くの関節を駆動する必要があり，機構と自由度とその制御において極めて実用化が困難であった．しかし，Rehabilitation Institute of Chicago において，Targeted Muscle Reinnervation（TMR）という外科的手術により，残存する腕の神経を胸筋に移植し，移植された末梢神経に筋肉を再神経支配させ，胸筋の収縮による筋電を電動義手の制御信号とする方法が試みられている．これに並行して，TMR を利用した 25 自由度もの自由度を有する全腕電動義手が DEKA Research & Development Corporation や Johns Hopkins APL で開発されている[1]．しかし，電動義手を使用するためには外科的手術が必要であることに加えて，電動義手の構造が，これまでのロボットアームにみられるような，電気モータと歯車減速機構を自由度の数だけ直列に配置した構造であることなどから，電動義手の機構がもつ物理的なロバスト性や多自由度と制御性の相反する課題は解決されていない．

我が国においては，1970 年代の後半にヒトの腕の動作解析を基にした東京大学の舟久保等[2]や，早稲田大学の加藤等[3]によって腕部に 6〜7 自由度を有する全腕電動義手の開発が行われている．1980 年代の後半には，東京電機大学の斎藤，東原等[4]によって，肩の空間リンク式多関節機構の考案により，6自由度の高剛性な全腕電動義手が開発されている．また，多自由度が協調した滑らかな軌道制御が実現されている[5]．

これまでの全腕電動義手の開発は，ヒトの腕と同じ動作の自由度を持たせることを究極の目標とし，自由度と同数の電気モータと歯車減速機構を義手内に搭載することに主眼が置かれてきた．しかし，このような機構では，両肩離断の切断者が一日中電動義手を装着して生活をすることは重量の点からだけでも困難であり，全腕電動義手の機構と自由度と制御について見直す必要がある．

そこで，腕部は体幹の残存機能を生かすことで 5自由度とした装着型と，2 自由度の外部ターミナルを追加したデスクトップ非装着型として使用できる油圧-電動ハイブリット型動力義手を提案し，その開発を進めている．この動力義手と介助用ロボットアームとの違いは，あくまでも動力義手として体幹に装着して使用することを前提としていることである．この動力義手は，電気制御の制御性と油圧のハイパワー性を両立する油圧バイラテラルサーボアクチュエータを使用し，歯車減速機構を使用しない高剛性な関節機構であること，上腕部は，シリンダ型のアクチュエータによりシリンダが上腕骨の構造体として機能すること，二関節筋型により肩・肘の同時駆動，独立駆動が可能であること，前腕部は，ロータリ型のアクチュエータにより 3 自由度の高剛性な機構を満たすことにより，これまでのデザインコンセプトを大きく変えるものである．また，ハンドは各指が電動モータで駆動され精密な動きが可能であり，手掌部はアーチ構造で対象物の形状に倣う受動的剛性調整機能を有する 5 自由度の電動ハンドである．

新しい全腕動力義手の機構と制御系を構築するために，実験用全腕動力義手として斎藤等によって開発された二関節筋型油圧バイラテラルサーボアクチュエータを搭載したロボットアーム[6]を基盤に検討を進めた．

2．実験用全腕動力義手の基本形態

図 1 に基盤としている二関節筋型油圧バイラテラルサーボアクチュエータを搭載したロボットアーム[6]を，図 2 に検討を進めている腕部 5 自由度の動力義手の形態を示す．上腕部は，上腕骨の構造体として機能するシリンダ型の油圧アクチュエータを用い，これにより肩の屈曲・伸展 θ_2 と肘の屈曲・伸展 θ_3 の同時駆動，独立駆動を可能としている．前腕部は，ロータリ型の油圧アクチュエータにより前腕の回内・回外 θ_4，手首の背屈・掌屈 θ_5 および橈屈・尺屈 θ_6 を可能としている．また，手部には各指に電気

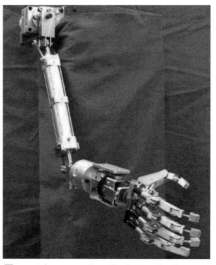

図 1　バイラテラルサーボによるロボットアーム

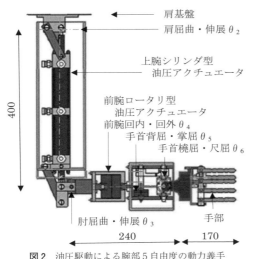

図2 油圧駆動による腕部5自由度の動力義手

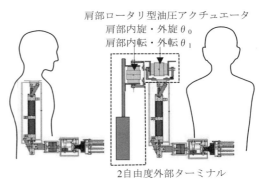

図3 装着型と外部ターミナルによる非装着型

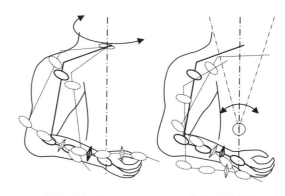

図4 体幹の動作による義手の自由度の補填

モータを搭載している．この動力義手はこれまでの全腕電動義手にみられる肩の内転・外転および上腕の内旋・外旋の機構を持たない．

一方，肩部に相当する2自由度の外部ターミナルを追加することで，図3に示すように，7自由度のデスクトップ非装着型としても使用できる．

これまでの全腕電動義手では，肩の内転・外転および上腕の内旋・外旋の機構の実現が大きな課題のひとつであった．提案する動力義手は，これらの機構を持たず，装着した使用者が残存する機能である図4に示す体幹の左右回旋，左右側屈の動作を積極的に利用することで，義手の自由度の不足を十分に補うことが可能である．体幹の左右回旋は上腕の内旋・外旋，体幹の左右側屈は肩の内転・外転の動作に置き換えることができる．必ずしも，肩を基盤とした自由度構成をとらなくとも体幹の動作が大きな自由度を生み出す．

表1に実験用全腕動力義手の自由度の配置と可動域を示す．外部ターミナルに2自由度，腕部に5自由度，ハンドには，各指に1個，計5個のDCモータを搭載している．

外部ターミナルおよび腕部のアクチュエータに油圧を用いた理由は，①高出力化が容易に行え，アクチェータの小型化が可能である．②歯車による減速機構を用いずに油圧アクチェータを直接機構部に取り付けることができる．③バイラテラルサーボによる拮抗作用によって電源が落ちても位置を保持することができる．④油圧シリンダに優る直動型アクチュエータが，他に存在していない．しかし，課題としてマスタ側の小型化が必要である．

3．上腕部の機構と制御

上腕部には，肩関節の屈曲・伸展と肘関節の屈曲・伸展の2自由度の動作に対して，協調駆動とそれぞれの独立駆動を可能とするために，二関節筋型バイラテラル油圧サーボアクチュエータ（Hydraulic Bilateral Servo Actuator，以下HBSA）[6]を用いている．

表1 実験用全腕動力義手の自由度の配置

構成	自由度の配置		可動域 (deg)
外部ターミナル	肩部	内旋・外旋 θ_0	$-90\sim90$
		内転・外転 θ_1	$-90\sim90$
5自由度腕部	肩部	屈曲・伸展 θ_2	$-40\sim83$
	肘	屈曲・伸展 θ_3	$0\sim113$
	前腕	回内・回外 θ_4	$-90\sim90$
	手関節	背屈・掌屈 θ_5	$-90\sim60$
		橈屈・尺屈 θ_6	$-10\sim30$
ハンド	各指に1個のDCモータを搭載		

3.1 二関節筋型HBSAによる肩・肘関節の動作

二関節筋型HBSAの概念図を図5に示す．二関節筋型HBSAは，油圧ユニットを用いずに，油圧特有の高出力と滑らかな動作を2つのシリンダだけで行うマスタ・スレーブ方式である．電気サーボモータとボールねじ送り機構によって2ポートのマスタシリンダのピストンを駆動する．このときの油圧が2つのソレノイドバルブを介して，3ポートで両側にピストンを有する二関節筋型スレーブシリンダに作用し，両側のピストンを駆動する．ソレノイドバルブの開閉によって，一方のピストンの独立駆動，両方のピストンの同軸駆動が可能となる．リニアポテンショメータと圧力センサによる高精度な位置・力制御機能を備えるが，オープンループ制御でも安定した制御が可能である．また，HBSAは拮抗作用により，高出力であると共に負荷の大きさに依存しない安定した制御特性を有する．マスタ側は義手の外部に自由に設置でき，義手内のスレーブ側はシリンダのみの極めて軽量なアクチュエータとなるとともに，アクチュエータが義手の骨格構造を構成する．

表2にソレノイドバルブV1，V2の開閉の切り替えとマスタ側のピストン（MP）の動作による，2つのスレーブシリンダのピストンロッドS1，S2の動作方向を示す．表の矢印は，図5のピストンロッドの動作方向と一致している．

マスタシリンダの位置制御および2つのソレノイドバルブの開閉を選択し，オープンループ制御による上腕部の動作を模式的に図6に示す．バルブV1，V2が閉じていると，マスタシリンダとスレーブシリンダが拮抗状態となる．バルブV1が閉，V2が開の場合，マスターピストンロッドの動きは肘関節の屈曲伸展動作となる（①）．バルブV1が開，V2が閉の場合，マスターピストンロッドの動きは肩関節の屈曲伸展動作となる（②）．バルブV1，V2が開の場合，マスターピストンロッドの動きは肩関節と肘関節の同時屈曲同時伸展動作となる（③）．

二関節筋型HBSAの制御システムは，マスタとスレーブのピストンロッドの位置をポテンショメータでフィードバックすることで対称型バイラテラル

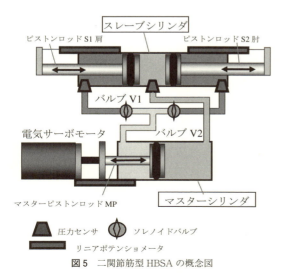

図5 二関節筋型HBSAの概念図

表2 バルブの開閉とスレーブ側のピストンロッドの動作

V1	V2	MP	S1	S2	動作	※
閉	閉	停止	×	×	停止	
		停止	×	×	（拮抗）	
閉	開	←	×	←	肘　屈曲	①
		→	×	→	肘　伸展	
開	閉	←	←	×	肩　屈曲	②
		→	→	×	肩　伸展	
開	開	←	→	←	肘＋肩　屈曲	③
		→	←	→	肘＋肩　伸展	

V1, V2：ソレノイドバルブ，×：停止，MP：マスタ側のピストンロッドの動作方向，S1, S2：スレーブ側のピストンロッドの動作方向，※：図6の二関節筋型 HBSA による肩・肘関節の動作に対応．

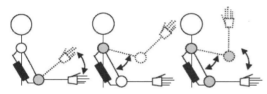

①肘の屈曲伸展　②肩の屈曲伸展　③肘＋肩の屈曲伸展
図6 二関節筋型 HBSA による肩・肘関節の動作

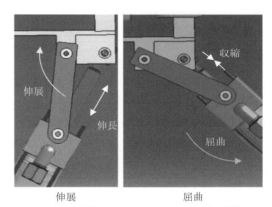

伸展　　　　　　屈曲
図7 二関節筋型油圧 HBSA による肩関節の機構

制御系を構成している．また，3つの油室には圧力センサが設置されており，義手が何かに衝突したこと等を検出し，回避することができる．

3.2 二関節筋型 HBSA による肩関節の機構

　肩関節の屈曲・伸展は，二関節筋型 HBSA の一側を用い，ピストンロッドの伸縮によって上腕部が屈曲し，ピストンロッドの伸長によって上腕部が伸展する．図7に肩関節の屈曲・伸展の動作を示す．ピストンロッドと肩は，ピンジョイントで連結されて関節の回転中心となる．上腕部の構造体として機能するシリンダと肩は，コネクションロッドによりピンジョイントで連結されている．これによって，ピストンロッドの伸縮が関節の回転動作へ変換される．さらに，3つのピンジョイントがつくる三角形により高剛性な関節機構を構成する．歯車減速機を用いた低剛性な関節機構に対して，高剛性を維持できる関節機構である．

3.3 二関節筋型 HBSA による肘関節の機構

　肘関節の屈曲・伸展は，二関節筋型 HBSA の一側を用い，上腕部の構造体であるシリンダとコネクティングロッド，コネクティングロッドと前腕部，前腕部とピストンロッドをピンジョイントで連結し，ピストンロッドの伸縮によって肘関節の屈曲・伸展をおこなう．図8に肘関節の屈曲・伸展の動作を示す．肩関節と同様に，ピンジョイントがつくる三角形により高剛性な関節機構を構成する．

4．前腕部の機構と制御

　前腕部には，前腕の回内・回外，手首の背屈・掌

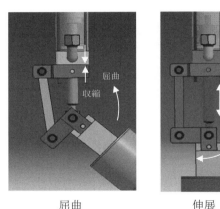

図8 二関節筋型油圧 HBSA による肘関節の機構

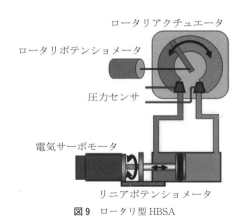

図9 ロータリ型 HBSA

屈および橈屈・尺屈の3自由度の動作に対して、ロータリ型バイテラル油圧サーボアクチュエータ（ロータリ型 HBSA）[6]を用いて、それぞれの独立した動作を実現している。従来の電気モータと歯車減速機構を用いた構造では、機構が複雑になるとともに、十分な剛性を得ることは困難であった。

4.1 ロータリ型 HBSA

ロータリ型 HBSA は、拮抗一関節筋型の1自由度のマスタ・スレーブ方式のアクチュエータである。マスタ側は、二関節筋型 HBSA と同様の構造で、電気サーボモータとボールねじ送り機構によって2ポートのマスタシリンダのピストンを駆動する。スレーブ側は、従来の油圧シリンダを回転型のロータリ型アクチュエータに置き換えたものである。ロータリ型アクチュエータは、図9に示すようにシリンダに相当する躯体の中を、ピストンに相当する出力軸に一体となったベーンによって2室に分離されている。両室の圧力差によって出力軸が回転する構造であり、高出力が得られるとともに、マスタシリンダのピストンの位置制御によって高い位置制御性が得られる。ロータリ型 HBSA を使用することで、スレーブ側は、電気モータによる関節構造のような歯車減速機を必要とせず、機構の簡易化と軽量化を図ることができるため、前腕内に3自由度を十分に配置することができる。

4.2 ロータリ型 HBSA を用いた前腕・手首の構造

図10に示すように、前腕の回内・回外、手首の背屈・掌屈および橈屈・尺屈の3自由度を3個のロータリ型 HBSA で駆動する。

回内・回外の動作（図11）は前腕部近位に設置したアクチュエータで駆動する。手首には2つのアクチュエータがあり、背屈・掌屈の動作（図12）と橈屈・尺屈の動作（図13）の回転軸は手首中心の1点で交わり、大きな可動域を得ることができるとともに、上腕の姿勢変化に応じて、容易に任意の姿勢を得ることができる。全腕動力義手を装着して使用する場合は、体幹の動作による自由度の代償に加えて、前腕の自由度の制御しやすさも重要である。

5. 実験用全腕動力義手の格子点座標による動作

実験用全腕動力義手の位置制御には格子点座標方式を採用する。義手の可動域内に等間隔の格子を設定し、任意の格子の交点（格子点座標）に手先が位置するときの義手の各関節角度を逆動作学により予め算出し、データベース化することで動作時の演算を簡略化できる。実験用全腕動力義手には自由度による冗長性があるため、一つの格子点座標に対して各関節角度が一意に定まらない。肩と肘の4自由度（上腕回内・回外、肩部内転・外転、肩屈曲・伸展、

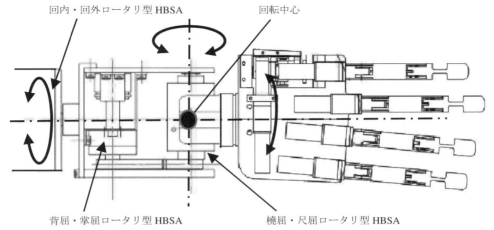

図10 ロータリ型HBSAによる前腕・手首の構造

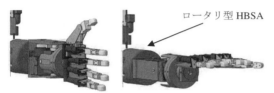

図11 前腕の回内・回外の動作シミュレーション

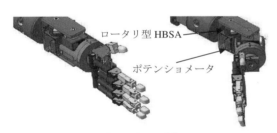

図12 手首関節の背屈・掌屈の動作シミュレーション

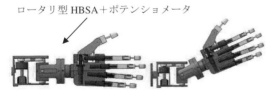

図13 手関節の橈屈・尺屈の動作シミュレーション

肘屈曲・伸展）を位置の自由度，前腕と手首の3自由度（前腕の回内・回外，手首の背屈・掌屈，手首の橈屈・尺屈）を姿勢の自由度とし，さらに，位置の自由度のひとつを拘束することで関節角度を算出する．図14に示す格子点解析（前後X，左右Y，上下Z）の例では，肩部内転・外転を基準姿勢の0°に拘束し，格子点の間隔を10mmとして演算し，義手の手先が到達できる格子点は約50,000点となる．

体幹に装着する5自由度の全腕動力義手は，肩部の自由度が屈曲・伸展のみであり，アームはXZ平面のみの動作となる．体幹の動作によってこの動作平面を基準から傾けることで，不足する自由度を補う．また，手先が常に床面に対し平行になるように手首の姿勢を調整する必要がある．図15に5自由度全腕動力義手の動作方向の概念図を示す．

6．実験用全腕動力義手の5指ハンドの機構

ヒトの手の使用形態は，大西等の研究により把握形態と非把握接触形態として大別し，把握形態を22，非把握接触形態を41に分類されている[7]．ヒトの手の最大自由度とされる21自由度を有したロボットハンドであれば把握形態も最大の22形態を取ることが可能である．しかし，自由度を多くすることにより，大きさや重量とともに制御の問題が大きくなる．そこで，自由度を極限まで小さくしつつ把持形態を満足できる構造を検討した．図16に実験用全腕動力義手の5指5自由度のハンドを示す．各指の受動的剛性調整機能と5指の独立動作が可能であること，5指のつくる横アーチ構造が大きな特

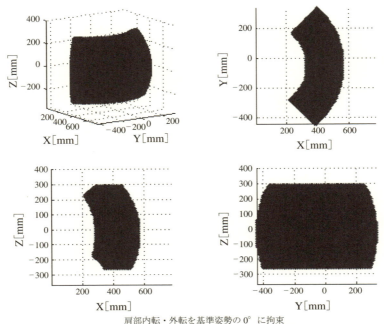

肩部内転・外転を基準姿勢の0°に拘束

図14 7自由度全腕動力義手の格子点の解析例

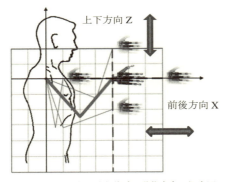

図15 5自由度全腕動力義手の動作方向の概念図

徴である．

6.1 2〜5指の機構と横アーチ

　全腕動力義手の2〜5指は各指ひとつのDCギヤドモータで駆動し，MP関節とPIP関節が機構的に強調して動作する1自由度である．DIP関節は対象物の形状を吸収する受動的剛性調整機能を備え，屈曲位20°の固定関節となっている．指の動作はMP関節に取り付けたウォーム減速機によって屈曲・伸

展動作を行い，PIP関節は連結バーによって屈曲・伸展する．MP関節とPIP関節の可動域は，それぞれ0°〜90°までである．図17に2〜5指の構造を示す．

　ヒトの手は，4指および5指のCM関節が若干動くことで手掌部の横アーチが変化する．この横アーチの有無が対象物の安定した把持に大きく影響する．アーチ動作を機械的アクチェータで実現することは困難であるが，図18に示すように，手掌部に予め傾斜角度を設けることによってアーチ構造を再現することが可能である．正面から見た手掌部の横アーチは，3指と4指の間に10°の傾斜角度を設定する．この手掌部のアーチ構造をよって4指と5指が傾き，拇指へ向けて対向動作が可能となる．

6.2 拇指の機構

　手で物体を把持する動作では，拇指が他の指と対立位にあることで「つかむ」「つまむ」「握る」の動作が可能となり，関与する2〜5指との組み合わせで様々な把握形態を実現している．また，手掌を上向きにして対象物を載せる場合は，拇指は橈側外転する必要がある．そのために，拇指はCM関節の外

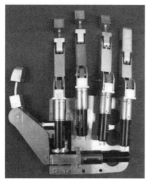

図16 実験用全腕動力義手の5指ハンド

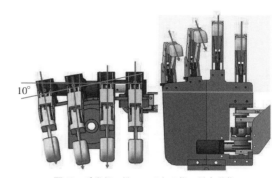

図18 手掌部の横アーチと5指の対向動作

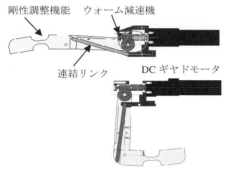

図17 2〜5指の構造

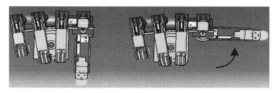

図19 拇指CM関節の内転・外転動作

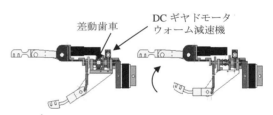

図20 拇指MP関節の屈曲・伸展動作

転・内転，MP・IP関節の屈曲・伸展，さらに2〜5指と対向できる対立動作といった，複雑な動作を必要とする．

ここでは，ひとつのDCギヤドモータを用いて，拇指CM関節の内転・外転とMP関節の屈曲・伸展を差動歯車機構によって切り替えることで実現している．CM関節の内転・外転のためにウォーム減速機構とし，拇指が外転している状態から内転し，拇指球部が把持する物体に接触し停止すると，差動歯車機構とリンク機構によって拇指のMP関節が屈曲する．また，拇指のIP関節も屈曲位20°の固定関節とし受動的剛性調整機能を備えている．図19と図20に拇指の機構と動作を示す．

7．実験用全腕動力義手の操作方法

全腕動力義手の操作は，確実で誤操作・誤動作が極めて生じ難い顎の下に設置したジョイスティックスイッチを用い，以下の3つの方法でおこなう．

マニュアル操作：コントローラを用いたスイッチ操作により制御をおこなう．使用者以外のヒトが操作することも可能とし，非常時にはコントローラを介さないダイレクトな操作も可能とする．

プログラム操作：あらかじめ決められた動作を繰り返しおこなう制御である．これにより，操作の煩わしさを軽減することができる．また，プログラムを蓄え，ジョイスティックスイッチによって選択することで必要とする一連の動作を可能とする．

X-Y-Z座標系操作：各関節を個別に動かして目的の動作をさせることは困難であり，動作によってはプログラム操作ができない場合がある．ジョイス

ティックスイッチによってZ軸方向（上下），Y軸方向（左右），X軸方向（前後）に動かす．

8．おわりに

筆者等が目指す全腕動力義手は，今までの動力義手とは異なるデザインコンセプトのもとで開発が進められている義手である．これまでに実用化が進められつつある多自由度の動力義手は電気モータとコンピュータ制御による電動義手であり，電気モータと歯車減速機構で関節を駆動する．関節は自由度の数だけ直列に連結された古くからみられるロボットアームの代表的な構造である．このような構造では，機構と自由度とその制御の相反する課題を根本的に解決していない．そこで，腕部は体幹の残存機能を生かすことで5自由度とした装着型と，2自由度の外部ターミナルを用いることでデスクトップ非装着型として使用できる油圧-電動ハイブリット型動力義手を提案し，その開発を進めてきた．この動力義手は，電気制御の制御性と油圧の高出力性を両立する油圧バイラテラルサーボアクチュエータを使用し，歯車減速機構を使用しない高剛性な関節機構であること，上腕部は，シリンダ型のアクチュエータによりシリンダが上腕骨の構造体として機能すること，二関節筋型により肩・肘の同時駆動，独立駆動が可能であること，前腕部は，ロータリ型のアクチュエータにより3自由度の高剛性な機構を満たすことにより，これまでのデザインコンセプトを大きく変えるものである．また，ハンドは各指が電動モータで駆動され精密な動きが可能であり，手掌部はアーチ構造で対象物の形状に倣う受動的剛性調整機能を有する5自由度の電動ハンドである．

これまで動力義手をはじめとして義肢の開発は，ヒトの自由度を既存技術で具現化し，ヒトらしい動作を得ることを目標に進められてきた．電気モータが軽量化され，軽量・高強度な部材が採用され，制御システムが高速化されるなど，大きく進歩しているように見えるが，根本的なデザインコンセプトは変わっていない．機構と自由度とその制御を見直すことが必要な時期である．義肢に必要な自由度は，使用者と義肢によって構築される自由度であり，必ずしも義肢にすべての自由度を持たせる必要はない．また，不足する自由度を十分に補う機構を検討することも重要である．

義肢の開発は，個々の使用者の要求に応えるべくオーダーメイドデザインと多くの使用者に共通するユニバーサルデザインの両面を有している．さらに実用化を目指して，使用者の要求と義手の機能のマッチングを重視し，開発を進めていきたい．

参考文献

1) Todd A. Kuiken；Guanglin Li；Blair A. Lock；et al：Targeted Muscle Reinnervation for Real-time Myoelectric Control of Multifunction Artificial Arms, JAMA, 301, 6, 619-628, (2009). DOI：10.1001/jama.2009.2.116
2) 舟久保熈康，山口隆雄，斎藤之男：ヒトの腕の動作解析，バイオメカニズム 3，97-103，(1975)．
3) 加藤一郎，岡田良知，池田 清：油圧肩義手の開発，バイオメカニズム，3，115-121，(1975)．
4) 東原孝典，斎藤之男：全腕式電動義手（TDU ys-86）のメカニズムと工学的評価，バイオメカニズム，10，227-237，(1990)．
5) 東原孝典，義手の制御の現状と展望，日本義肢装具学会誌，14，1，16-25，(1998)．
6) 坂井俊哉，斎藤之男，梅村敦史：腹腔鏡手術トレーニングシステム及び手術支援ロボットへの応用，日本IFToMM会議 第13回シンポジウム前刷集，107-112，(2007)．
7) 中澤俊介，斎藤之男，大西謙吾：高機能ロボットハンドに関する研究，2006年度精密工学会秋季大会学術講演会講演論文集，477-478，(2006)

Mechanism and control of powered artificial arm with bi-articular muscular hydraulic bilateral servo

Takanori HIGASHIHARA[1,2], Toru OSHIMA[2], Kengo OHNISHI[3],
Ken'ichi KOYANAGI[2], Yukio SAITO[4]

[1]Takamatsu Prosthetic & Orthotic MFG, LTD, [2]Toyama Prefectural University,
[3]Tokyo Denki University, [4]Shibaura Institute of Technology

Abstract Powered prosthetic arm is a necessary device for person with bilateral shoulders disarticulation cause by accident or illness. In recent years, persons with bilateral shoulder disarticulation are challenging to operate multiple Degrees-of-Freedom (DOF) electrically powered artificial arm. However, the multiple DOF electrically powered artificial arms which are tested for practical use has unresolved contradicting fundamental problems on mechanism, DOF, and control. In this research, we propose and are developing hydraulic-electric type powered artificial arms. A wearable-type 5-DOF unit taking advantage of the remaining function of the upper extremity motion and a desktop non-wearable unit with 2-DOF external terminal are composed. Hydraulic Bilateral Servo Actuator, which combines the controllability of electric control and the high output of hydraulic system, are implemented in the powered artificial arm. The system significantly changes the previous design concepts of artificial upper limb by features of 1) highly rigid joint mechanism without using a gear reducer mechanism, 2) a bi-articular muscular hydraulic cylinder actuator that functions as upper arm frame structure and simultaneously and independently drives the shoulder and elbow, and 3) a forearm with rotary-type hydraulic actuators consisting a 3-DOF highly rigid joint mechanism. In addition, each digit on the 5-DOF hand is driven by a electric motor for precise positioning and the variable arch structure palm is capable of adjusting to grasping object shapes by its passive rigidness adapting function.

Key words：powered artificial arm, bi-articular muscle, hydraulic actuator, bilateral servo, 5-digit electric hand

義足足部の足関節機能が歩行効率へ与える影響

樋口凱[1], 昆恵介[2], 早川康之[2], 野坂利也[2]

[1]北海道科学大学大学院工学研究科医療工学専攻, [2]北海道科学大学保健医療学部義肢装具学科

要旨 本研究は, 義足足部の足関節底背屈機能が定常歩行に与える影響を, 力学的エネルギー変換率の観点から検証することを目的とした. 健常者に単軸足部を底背屈機能変更可能にした模擬下腿義足を装着させ, 三次元動作解析システムを用いて歩行分析を実施した. 計測によって得られた身体合成重心の三次元座標情報から, 歩行の力学的エネルギー変換率を算出した. 立脚相を前後半にわけて足関節機能の各条件を比較した結果, 立脚相前半は足関節背屈方向可動性の影響が大きく, 背屈制限するほど歩行効率が向上した. 後半では底背屈両方の影響を受けるが, 足関節固定が最も良い結果となった. また, SACH足とエネルギー蓄積型足部を含めて比較すると, SACH足が正常歩行に最も近い結果となった. 義足歩行かつ定常歩行の場合, 足関節背屈機能を廃した方が良いことが示唆された.

キーワード：義足足部, 歩行, 力学的エネルギー変換率

1．はじめに

1.1 研究の背景

疾患や事故で失った下肢を補うために, 下腿義足 (図1) や大腿義足, 股義足が使用される. これら義足は, ソケットと義足足部 (以下, 足部), 加えて各関節の機能を再現する継手などから構成されている. そのなかで足部は技術の進歩に伴い高機能化が進み, 歩行機能の改善を目指して様々なコンセプトで開発されたものが流通している. 既製品である足部に足関節機能を付与させるが, その機能も生体の足部機能の完全な再現は未だ実現できていない. 現在流通しているものには荷重による形状変形で機能代替するものが多く, 踵の柔らかい足部や, カーボン樹脂等を材料とするエネルギー蓄積型足部は明確な足関節軸を持たないが, 結果として底背屈方向の

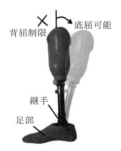

図1 下腿義足

動きをする.

このように, 必ずしも生体の運動機能の再現を目指してはいない足部も流通するなかで, 義肢装具士は対象者の年齢や社会的背景を考慮しながら対象者に適した足部を選択していくこととなる. しかしながら, その選択基準は不明瞭であり, メーカーが独自に行った静的な荷重試験や質量, サイズなどを目安に義肢装具士の経験によって選択されているのが

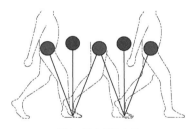

図2 倒立振子歩行

現状である．客観的評価方法が統一されておらず，試行錯誤による適合が繰り返され，結果として新規切断者や高齢切断者には過大な負担を強いることになる．

足部評価において考慮すべき動作のひとつに，定常歩行がある．歩き出すための加速が消失した後，一定のリズムで歩行し続けている状態であり，人の歩行評価に使用される動作である．この定常歩行の評価には，歩行効率を算出する方法がある．歩行効率として扱う指標の一つには心拍数や呼吸代謝，血中酸素濃度といった生体エネルギーを用いたものがあり[1]，歩行動作全体に対する評価に優れるが，時間軸で分けるなどの局所的な評価に不適である．

一方，歩行効率を時間軸で分けて評価することに優れている指標としては，力学的エネルギーがある．これについてCavagnaら[2]は歩行評価の指標として歩行中における身体合成重心（以下，COG：Center of gravity）位置の復元率を力学的エネルギー変換率とした．歩行に使用するエネルギーのうち，筋力を使用せずに力学的エネルギーをどれだけ利用できているかを示す指標であり，健常者歩行では重力を効率よく利用した倒立振子歩行（図2）を行っていることを基にしている．倒立振子には，運動エネルギーを利用して重心を上方に変位させることで位置エネルギーを生み出す相と，重力を効率よく利用することで位置エネルギーを運動エネルギーへと変換する相が連続して存在し，2つの相は同じ秒数である．定常歩行は立脚中期[3]を境にして前半と後半が同じ秒数であり，倒立振子と同じく力学的エネルギー変換が行われていると定義できる．しかしながら，実際の人の歩行では力学的エネルギーを変換する際に損失が生まれる．その損失が小さい歩行を効率の良い歩行として評価する．

1.2 先行研究

著者の過去の研究[4]では，義足足部の底背屈可動域に着目した検証として，裸足歩行をコントロール群とし，対照群として模擬下腿義足による歩行を計測した．この模擬下腿義足は，足関節機能の制御因子として背屈制限4水準（0度，5度，10度，15度）と底屈制御因子2水準（底屈制動，底屈0度制限）を有した条件で比較した．

この検証の結果，1歩行周期における力学的エネルギー変換率は背屈可動域の影響が大きいことが明らかになり，その可動域は小さい方が良いことがわかった．

このことより，義足歩行における足関節背屈制限は，力学的エネルギー変換率を向上させる重要な制御因子であることを示唆した．しかしながらこの研究では，背屈制限は必要であるとしたが，その程度については明確にできず，更に背屈制限までは足関節遊動であったため，背屈制動については検証されていない．

井上ら[5]はエネルギー蓄積型足部のように背屈制動と反発により大きな底屈モーメントを生み出す足部は，模擬義足側と健側の底屈モーメントにあまり差がない傾向があるとしている．また，装具における背屈制動について調べると，Thilmann[6]は，背屈制動が立脚中期の下腿の前方回転を妨げるとして，背屈制動を推奨していない．しかし一方で，Lehmann[7]は，歩行立脚中期から後期の足関節底屈モーメントを増大させ，蹴りだしを増大させるために，装具には背屈制動が必要であると述べている．

1.3 研究目的

そこで本研究では，足関節背屈機能として制動条件を含めた検証，比較を行い，力学的エネルギー変換率に寄与する足関節機能を明確にし，定常歩行において優れた足部機能の条件を明らかにすることを目的とした．

1.4 仮説

一般的な足部には，図1のように底屈方向には動きがあるものの，背屈方向への可動性はないものが多い．それらの足部の背屈制限は立脚中期以降の下腿の前傾を妨げ，立脚相後半のエネルギー変換を阻害していると考えていたが，過去の研究で否定された．しかし，人の足関節が歩行に及ぼす影響として，沖田ら[8]が生体の足関節の可動域制限による推進力の低下を推察しており，運動エネルギーの損失が予想される．装具と義足の足関節機能には差異があるが，背屈制動は力学的エネルギー変換率の向上に有効であると考えた．

2．研究方法

2.1 対象者

対象者の条件は，運動機能に障害のない18～23歳男性で，成人の平均体重[9]を参考に64±2kgの10名とした．身長については条件指定せず，結果170±5.0cmとなった．なお，本研究は，北海道科学大学倫理委員会の承認を得て実施した．

2.2 検証方法

(1) 計測方法

計測にあたっては，対象者の両脚に模擬下腿義足を装着させ，メトロノームを用いて，ケーデンスを100 steps/minに規制した定常歩行とした．10mの定常歩行で，前後に歩き出しと停止のための距離を設けた．計測は各条件を5試行ずつ行った．

計測にあたっては三次元動作解析システムVicon（VICON社製のMXカメラ6台，Tカメラ8台，ボニータカメラ1台，AMTI社製の床反力計10枚）を用いて，VICON社製のNexus2.3を使用し，サンプリング周波数100Hzで計測を実施した．

(2) 計測条件

検証する条件は，裸足歩行をコントロール群とし，対照群として背屈制限（0度，15度．以下，背屈0度制限，背屈15度制限）と，圧縮ばねによる背屈制動後制限（0度から10度，5度から10度．以下，背屈

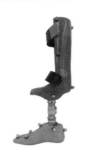

図3　模擬下腿義足

0度制動，背屈5度制動）の背屈制御因子4水準と，底屈制御因子2水準（底屈制動，底屈0度制限．以下，底屈制動，底屈制限）とした．

(3) 検証用模擬義足

検証に使用した模擬下腿義足（図3）は，ソケットにあたる部分に熱硬化性樹脂製のシューホン型短下肢装具を用いて，生体の足関節を固定した．また，MP関節より遠位をトリミングすることで，生体の蹴る力を除いた．この模擬義足を装着することで，COGは200mm高くなった．

足部には，単軸足部（Ottobock社1H38，2R10）を用いた．この単軸足部には金属製の足継手が存在し，継手軸の前後方に金属ストッパが伸びている．後方には底屈可能な角度を持ったスペースと底屈制動のためのゴムバンパがあり，足継手はシーソーのような動きで底屈する．一方，前方にはスペースは無く，ストッパは水平で止まるため背屈不可能である．そのため，足関節の背屈可動域を確保し，段階的に調整可能にする削り加工と長さ30mmのばねを入れるための穴開け加工を足部に施した．

背屈制動に使用する圧縮ばねは2種類である．1つ目は，背屈角度0度から制動して10度で制限される長さ30mmのばね．2つ目は，背屈角度5度から制動して10度で制限される長さ27.4mmのばねである．背屈角度10度での制限は，健常歩行時の足関節の最大背屈角度[10]を理由とする．また，ばねの弾性力については，著者の過去の研究における平均体重の成人男性が歩行した際の最大底屈力を参考に，背屈10度の際に780Nで反発するものを使用した．底屈制動には標準装備の専用のゴムバンパを

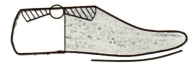

図4 加工した単軸足部
前足部は発泡樹脂での復元部，丸は足関節位置，斜線部は底背屈可動域を示す．

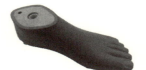

図5 SACH 足

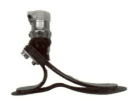

図6 TRIAS（カバー無し）

使用し，底背屈の制限には金属製のストッパを挿入した．

また，足関節の要素に着目するために，単軸足部の前足部の可撓性と反発力を排除する加工を行った．足関節軸より前方を木製のキールを残して取り除き，発泡樹脂で単軸足部の形を復元した（図4）．この加工により，前足部は剛体として扱うことができると考えた．また，発泡樹脂部には薄い滑り止めシートを張り付けた．

(4) 既製品との比較

本研究では，単軸足部を加工することで背屈制限，背屈制動を再現したが，実際に市販され選択できる足部を含め比較することで，後に他の研究を含めた足部性能の比較が可能になるとして既製品2種を検証条件に加えた．

背屈制限機能としてSACH足（Ottobock 社 1S49），背屈制動機能としてTRIAS（Ottobock 社 1C30）を選出した（図5，図6）．

SACH足は，踵の変形での底屈制動と背屈0度制限の足部であり，前足部の可撓性は高い．TRIASはカーボン樹脂等を材料とするエネルギー蓄積型足部で底背屈ともに制動のはたらきをする足部である．

なお，模擬義足のアライメントについて，今回の計測では基準となる足継手の底背屈角度を一定にする必要がある．ベンチアライメントで，体重荷重線が矢状面から見て膝の前後中心を通り，足関節継手の軸を通るように設定した．すべての足部を同様のアライメントにし，ダイナミックアライメントの調整は行わずに歩行した．

2.3 解析方法

計測によって得られた三次元空間座標データから，VICON社製のBodybulider3.6.1を用いて，COGと足関節底背屈モーメントの評価パラメータを算出した．この評価パラメータは右脚を開始とする1歩行周期分のものであり，抽出できる歩行周期の数は，約2周期分である．本研究の対象者10名の歩行データから，条件ごとに約100個の歩行周期データを抽出した．

COGの1歩行周期のデータから，春名ら[11~13]の研究を参考に後述の力学的エネルギー変換率を算出した．

2.4 力学的エネルギー変換率

(1) 概要

本研究の指標とする力学的エネルギー変換率について Cavagna ら[2] の方法を参考に算出した．

矢状面からみた歩行動作におけるCOGは，サインカーブを描いており，立脚中期にCOGが最も高くなり位置エネルギーが最大となる．一方で両脚支持期にCOGが最も低くなり，運動エネルギーが最大となる．

踵接地を解析の開始とすると，図7のように立脚中期を挟んで，倒立振子の昇り相と降り相があり，左右脚で4つの相に分けることができる．本研究では，左右脚の昇り，降りを合わせて昇り相，降り相とした．

歩行中は昇り相で運動エネルギーから位置エネルギーに変換し，降り相で逆の変換が行われる．しか

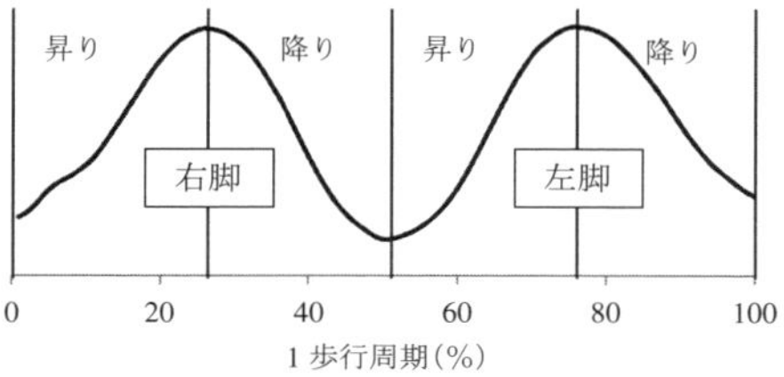

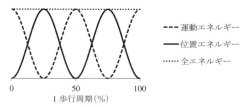

図7 COG座標による相分け

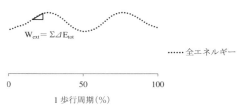

図8 力学的エネルギー変換効率（振り子の場合）

図9 筋による外的仕事（イメージ）

し，変換の際に喪失するエネルギーが存在するため，健常者は筋の仕事によってCOGを動かすことでエネルギーを補いつつ歩行しているとされる[14]．

また，片麻痺患者の歩行ではあるが，井上ら[15]は力学的エネルギー変換効率と生理的エネルギー変換効率に有意な相関があるとしており，歩行効率を示す指標に有用である．

空気抵抗等を考慮しない理想環境での振子運動では，図8のように運動エネルギーと位置エネルギーは逆位相となり，2つを合計した全エネルギーは一定となり，力学的エネルギー変換率100％となる．

（2） 算出方法

COG位置の変位を水平成分と鉛直成分（S_v）に分けて時間で一階微分すると，水平方向速度（V_f）とCOGの鉛直方向速度（V_v）が算出できる．

求めた速度から得たCOG水平方向の運動エネルギー（$E_{k.f}$）を式（1）に，鉛直方向の運動エネルギー（$E_{k.v}$）を式（2）に記す．また，COGの位置エネルギー（E_p）を式（3）に，それらを合計した全エネルギー（E_{tot}）を式（4）に記す．

$$E_{k.f} = 1/2\, m V_f^2 \tag{1}$$
$$E_{k.v} = 1/2\, m V_v^2 \tag{2}$$
$$E_p = mgS_v \tag{3}$$
$$E_{tot} = E_{k.f} + E_{k.v} + E_p \tag{4}$$

但し，mは身体重量と模擬義足の重量を足した質量，gは重力加速度（$9.8\,\mathrm{m/s^2}$）である．V_v最大時に$E_{k.f}$は最小値をとることから，両者の間ではエネルギー変換が成り立つ．

次に，算出したエネルギーから，COGの運動を変化させる仕事を算出する．仕事はそれぞれのグラフの瞬間的な傾きから計算する面積によって計算する．面積は図9の直角三角形部分のようなイメージである．求めた仕事はそれぞれ，進行方向へ加速するための外的仕事（W_f），COGを鉛直方向に持ち上げるための外的仕事（W_v），筋がCOGを動かすために行った内的仕事（W_{ext}）として表し，以下に計算式を記す．

$$W_f = \Sigma \Delta E_{k.f} \tag{5}$$
$$W_v = \Sigma \Delta (E_{k.v} + E_p) \tag{6}$$
$$W_{ext} = \Sigma \Delta E_{tot} \tag{7}$$

力学的エネルギー変換効率100％の場合，全エネルギーのグラフは図8にあるように常に一定であるため，W_{ext}は0となる．

以上から，歩行中の位置エネルギーと運動エネルギーの変換効率をエネルギー変換率（％ recovery）として，パーセンテージで表したものが式（8）である．％ recoveryの数値が高いほど，エネルギー変換率が良い歩行であることを示す．

$$\% recovery = (|W_v| + |W_f| - W_{ext})/(|W_v| + |W_f|) \times 100 \tag{8}$$

2.5 統計解析

統計解析にはFreeJSTATを用いて対応のない二

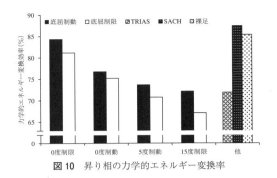

図10 昇り相の力学的エネルギー変換率

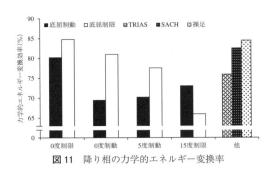

図11 降り相の力学的エネルギー変換率

元配置分散分析を行い，力学的エネルギー変換率に与える影響の大きさを求めた．それぞれの因子の影響は，背屈制御因子（A）と底屈制御因子（B）と交互作用（A×B）である．

3．結果

3.1 相分けによる比較

図10，図11はそれぞれ各条件の昇り相と下り相の力学的エネルギー変換率である．各条件において，被験者データの中央値を採用したもので，縦軸は力学的エネルギー変換率，横軸は背屈制御の条件を示す．「他」条件は，裸足と既製足部であるTRIASとSACH足である．またグラフ内に示すプロットは，丸印はゴムバンパによる底屈制動，バツ印は金属パイプによる底屈制限，三角形はTRIAS，菱形はSACH足，四角は裸足の結果の中央値を示す．

(1) 昇り相の力学的エネルギー変換率

昇り相においては，背屈制御を解除するほど力学的エネルギー変換率は低下している．逆に，底屈制御は0度制限の方が低下している．

二元配置分散分析の結果，交互作用は認められなかった．エネルギー変換率に与える影響の大きさとしては，背屈制御因子が96.3%，底屈制御因子が1.8%，交互作用が1.9%であった．

既製の足部を含め，裸足とFriedman検定で比較した．Tukeyの方法を用いた結果，危険率5%で裸足と有意差がなかったのは，両底屈制御方法の背屈制限0度とSACH足であった．

(2) 降り相の力学的エネルギー変換率

降り相では，底屈制限の条件下では昇り相と同様に，背屈制御を解除するほど力学的エネルギー変換率は低下している．一方，底屈制動に注目すると最も効率が良い条件は足関節固定である．背屈15度時以外では，底屈制限の方が効率の良い歩行となった．

二元配置分散分析の結果，交互作用が認められ，力学的エネルギー変換率に与える影響は，背屈制御因子が44.2%，底屈制御因子が43.2%，交互作用が12.6%であった．

既製の足部を含め，裸足とFriedman検定で比較した．Tukeyの方法を用いた結果，危険率5%で裸足と有意差がなかったのは，背屈15度制限以外の底屈制限条件と，SACH足であった．

(3) 相分けによる比較のまとめ

加工した単軸足部の条件の中では，足関節固定である背屈0度制限かつ底屈0度制限がどちらの相でも力学的エネルギー変換率が高かった．また，既製の足部では，SACH足の数値が高かった．

3.2 力学的エネルギーの推移

背屈可動域による力学的エネルギー変換率の差異の原因を調べるため，背屈0度制限と背屈15度制限の力学的エネルギーの推移を比較した．

図12，図13は，被験者一名の1歩行周期における力学的エネルギーの変化を平均したものであり，縦軸は力学的エネルギー量，横軸は1歩行周期を示す．また，縦棒線は1歩行周期の約50%時点を示し，歩行の相分けの方法の1つであるランチョ・ロス・

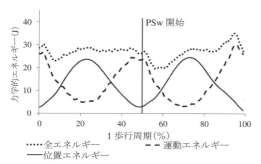

図12 力学的エネルギーの推移（背屈0度制限・底屈制動）

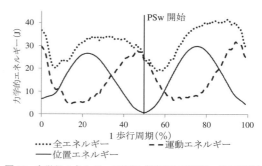

図13 力学的エネルギーの推移（背屈15度制限・底屈制動）

アミーゴ方式[3]に従うと，非観測肢の初期接地を開始とする前遊脚期（以下，PSw：Pre-swing）の発生時期である．

力学的エネルギー変換率の高い背屈0度制限条件では全エネルギーの増減は少ない．一方，最も力学的エネルギー変換率が悪い歩行となった背屈15度制限条件（図13）の場合，PSwの前である立脚終期（以下，TSt：Terminal Stance）の時期に運動エネルギーが急激に低下しており，力学的エネルギーの合計が著しく減少する結果となった．

なお，この傾向は他の被験者のどの試行にも認められたため，背屈15度制限の特徴として捉えられると考えた．

3.3 TStの出現の有無と足関節底背屈モーメントの関係

各条件とTSt時期について考察を行うため，TStの有無と足関節底背屈モーメントの推移を調査した．

図14～図19はそれぞれ各条件の立脚相の足関節底背屈モーメントである．縦軸は足関節底背屈モーメントを体重で除した値，横軸は1歩行周期を示す．また，各条件の歩行におけるTSt出現の有無を凡例の後に記載した．ランチョ・ロス・アミーゴ方式に従って，観測肢の踵離地後から反対足の踵接地をTStとし，床反力のデータと踵につけたマーカ情報からその期間の有無を判定し，期間がある条件をTSt有り群（以下，TSt有），踵離地前に反対足の接地が行われた条件をTSt無し群（以下，TSt無）と

した．なお，TSt出現は，基本的にどの試行も同一の判定がなされた．TRIASでの歩行はTSt有の試行とTSt無の試行があったが，出現してもごく僅かな期間であったため，本研究ではTSt無に分類した．

単軸足部を用いた条件では，背屈15度制限のような背屈を制限しない歩行にはTStの出現が認められなかった．背屈制御の解除に従って底屈モーメントの増加が遅れ，TStも発生しなくなることがわかった．健常歩行では歩行周期の31～50%であるTStの時期の足関節モーメントが小さいと踵離地が発生しないことがわかった．また，図10，図11の結果も鑑みると，力学的エネルギー変換率が低い条件は背屈可動域が大きくTStの無いことが読み取れる．

4．考察

4.1 義足足部の背屈機能について

本研究では，定常歩行における力学的エネルギー変換率を立脚期に着目し，前後半に分けて考察した．

立脚期前半の昇り相では，運動エネルギーから位置エネルギーへの変換が行われている．観測肢は踵接地から底背屈0度となる立脚中期までの期間であるが，力学的エネルギー変換率は観測肢の因子である底屈制御の影響は小さく，背屈制御の影響が96.3%ある．検証によって，足関節背屈可動性を低下させるほど歩行効率の向上が認められる結果となった．背屈0度制限が最も効率が良く，昇り相に

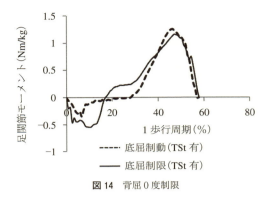

図14 背屈0度制限

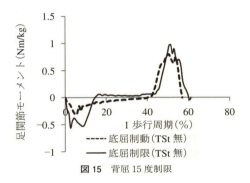

図15 背屈15度制限

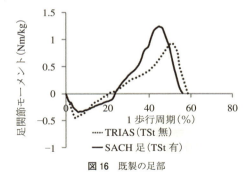

図16 既製の足部

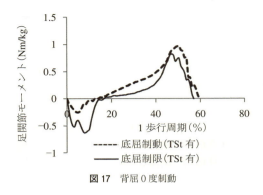

図17 背屈0度制動

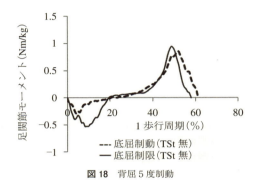

図18 背屈5度制動

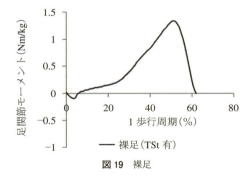

図19 裸足

おいては，足関節背屈機能は必要ないと考えられる．

立脚期後半の降り相でも，各条件の単軸足部の力学的エネルギー変換率は，背屈0制限が最も高かった．この相は位置エネルギーから運動エネルギーへの変換が行われる相であり，直接的な因子は背屈制御であるが，底屈制御因子と同程度の影響に留まり，交互作用も認められた．底屈制限条件下では，背屈制限を解除するほど効率は良くなり，背屈15度制限も高い値だが，背屈0度制限条件の効率を超えることはなかった．

健常者の歩行における最大背屈角度は10度であり[10]，股関節と足関節を結んだ線であるTKAライン（TKA：Trochanter-Knee-Ankle line）も歩行中の最大伸展角度は15度である[16]ことから，背屈の

15度以上の可動性は不要であると考えられる．背屈15度制限よりも背屈0度制限の方が効率が良いため，背屈可動域の拡大よりも，背屈0度制限が優先されることが考察できる．

両相において足関節背屈0度制限の力学的エネルギー変換率が最も高いことから，背屈制動による歩行効率の向上は否定された結果となった．

4.2 背屈制御と力学的エネルギー変換率の関係

背屈制御が昇り相に影響を与える時期は非観測肢のPSwであるが，背屈制御が歩行に影響を与える時期は直前のTStである．健常歩行のTStは足関節底屈モーメント発生による踵離地により出現し，推進力を生み出すとされている[17]．そこで，義足でもTStで変換された運動エネルギーがPSwで反対足へと受け継がれることで，力学的エネルギーの損失を防いでいると予想し，各条件のTSt出現の有無を調査した行った．その結果，背屈可動性の大きい条件は，足関節底屈モーメントの発生が遅れ，TStは発生していなかった．

立脚中期以降において，足関節モーメントが充足していると床反力作用点（以下，COP：Center of pressure）が前方移動し（図20），踵離地が可能となり，TStが発生する．このときのCOPの移動は倒立振子の支点の移動であり，下肢の実効長が延長される[18]ことでCOGはTStからCOG最低値までの期間で，より前方へ変位することが可能となる．結果として，PSw後にも運動エネルギーの保持が可能になったと考える．

また，底屈モーメントが増大せずTStが出現しない条件（図15，図18）の場合，図21のようにPSw

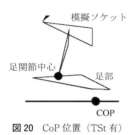

図 20 CoP位置（TSt 有）

開始までCOPが前方移動しない．したがって，非観察肢に受け継がれてCOGの上方移動に使用されるはずの運動エネルギーが図13のように損失し，損失した分の力学的エネルギーは筋力によって補われたと推察できる．

背屈可動性の拡大に伴って，足関節底屈モーメントの発生が遅れることで，TStは発生せず，本来のTSt時期ではエネルギー損失が大きくなり，力学的エネルギー変換率は低くなった．以上より，義足において足関節の背屈機能は不要であることが示唆された．

4.3 既製足部との比較

既製の足部と裸足を交えて比較したところ，図10，図11に示すように，TRIASの効率が低いことがわかった．底背屈制動のはたらきをするTRIASはTStが無い，もしくは僅かな期間であり，TRIASの板バネの制動と反発では底屈モーメントは不足することが示唆された．

一方，背屈を0度で制限するSACH足は，裸足や単軸足部の背屈0度制限条件と同程度の効率である．これらの足関節モーメントはTStの出現が認められ，非観測肢への運動エネルギーの受け継ぎが良好であり，結果として，力学的エネルギー変換効率が良くなったと考える．

5．まとめ

本研究では，義足の定常歩行における力学的エネルギー変換率を分析した．その結果，基本的に自発的な底屈が不可能である義足での定常歩行においては，足関節背屈を制限することで受動的な踵離地を

促し，TSt 期間を設けた方が，力学的エネルギーを利用した効率のよい歩行となることが示唆された．

6．課題と限界

定常歩行における足関節背屈機能については，不要であるとされた．

背屈しないことによって出現する TSt 時期に COG をコントロールしているのはフォアフットロッカー部分である前足部の形状であると予想した．今後は前足部の足部形状について，比較を行う予定である．

Tst の時期はフォアフットロッカーの相と一致するが，この時期は，図22の黒丸で示す部分を観点軸としたフォアフットロッカーを構築していく．義足足部の前足部形状が図4のようにロッカー形状をしていたことから，背屈を制限すると，図20の灰色部分の足継手中心を軸とした回転は制限され，義足足部の前足部のロッカー形状にしたがって回転し，踵離床を促したと考える．

なお，本研究は模擬下腿義足での検証であり，実際の義足使用者の歩行とは必ずしも一致しない可能性がある．

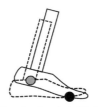

図22　ロッカー中心点の比較
背屈0度制限の足部とパイプを実線，支点を黒丸で示す．背屈15度制限の足部とパイプを破線，支点を灰色丸で示す．

参考文献

1) David H. Nielsen, Donald G. Shurr, Jane C. Golden, Kenneth Meier：Comparison of Energy Cost and Gait Efficiency During Ambulation in Below-Knee Amputees Using Different Prosthetic Feet, *Iowa Orthop J*, 8, 95-100, (1988).
2) Cavagna GA, M Kaneko：Mechanical work and efficiency in level walking and running, *J. Physiol*, 268 (2), 467, (1977).
3) Kirsten Gotz-Neumann：観察による歩行分析, 医学書院, (2005).
4) 樋口凱, 昆恵介, 泉谷諭司, 早川康之, 野坂利也：義足足部の背屈可動域が歩行効率へ与える影響, 第38回臨床歩行分析研究会, 38-39, (2016).
5) 井上和久, 原和彦, 細田多穂, 丸岡弘, 亀田貞男, 細田昌孝, 久保田章仁, 田口孝行, 西原賢, 磯崎弘司, 藤縄理, 高柳清美, 溝呂木忠, 江原晧吉, 森田定雄：義足部特性が歩行時健側足関節底屈モーメントに及ぼす影響について, 日本理学療法学術大会, (2006).
6) Thilmann AF, Fellows SJ, Ross HF：Biomechanical changes at the ankle joint after stroke, *J Neurol Neurosurg Psychiatry*, 54 (2), 134-139, (1991).
7) LehmannJF：Biomechanics of Ankle-Foot Orthoses：Prescription and design, *Archives of Physical Medicine and Rehabilitation*, 60 (5), 200-207, (1979).
8) 沖田実, 中野裕之, 田原弘幸, 井口茂, 宮原勝彦, 吉田佳弘, 片岡拓巳, 田口厚：歩行における足部の可動域制限の影響, 長崎大学医療技術短期大学部紀要, 6, 9-15, (1993).
9) 厚生労働省：平成27年国民健康・栄養調査報告, (2015).
10) Jacquelin Perry, Judith M. Burnfield：歩行分析 正常歩行と異常歩行, 医歯薬出版, (2012).
11) Hirokazu Haruna, Shunichi Sugihara, Keisuke Kon, Tomoya Miyasaka, Yasuyuki Hayakawa, Toshiya Nosaka, Kazuyuki Kimura：Change in the Mechanical Energy of the Body Center of Mass in Hemiplegic Gait after Continuous Use of a Plantar Flexion Resistive Ankle-foot Orthosis, *JPTS*, 25 (11), 1437-1443, (2013).
12) 春名弘一, 杉原俊一, 昆恵介, 早川康之, 野坂利也：脳卒中片麻痺者における Gait Solution 使用時の非麻痺側運動制御変化, 日本義肢装具学会誌, 24 (4), 232-239, (2011).
13) 春名弘一, 杉原俊一, 昆恵介, 早川康之, 野坂利也：油圧制動短下肢装具 Gait Solution の継続使用による脳血管障害片麻痺者の歩行変化, 理学療法科学, 26 (5), 673-677, (2011).
14) Cavagna GA, Thys H, Zamboni A：The sources of external work in level walking and running, *J. Physiol*, 262 (3), 639-657, (1976).
15) 井上靖悟, 山口智史, 小宅一彰, 田辺茂雄, 近藤国嗣, 大高洋平：力学的エネルギー交換率は回復期脳卒中患者の生理的な歩行効率と関係する, 総合リハビリテーション, 43 (11), 1049-1054, (2015).
16) 澤村誠志 編：義肢学 第2版, 医歯薬出版, 168-169, (2010).
17) 高嶋孝倫：歩行中のヒト足部に着目した力学モデル解析とその応用に関する研究, 早稲田大学博士論文, (2003).
18) 梅田匡純：長下肢装具の足関節背屈制動が歩行立脚相の筋活動に及ぼす影響〜両下肢痙性麻痺患者の筋電図学的検討〜, 第53回近畿理学療法学術大会, (2013).

Effects of the Ankle Function of the Prosthetic Foot on Walking Efficiency

Gai HIGUCHI[1], Keisuke KON[2], Yasuyuki HAYAKAWA[2], Toshiya NOSAKA[2]

[1]Graduate School of Engineering, Hokkaido University of Science, [2]Hokkaido University of Science

Abstract This research aimed to verify the influence of the function of the ankle joint of prosthetic foot on steady state gait. The index used was the mechanical energy conversion efficiency value. Gait analysis of normal subjects with simulated trans-tibial prosthesis was performed using a three-dimensional motion analysis system. A single-axis prosthetic foot was used, as it allowed for plantar flexion and dorsiflexion of the joint. The mechanical energy conversion efficiency value was calculated using COG data obtained by the system. The conditions of ankle function were compared between the first and the second phase of the stance. As a result, the rising phase, which is the first half of the stance, was greatly affected by dorsiflexion. Walking efficiency improved with increased restriction of dorsiflexion. The second phase, the descent phase, was affected by dorsiflexion and plantar flexion. However, ankle joint fixation produced the best result. In addition, a comparison of Solid Ankle Cushioned Heel (SACH) foot and energy storage and return prosthetic foot resulted in the SACH foot showing closer to normal gait. In conclusion, in the case of prosthetic walking and steady-state gait, abolishing the ankle dorsiflexion function has been suggested.
Key Words：Prosthetic Foot, Gait, Mechanical energy conversion efficiency

膝関節と足関節の連動による階段昇降可能な無動力大腿義足の提案

藤野良太[1], 菊地喬之[1], 小金澤鋼一[2]

[1]東海大学大学院工学研究科, [2]東海大学工学部

要旨 近年，国内や欧米では下肢切断者が年々増加しており，それに伴い義足の需要が増加している．著者らがこれまでに開発した大腿義足実験機は広い足関節可動域を有しており，加えて足関節の背屈と膝関節の伸展を連動させることで，機械要素のみで交互歩行での階段昇段を可能としている．しかし課題として，階段昇段開始時に手動での絞り弁操作が必要であり，さらに健常者の歩行にみられるダブルニーアクションなどの歩容の再現が不充分であることが挙げられた．そこで，機構各部の改良に加え，自動絞り弁機構を新たに開発し，検証実験として平地・階段昇段・階段降段での足・膝関節角度測定をおこなった．その結果，平地歩行では健常者と同等のダブルニーアクションが確認され，階段昇段では安定した歩行が確認された．しかし，階段降段では膝関節屈曲が不充分で不安定な歩行になることが確認された．

キーワード：大腿義足，階段昇降，油圧システム，無動力，モーションキャプチャ

1. はじめに

近年，国内や欧米では糖尿病などを原因とする下肢切断者が年々増加しており[1,2]，それに伴い義足の需要も増加している．下肢切断者は義足を使用することで歩行能力を再獲得することが可能であり，QOLの向上のため，義足の性能向上が求められている．近位での切断であるほど歩行能力の再獲得が困難となり，特に膝関節の残存の有無が義足歩行能力に大きく影響する[3]．大腿切断者の場合，膝関節と足関節の機能を損失しているため，それらの機能を代替する大腿義足を使用する．

大腿義足は切断端との接続を行うソケット，膝関節の機能を代替する膝継手，足関節および足の機能を代替する足部で構成されている．これらの義足の構成部品は，一般にそれぞれ単体で機能しており，機能的なつながりはない．従来，交互歩行（一足一段）での階段昇段は日常動作として不可欠であるのに関わらず，それを達成する大腿義足の実用化はされていなかった．しかし，近年 Genium (Ottobock)[4] や POWER KNEE (Ossur)[5] など階段昇降を達成する高性能な膝継手が開発された．更に Genium に関しては遊脚期の膝関節屈曲だけでなく，荷重応答期の膝関節軽度屈曲（ダブルニーアクション）を再現し，健常者に近い効率的な歩行が可能である．だが，電子制御を用いるため，バッテリーの交換や充電の必要性があるという欠点がある[6]．これらに対して，NAL-KNEE（長崎かなえ）[7]は，バッテリーを用いずに交互歩行での階段昇降が可能であるが，ダブル

ニーアクションなどの健常者にみられる歩行動作の再現は行えていない．

また，現在使用に供されている足部の一般的な課題として，歩行時の可動域が狭い点が挙げられ，歩行時の健常者の足関節角度を再現することは困難であると考えられる．

以上より，現在使用されている大腿義足が有する課題として以下のいずれかが該当すると考えられる．

①1足1段での交互歩行による階段昇降が不可能
②バッテリーの交換または充電が必要
③ダブルニーアクションなどの健常者の歩行動作を再現していない
④足関節可動域が狭い

Srey らが開発した大腿義足実験機[8,9]は広い足関節可動域を有しており，加えて足関節の背屈と膝関節の伸展を連動させることで，機械要素のみで交互歩行での階段昇段を可能とし，課題①②④を克服している．また，膝関節と足関節の連動は無動力油圧システムの絞り弁を操作し切り替えることで，平地歩行と階段降段も可能である．しかし，階段昇段時に手動で絞り弁を操作する必要があるため，スムーズな歩行の妨げとなっていることや，ダブルニーアクションの再現が不可能（課題③）であるなどの課題を有している．

本研究では Srey らが開発した実験機に改良を加え，これらの課題を解決した実験機の開発を目的としている．課題に対し，絞り弁操作の自動化機構を開発し検証を行った．本報告では新機構による平地歩行・階段昇段・階段降段での関節角度測定実験の結果を報告する．

2．実験機の開発

2.1 機構概要

実験機の概観を図1に示す．実験機は足部と下腿部からなり，下腿部に無動力油圧システムを有する．無動力油圧システムは膝・足関節に接続され，各関節を制御している．絞り弁を操作することによって，回路を遮断もしくは開放させ，各関節の連動性を制

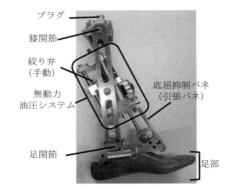

図1　実験機の概観

表1　設計値

全高	375 mm
重量	2.3 kg
膝関節可動角度	60 deg
足関節可動角度	背屈：15 deg 底屈：20 deg

御する．この絞り弁は手動により操作されるが，この絞り弁を自動化することにより，スムーズな階段昇段と自然な歩行が期待される．切断端を装着するソケットは，膝関節上部のプラグに取付ける．足部は市販足部（Otto Bock 1H38＝R24）を一部加工し装着している．設計値を表1に示す．底屈抑制バネは立脚期にヒールロッカーを発生させ，また遊脚期には爪先と地面との距離（トークリアランス）を確保し，接触の防止を行う．

2.2 無動力油圧システム

無動力油圧システムの油圧回路図を図2に示す．膝関節ピストンおよび足関節ピストンは，それぞれ膝関節および足関節に接続されている．各関節ピストンが押出・引込方向に移動すると，膝関節は伸展・屈曲し，足関節は底屈・背屈する．シリンダ内の圧縮バネは，遊脚時の膝関節の伸展補助と，立脚時の屈曲抵抗を生んでいる．また，逆止弁（図3）は動作油の流動方向を一方向に制限し，絞り弁（図4）は最大90 deg 回転方向に操作することによって動作油の流量を制限する．絞り弁により回路が遮断される

(11) 膝関節と足関節の連動による階段昇降可能な無動力大腿義足の提案 117

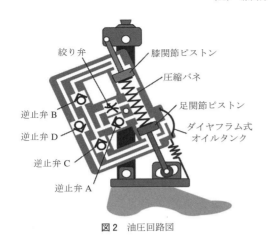

図2 油圧回路図

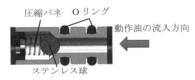

図3 逆止弁（断面図）

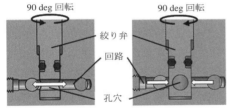

図4 絞り弁（断面図，左：開放状態，右：遮断状態）

と，逆止弁Aによって，ピストン間からの動作油の排出が不可能となる．そのため，どちらか一方のピストンが引込方向に移動すると，他方のピストンは押出方向へ移動する．結果，膝関節の屈曲および足関節の底屈，もしくは膝関節の伸展および足関節の背屈が連動して動作する．また，動作油流量の調整によって，膝関節の屈曲抵抗および足関節の背屈抵抗の調整が可能である．更に絞り弁が開放されていれば，膝・足関節の連動性が低い状態となる．ダイヤフラム式オイルタンクは，シリンダ内へのピストンシャフトの侵入による容積変化に対して，ゴム膜の伸縮により動作油の供給と吸収を行う（図5）．

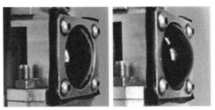

図5 ダイヤフラム式オイルタンク（左：供給時，右：吸収時）

2.3 自動絞り弁機構

絞り弁の操作を自動的に行い，スムーズな階段昇段と自然な歩行を実現するため，新たに自動絞り弁機構を開発した．機構の構成を図6に示す．膝関節上部は回転軸を中心に最大5 deg回転する機構であり，この回転角をθとする．この膝関節上部と絞り弁回転軸はプーリーを介してケーブルで接続されており，膝関節上部の回転によって発生するケーブルの直動運動を回転運動に変換し，絞り弁の操作を行う．回転角θが0 degのとき絞り弁は閉じ，回路は遮断される．一方，回転角θが最大角である5 degに達すると絞り弁は90 deg開く方向に回転し，回路は開放される．絞り弁の最大回転角（絞り弁開放率）は任意に設定が可能であり，これにより遊脚期の膝関節の伸展速度の調整が可能となる．

2.4 各動作シーケンス

健常者の歩行は初期接地から荷重応答期にかけて

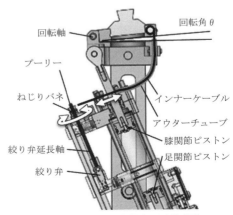

図6 自動絞り弁機構構成図（断面図）

床反力作用線が膝関節の後方に位置することで膝関節の軽度屈曲（図7）が発生し，また遊脚期に膝関節屈曲を行うことで，ダブルニーアクションとよばれる1周期中に2度の膝関節屈曲を行っている．健常者の場合，荷重応答期に膝関節が約20 deg 屈曲することで，接地時の衝撃吸収と身体重心の上下動を約30 mm 以内に抑え，効率的な歩行動作に貢献している[10]．本研究ではこのダブルニーアクションを機構的に実現することが目標の一つである．

(1) 平地歩行・階段降段

平地歩行時の動作を図8に示す．実線で指示した側が義足である．

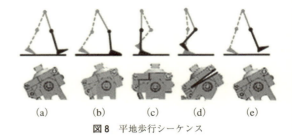

図8 平地歩行シーケンス

(a)初期接地は膝関節が伸展，足関節が背屈している状態で踵から接地する．床反力により回転角 θ は 0 deg となるため，絞り弁は閉じた状態である．

(b)荷重応答期には，床反力作用線が足関節後方を通過し，足関節が底屈する．絞り弁は閉じている為，連動して立脚期の膝関節屈曲を開始する．なお，足関節の底屈動作中のみ膝関節が軽度屈曲動作を行うため，過度な屈曲による膝折れは防止される．

(c)立脚中期から立脚終期に体幹が前方へ移動し，床反力作用線が足関節の前方へ移動することで足関節が背屈する．絞り弁は閉じている為，連動して膝関節が伸展して膝折れを防止する．

(d)前遊脚期から遊脚初期に，股関節の屈曲と義足の慣性モーメントにより，膝関節が屈曲する．床反力作用線が膝関節上部回転軸の後方を通った際に，回転角 θ は 5 deg となり，絞り弁が開く．この時，シリンダ内の圧縮バネが圧縮され，このバネの弾性力と足部の自重により発生する足関節底屈モーメントによる底屈を底屈抑制バネが防止し，トークリアランスを確保する．

(e)遊脚中期から遊脚終期に，股関節の屈曲角速度の減少に伴って，シリンダ内の圧縮バネの弾性力と義足の膝関節軸回りの慣性モーメントにより膝関節が伸展する．膝関節が完全伸展した後，回転軸回りの慣性モーメントによって膝上部機構が閉じ，絞り弁も閉じる．

(a)〜(d)での膝・足関節の連動と，遊脚期の膝関節の屈曲によって，ダブルニーアクションの再現を行う．階段降段の歩行シーケンスは基本的に平地歩行のものと同じである．しかし，(c)の立脚期に絞り弁が閉じていることにより，足関節の背屈と膝関節の屈曲を同時に行えず，歩行動作が困難となっている．

(2) 階段昇段

階段昇り時の動作を図9に示す．実線で指示した側が義足である．

(a)膝関節が屈曲，足関節が背屈している状態で1段目に接地する．床反力により回転角 θ は 0 deg，絞り弁も閉じる．

(b)体幹の前方への移動に伴い足関節が背屈し，絞り弁が閉じている為，連動して膝関節が伸展する．これにより体幹の上方への移動を行う．

(c)反対側の健常脚の上段への接地後，健常脚側の

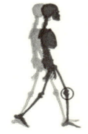

図7 立脚期における膝関節の軽度屈曲

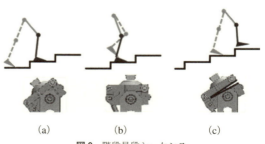

図9 階段昇段シーケンス

表2 実験詳細

被験者	性別：男性，年齢：24歳，体重：63 kg，身長：1.68 m
比較膝継手	Nabtesco 社製 NI-C411
単軸足部	Otto Bock 社製 1H38＝R24/2R51＝22-25
測定器	Motion Analysis 社製 Mac3D System 高速度赤外線カメラ 11 台，ロータリーエンコーダ（COPAL 社製 RE12D300-200-1）
測定周波数	Mac3D System：100 Hz，ロータリーエンコーダ：100 Hz
測定点	SIMM モデル（39 点）
階段	段数：2 段，蹴上：180 mm，踏面：280 mm
歩行路（平地歩行）	8 m
測定期間	平地歩行：右脚接地を開始点とした 3 周期目，階段昇段・降段：直立状態での右脚，離地から 2 段目での右脚離地まで

股関節の伸展，義足側の股関節の屈曲により遊脚し，義足を上段へ移動する．足部離地後，自重により膝上部機構が開き，絞り弁が開く

3．関節角度測定実験

自動絞り弁機構の検証として，実験機での平地歩行，階段昇段，階段降段での膝・足関節角度測定および自動絞り弁回転角測定を行った．実験詳細を表2に示す．自動絞り弁機構を搭載した実験機を"新機構"，改良前の自動絞り弁機構を搭載していない実験機を"旧機構"，義足を装着していない通常歩行を"健常脚"としている．比較として同様の実験を，市販の膝継手（Nabtesco 社製 NI-C411）に単軸足部（Otto Bock 社製 1H38＝24/2R51＝22-25）を装着し行った．しかし，NI-C411 では交互歩行での階段昇降は不可能であったため，平地歩行のみ実験を行った．

被験者は健常男性1名（図10）であり，模擬大腿義足用ソケットを右脚に装着した．また，歩行は右脚から開始するように指示をした．被験者には測定の内容や危険性について事前に説明し，同意を得た上で測定を行った．また，階段降段に限って安全のため手すりを補助的に使用した．

測定には3次元モーションキャプチャ（Motion Analysis 社製 Mac3D System）を使用し，健常脚で

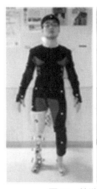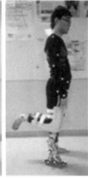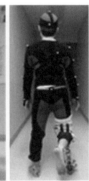

図10 被験者へのマーカー取り付け位置

は測定点を SIMM モデルとした．被験者に大腿義足を装着した状態での測定では，大腿義足に各測定点に対応する測定点を設置した．

絞り弁延長軸にロータリーエンコーダを取り付け，新機構による絞り弁回転角度測定を3次元モーションキャプチャによる各関節角度測定と同時に測定した．事前の予備実験により新機構では遊脚期に足部爪先が地面と接触することが判明したため，底屈抑制バネのバネ定数を 0.314 N/mm から 1.344 N/mm へと変更し，遊脚期に足関節背屈角を大きくすることで，これを防止した．また，予備実験での歩行による被験者の主観評価により絞り弁の最大回転角は目測にて約 45 deg に設定した．

同様に旧機構での平地歩行時の絞り弁の回転角は

約 45 deg（固定）に設定し，階段降段では約 80 deg（固定）に設定した．旧機構の場合，平地歩行・階段降段では絞り弁は歩行開始前に設定し，階段昇段では実験機を一段目に接地させた状態で，手動にて絞り弁を操作し約 90 deg に操作する．

4．実験結果

それぞれの各関節角度測定結果，新機構での絞り弁回転角度測定結果およびその考察を以下で報告する．各測定結果は 1 回の代表データである．

4.1 平地歩行

平地歩行時のスティック図・絞り弁回転角度・各関節角度を図 11 に示す．図 11 により，立脚期と遊脚終期の膝関節の伸展によって絞り弁が閉じていることが確認された．また，荷重応答期に足関節の底屈と連動して約 16 deg の膝関節の屈曲をしており，ダブルニーアクションが確認された．旧機構や市販義足ではダブルニーアクションは発生していないが，新機構では健常者の歩行に近似した歩行であるといえる．新機構の足関節においては，底屈抑制バネの変更により，旧機構と比べ背屈しているにも関わらず，地面と足部との僅かな接触が確認された．

4.2 階段昇段

階段昇段時のスティック図・絞り弁回転角度・各関節角度を図 12 に示す．また，各動作の所要時間を表 3 に示す．図 12 により，新機構では立脚期に絞り弁が閉じていることで，膝・足関節の連動により動作が可能なことが確認された．旧機構では被験者が実験機を一段目に接地させた状態で手動にて絞り弁を操作する必要があるため，一時的に歩行が妨げられ時間を要している．しかし，新機構では絞り弁操作に要していた時間が無くなり，所要時間が短縮され，健常脚に近い値であることが表 3 よりわかる．

健常脚は右脚側片脚支持期おいて膝関節の伸展と足関節の底屈により昇段動作を行う．これに対し実験機では床反力により足関節が背屈し，それと連動して膝関節が伸展する．そのため，立脚期では常に

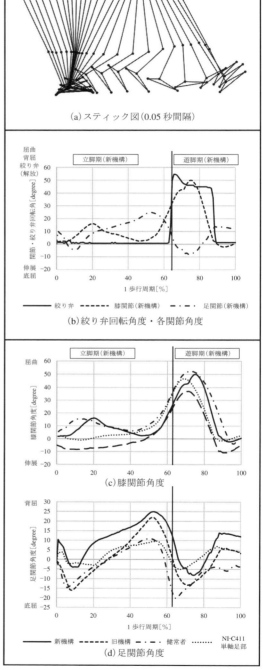

図 11 平地歩行測定結果

表3 動作の所要時間

	所要時間 sec
新機構	2.45
旧機構	5.85
健常脚	1.51

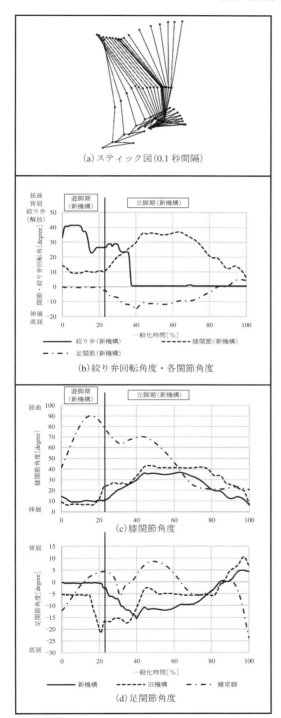

図12 階段昇段測定結果

足底で接地しており，広い基底面を確保しながら安定した階段昇段が可能である．

膝関節においては，遊脚期の膝関節の屈曲が殆ど見られないという課題が得られた．これは平地歩行と比べ股関節の屈曲方向への角加速度が低く，慣性による膝関節屈曲モーメントが弱いためであると考えられる．しかし，シリンダ内の圧縮バネを現状のバネ定数よりも低いバネに置換することで屈曲が可能と考えられる．

また，新機構の底屈抑制バネは旧機構のものより強力なものであるため，遊脚期に僅かに背屈し，階段と足部爪先とのクリアランスを広げ，接触を防止している．

4.3 階段降段

階段降段時のスティック図・絞り弁回転角度・各関節角度を図13に示す．図13により，平地歩行，階段昇段と同様に新機構では立脚期に絞り弁が閉じることにより，膝・足関節の連動状態となることが確認された．階段降段動作では膝関節屈曲と足関節背屈を同時に行う必要がある．しかし，床反力による足関節への背屈トルクによって，膝関節の伸展トルクが発生し屈曲が不充分であることが確認された．そのため，義足側での単脚支持期が長くなり，不安定な動作であった．

旧機構では絞り弁の回転角は任意の角度で固定されているため，絞り弁の開放率を調整することで，適度な膝関節な膝関節屈曲抵抗と足関節背屈抵抗を発生させ，安定した降段が可能であった．足関節においては，健常脚では爪先接地時に底屈しているが，大腿義足では遊脚期に底屈抑制バネにより底屈を防いでいるため，僅かに背屈している．これは階段昇段動作時と同様に足底で接地することで安定性を確

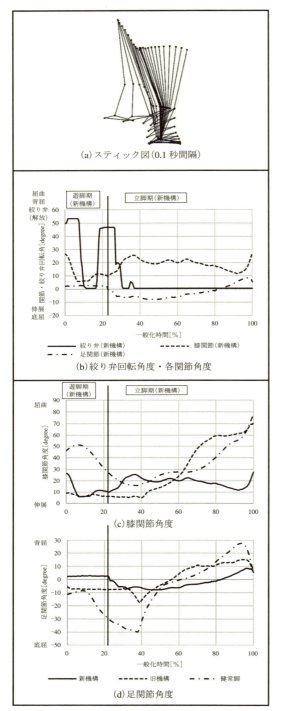

図13　階段降段測定結果

保している．立脚期の背屈角度が健常脚の場合，約29degなのに対して，新機構では最大角である約23degであり，僅かに背屈可動域が不足している結果が得られた．

5．まとめ

これまでに筆者らが製作した大腿義足実験機は電力を一切用いずに交互歩行での平地歩行と階段昇降が可能であった．しかし，以下の2つの課題を有していた．

①階段昇段開始時に手動での絞り弁操作を行う
②ダブルニーアクションの再現が不可能

これらの課題に対して自動絞り弁機構を提案し製作した．これは立脚期および遊脚後期に絞り弁を自動的に閉じる機構であり，階段昇段時の手動での絞り弁操作は一切不要となるだけでなく，平地歩行時ではダブルニーアクションが可能である．

3次元モーションキャプチャでの関節角度測定実験により，平地歩行・階段昇段・階段降段の3動作が可能であることが示された．得られた結果は以下である．

①平地歩行では健常者と同様に約16degの荷重応答期の膝関節屈曲の再現が可能
②階段昇段時の絞り弁操作が不要となり，動作の所要時間が短縮された

一方，課題として階段降段動作において膝関節屈曲と足関節背屈を同時に行うことが困難となり，不安定な動作になることが確認された．階段降段時の立脚期に膝関節屈曲と足関節背屈を同時に実現するためには，絞り弁を開く必要がある．そこで，自動絞り弁機構の回転軸の位置を前方に変更することで，回転軸の後方に床反力作用線が通過し，絞り弁を開くことが可能であると考えられる．今後，自動絞り弁機構の改良を行い，検証実験を行う予定である．

謝辞

本研究における，関節角度測定実験は東海大学体育学部の御協力のもと行われました．東海大学スポーツ医科学研究所所長宮崎誠司先生，東海大学体

育学部体育学科山田洋先生，小河原慶太先生には貴重な御助言と御協力していただき深く感謝いたします．加えて，スポーツバイオメカニクス研究室の皆様にはモーションキャプチャ設備の使用に際して，御指導と御協力をいただき感謝いたします．

参考文献

1) 厚生労働省：平成18年身体障害児・者実態調査結果，4-8，(2008)．
2) Ziegler-Graham, K. MacKenzie, EJ. Ephraim, PL. Travison, TG. Brookmeyer, R. : Estimating the prevalence of limb loss in the United States : 2005 to 2050, *Archives of physical medicine and rehabilitation*, 89 (3), 422-429, (2008).
3) 澤村誠志，田澤英二，内田充彦：義肢学，37，医歯薬出版株式会社，(2015)．
4) Highsmith, M, Jason. Kahle, Jason, T. Lura, Derek, J. Lewandowski, Amanda, L. Quillen, William, S. Kim, Seok, Hun. : Stair ascent and ramp gait training with the Genium knee, *Technology & Innovation*, (15) 4, 349-358, (2014).
5) 羽佐田和之：動力義足の現状—Ossurバイオニック義足を例として—，日本義肢装具学会誌，29(2), 83-89, (2013)．
6) 森本正治：機能化が進む義足・下肢装具，日本機械学会誌，119 (1166), 17-18, (2016)．
7) 二宮誠，増田勝也，原良憲，後藤学：大腿義足膝継手の開発，日本義肢装具学会誌，31 (2), 101-107, (2015)．
8) ロードマイ ウッティサート，小金澤鋼一：階段昇降可能な無動力循環システムを有する大腿義足，第31回日本ロボット学会学術講演会予稿集(CD-ROM), K3-02, (2013)．
9) S. Srey, D. Yonekura, K. Koganezawa：Above knee prosthesis for ascending/descending stairs with no external energy source, *Assistive Robotics : Proceedings of the 18th International Conference on CLAWAR*, 35-42, (2015).
10) Jacquelin perry：ペリー 歩行分析 正常歩行と異常歩行，6-25，医歯薬出版株式会社，(2012)．

Above knee prosthesis for ascending/descending stairs with no external energy source

Ryota FUJINO[1], Takayuki KIKUCHI[1], Koichi KOGANEZAWA[2]

[1]Graduate School of Engineering, Tokai University,
[2]Department of Mechanical Engineering, Tokai University

Abstract This study deals with an above-knee prosthesis that allows amputees the ability to ascend and descend stairs with no external energy supply. Our previous study certified that our hydraulic system, which is propelled by antagonistic actions of the knee and ankle joints, enables an individual to ascend and descend stairs as well as walk on flat surfaces. However, the device requires an operations manual of the flow control valve (FCV) of the hydraulic system prior to ascending stairs in order to interlock the knee joint and the ankle joint. Moreover, it has obstacles which deteriorate the walking gait, such as being unable to reproduce a double knee action. This paper discusses a solution for these difficulties as well as subsequent developments to provide amputee a walking gait which is liken to a normal one. We combined a new flow control valve (FCV) into the hydraulic system which is automatically driven while the individual is walking. The walking experiments certified that the new mechanism provides a double knee action that normally appears in healthier persons' walking gaits, and it also provides a smooth transition from level walking to ascending stairs. However, instabilities were discovered when descending stairs.

Key Words：Above knee prosthesis, Ascending/descending stairs, Hydraulic, No external energy source, Motion capture

背屈可動域制限のある対象者に対する短下肢装具内補高効果

昆恵介[1], 春名弘一[1], 小林俊樹[1], 清水新悟[1], 佐藤健斗[2]

[1]北海道科学大学保健医療学部, [2]株式会社田村義肢製作所

要旨 本研究は背屈可動域制限のある短下肢装具利用者に対し，内補高を装具内に挿入することでロッカー機能が改善するかどうか身体合成重心の力学的エネルギー変換効率の観点から調査することを目的とした．対象者は，ブルンストロームステージⅣの脳卒中片麻痺者14名とした．実験プロトコルとして内補高介入期間を1ヶ月としたシングルシステムデザインABAとし，計測には三次元動作解析を行った．結果として内補高介入によってエネルギー変換効率，歩行速度が上昇することを明らかにした．また外的妥当性評価としてシングルケーススタディを実施し，内補高装具がロッカー機能を改善することを明らかにした．本研究は前半部分の脳卒中片麻痺者を対象とした内補高の実験的研究と，既発表である後半部分のALS症例のケーススタディをまとめ，考察を加えた総合論文である．

キーワード：背屈可動域制限，短下肢装具，エネルギー変換効率，重心，内補高

1. はじめに

1.1 背景

正常歩行においての荷重応答期は図1-Aのように踵接地から始まり，足関節背屈筋の遠心性収縮によって緩やかに底屈を促し，衝撃吸収とともに，脛骨の前方回転と身体合成重心（COG：Center of Gravity）の上昇をもたらす．この動作によって倒立振子を構築することが可能となり，エネルギー消費量を抑えている．

一方で，脳卒中を代表とする中枢神経疾患では，錐体路障害により運動麻痺となり，特に足関節底屈筋の過剰な筋緊張により歩行中の初期接地では，図1-Bのように，つま先接地となるケースが多い．こ

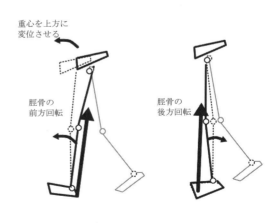

図1 荷重応答期

のため，初期接地の瞬間には，足関節の前方を床反力ベクトルが通過することにより，下腿部を後方に回転させる外力として働くことになる．このような状態ではCOGを上方に上昇させることができないために倒立振子を構築することができずに，エネルギー消費の大きい歩行となってしまう．

近年ではゲイトソリューション[1,2]を始めとする多数の継手付短下肢装具（AFO：Ankle Foot Orthosis）が開発され，脳卒中片麻痺者に対する装具のあり方も多様性[3]を増してきた．基本的なコンセプトは踵接地を始めとするヒールロッカー機能により，倒立振子におけるCOGの上昇をサポートし，アンクルロッカーの構築により，倒立振子におけるCOG下降期間における重力の有効活用を狙う．

これらのロッカー機能構築によって，エネルギー消費活動を抑えて歩行を支援する[4~6]というものである．そのため近年開発される短下肢装具用の足継手の多くは，正常歩行における背屈筋の遠心性収縮を代用するような底屈制動機能[3]を有し，荷重の受け継ぎの円滑性向上を担う．また，背屈方向は遊動とすることで，アンクルロッカー機能を構築し，歩幅の増加とともに，重力を効率よく活用することで，エネルギー消費量を抑えた歩行の獲得とともに，日常生活動作改善を行う．

そのため底屈制動機能を有した足継手付短下肢装具の機能を最大限活用するためには，下肢の関節可動域（ROM：Range of motion）が正常範囲であることが望ましい．しかしながら，維持期脳卒中片麻痺者では，急性期リハビリテーションで確保した下肢の正常なROMを維持することができず[6~8]，多くは，背屈方向の可動域制限を有してしまう．

1.2 仮説

足関節に背屈可動域制限のある中枢神経疾患患者に対し，図2-Aのように外骨格上で中間位（床面と90度）に設定した装具を装着して歩行すると，内骨格上で背屈可動域制限があるためにアンクルロッカー機能が構築されず，COG下降期間における倒立振子を効率よく働かせることが出来ない．

しかし，図2-Bのように装具内に内補高を挿入す

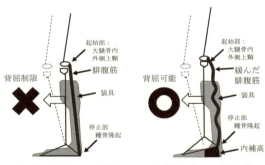

図2　初期接地

ることで，二関節筋（膝関節と足関節をまたぐ筋）である腓腹筋の物理的な距離を短縮することで，腓腹筋は緩んだ状態となり，外骨格上でのみかけの背屈が可能となる．したがって内補高を装具内に挿入することは，背屈可動域制限のある短下肢装具利用者に対して，効果的にロッカー機能を構築することができると考えた．

1.3 研究目的

本研究では背屈制限を有する対象者の短下肢装具内に内補高することで，二関節筋を緩め，膝伸展状態のまま，みかけのアンクルロッカーを構築することで，COGの力学的エネルギー効率が上昇するか歩行分析の観点から内補高の有用性について検証することを目的とした．

2．方法

2.1 対象者

対象者の身体諸元については表1に示す．対象者は公募によって得られた維持期脳卒中片麻痺者14名（男性：9名，女性：5名）を対象とした．対象者の年齢は59±10歳で，身長は162±8cm，体重は59.5±11.3kg，対象者の発症後日数は11.5±7.0年であり，右麻痺は8名，左麻痺は6名であった．

選定条件として，口頭指示が可能であり，整形外科的疾患を有さず，日常的にAFOを常用しており，かつ独歩可能な者とした．また歩容は，麻痺側踵接地ができる（矢状面上での麻痺側下肢が非麻痺側立

表1 対象者情報

対象者 項目	a	b	c	d	e	f	g	h	i	j	k	l	m	n
年齢（歳）	65	44	36	70	59	49	52	63	64	66	68	69	57	58
性別（M：Man, F：Female）	M	F	F	M	M	F	M	M	M	M	M	F	M	F
麻痺側	L	L	R	L	R	L	L	R	R	R	R	R	L	R
Brunnstrom stage	IV	IV	IV	IV	IV	IV	IV	IV	IV	IV	IV	IV	IV	IV
麻痺側足関節可動域（膝伸展）	0	0	0	0	0	−5	−10	0	−5	−5	−5	−5	−5	0
麻痺側足関節可動域（膝屈曲）	5	5	5	5	5	0	0	5	0	0	0	0	0	0
Foot clonus	±	±	+	+	±	+	+	±	+	+	+	+	+	+
常用装具のタイプ	SHB	SHB	SHB	SHB	JAFO	SHB	JAFO	SHB	SHB	SHB	SHB	SHB	JAFO	SHB
常用装具の平均歩行速度（m/min）	50.4	33.6	42.0	48.0	45.3	44.4	41.8	52.3	42.7	45.6	49.5	39.5	40.5	38.8

SHB：靴べら式短下肢装具（Shoehorn Brace AFO），JAFO：継手付短下肢装具（Joint AFO）

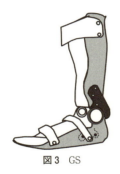

図3 GS

脚相下肢を超えて踵接地できる）者を対象者として選定した．杖使用の有無については被験者数確保を優先と考えたため，限定しなかった．

2.2 研究プロトコル

研究に使用したAFOは図3に示すゲイトソリューション（GS：GaitSolution）を使用し，図4に示すように1ヵ月間の試用期間内に各対象者の状態に合わせて装具の制動力を調整してから本実験を開始した．

研究デザインは図4に示すシングルシステムデザインのABA法とし，ベースラインとして，実験1ヵ月間（A1～A2）は対象者に合わせたGSのみを使用した．

次に装具内補高による影響をみるために，図5に示す硬度40度の15 mm厚の発泡ポリウレタン製の内補高を装具内に挿入し，1か月間の介入期間（B1～B2）を設けた．

最後に装具内に接地した内補高を外し，GSのみを1ヵ月間（A3～A4）使用した．計測はA1～A4におけるタイミングで行い，内補高介入のタイミングにあたるA2とB1およびB2とA3は同日に計測を実施した．したがってA1～A2間の比較ではGS装着によるベースラインの安定性とGSの効果，A2～B1間の比較では内補高の即時効果，A2～B2間の比較では内補高介入による長期効果の影響，B2～A4間の比較はキャリーオーバー効果をみるものである．

2.3 計測方法およびデータ処理

歩行計測には，VICON社製の三次元動作解析システムカメラ16台（Tカメラ8台，MXカメラ6台，ボニータカメラ1台，DVカメラ1台）と床反力計（AMTI社製10枚）を使用した．なおVICONカメラと床反力計は電気的に同期した．各計測機器のサンプリング周波数は100 Hzとした．計測路面は15 mであり，その中央部に床反力計を左側に5枚，右側に5枚配置した．

三次元動作計測に当たっては身体にφ14 mmの反射マーカを，プラグインゲイトモデルに従って39

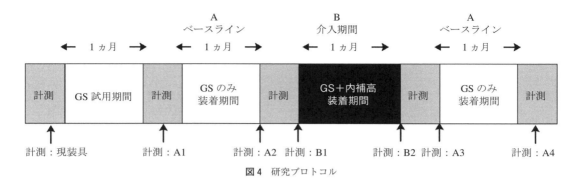

図4 研究プロトコル

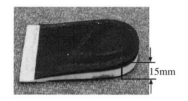

図5 内補高

点を貼付し，それに加えて，両股関節，両膝関節内側部，両足関節内側部，両第1中足骨頭部，両第5中足骨頭部の計49点に貼付した．

歩行路での計測に当たっては自由歩行を指示し，歩き始めの3歩と歩き終わりの3歩を除く，床反力計を踏んだ際に得られる鉛直方向反力を接地信号として捉え，麻痺側から始まる1歩行周期を抜き出した，1対象者あたり，10歩行周期分のデータを取得した．

三次元動作解析システムによって得られたデータは，Vicon社製のVICON Nexus2.5を用いてマーカ座標に遮断周波数6 HzのButterworth filterをかけた．その後，Vicon社製のBody Builderを用いてCOGを求めた．また，得られたCOGから，平均の移動速度と後述する力学的エネルギー変換効率を求めた．

2.4 力学的エネルギー変換効率計算方法

力学的エネルギーを計算するにはCOGの三次元位置情報から得られる運動エネルギーを計算する必要がある．

力学的エネルギー変換効率は，Cavagnaらが火星の重力下における歩行が効率の低い運動であることを科学誌のNatureで明らかにした[9]のものであるが，本研究ではCavagnaらの方法を片麻痺歩行における内補高の効果判定に応用するものである．

本研究では，渕上，Cavagnaらのエネルギー変換計算式を参照[9〜11]に，MicrosoftExcel2016を用いて身体重心における左右方向の運動エネルギー E_{kx} を【1】式，水平進行方向の運動エネルギー E_{ky} を【2】式に，鉛直方向の運動エネルギー E_{kz} を【3】式に示した．また，位置エネルギー（Ep）を【4】式に，総運動エネルギー E_k を【5】式に，全エネルギー E_{tot} を【6】式を用いて算出した．但し，m は身体質量，g は重力加速度（9.8 m/s^2）である．【7】，【8】式に示す W_x と W_y は，身体重心を左右および進行方向へ加速するための外的仕事，【9】式に示す W_f は水平方向へ加速するための外的仕事，【10】式に示す W_z は重力に対抗して身体重心を鉛直上方へ持ち上げるための外的仕事，【11】式に示す W_{ext} は筋が身体重心を動かすための外的仕事，Δはエネルギーの増加量である．これらの計算された外的仕事を時間で除すことにより，重心を水平方向に加速するための外的パワー W_f，重心を持ち上げるための外的パワー W_z，筋の発揮した外的パワー W_{ext} を求めることができる．

また，歩行は振子と同様に，位置エネルギーと運動エネルギーが互いに変換されるが，それらの変換は完全ではなく，健常者では70%程度の変換効率を示す．Cavagna[9,11]は，歩行において位置エネルギーと運動エネルギーが相互に変換し合う率をエネルギー変換効率とし，【12】式に示す%recoveryで表した．% recoveryは位置エネルギーと運動エネル

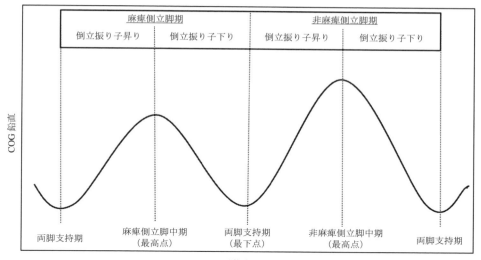

図6 COG の変位と解析区間

ギーが完全に逆位相でその振幅が等しい場合に100%となり，両エネルギーが完全に同位相の場合に0%となる．

本研究では，このエネルギー変換効率を評価パラメータとして採用し，変換効率の向上（変換効率が100%に近づくこと）が内補高の良し悪しの判断基準とした．

$$E_{kx} = \frac{1}{2} m V_x^2 \quad 【1】$$

$$E_{ky} = \frac{1}{2} m V_y^2 \quad 【2】$$

$$E_{kz} = \frac{1}{2} m V_z^2 \quad 【3】$$

$$E_p = mgZ \quad 【4】$$

$$E_k = E_{kx} + E_{ky} + E_{kz} \quad 【5】$$

$$E_{tot} = E_k + E_p \quad 【6】$$

$$W_x = \Sigma \Delta E_{kx} \quad 【7】$$

$$W_y = \Sigma \Delta E_{ky} \quad 【8】$$

$$W_f = W_x + W_y \quad 【9】$$

$$W_z = \Sigma \Delta (E_{kz} + E_p) \quad 【10】$$

$$W_{ext} = \Sigma \Delta E_{tot} \quad 【11】$$

$$\% \text{recovery} = \frac{|W_x| + |W_y| + |W_f| - |W_{ext}|}{|W_x| + |W_y| + |W_f|} \times 100 \quad 【12】$$

2.5 解析方法

本研究では，図6のように鉛直方向の COG 変位から，麻痺側と非麻痺側をわけ，それぞれの COG 高さの最下点と最高点の情報から，倒立振子運動を昇り区間と下り区間に相分けし，それぞれの区間でエネルギー変換効率を算出した．

統計学的解析には，各対象者の歩行速度とエネルギー変換効率の中央値を抽出し，解析用の原データとした．統計解析ソフトウェアには，BellCurve for Excel ver 2.11（社会情報サービス）を用いて内補高介入前後の効果を危険率5%の Friedman test の実施とケンドール一致係数を算出した．

各計測日間の比較検定には，危険率5%で多重比較（Scheffe法）を実施した．検定結果が有意であっ

表2 結果

*：P＜0.05，**：P＜0.01，***：P＜0.001．IQR：四分位範囲

評価項目	Friedman test (介入効果)	現装具 平均(中央値)	現装具 SD(IQR)	A1 平均(中央値)	A1 SD(IQR)	test 1	A2 平均(中央値)	A2 SD(IQR)	test 2	B1 平均(中央値)	B1 SD(IQR)	test 3	B2 平均(中央値)	B2 SD(IQR)	test 4	A3 平均(中央値)	A3 SD(IQR)	test 5	A4 平均(中央値)	A4 SD(IQR)	test 6
Speed (m/min)	**	44 (44)	±5 (7)	44 (43)	±5 (5)		47 (46)	±6 (5)		49 (49)	±5 (4)		54 (54)	±4 (5)	**	52 (51)	±5 (5)		50 (49)	±5 (4)	
%recovery (%) (1歩行周期)	**	40 (39)	±7 (7)	40 (38)	±6 (6)	(6)	49 (46)	±5 (4)	**	49 (48)	±6 (7)		58 (59)	±7 (12)		54 (55)	±10 (11)		49 (49)	±8 (12)	
%recovery (%) (麻痺側昇り)	**	40 (40)	±10 (17)	40 (41)	±10 (14)		51 (52)	±13 (13)		51 (51)	±12 (12)		51 (52)	±13 (12)		51 (53)	±13 (13)		50 (51)	±13 (13)	
%recovery (%) (麻痺側下り)	***	29 (25)	±14 (19)	29 (26)	±13 (15)		29 (25)	±13 (16)		33 (32)	±15 (23)		58 (55)	±10 (12)	***	50 (50)	±8 (8)		46 (48)	±9 (12)	
%recovery (%) (非麻痺側昇り)		41 (39)	±14 (23)	41 (39)	±14 (23)		48 (53)	±17 (26)		47 (45)	±17 (27)		54 (58)	±22 (32)		50 (50)	±18 (25)		50 (49)	±18 (25)	
%recovery (%) (非麻痺側下り)	*	53 (58)	±14 (12)	51 (53)	±10 (16)		59 (60)	±9 (10)	**	62 (60)	±7 (8)		68 (68)	±9 (11)		58 (53)	±10 (17)		49 (50)	±16 (27)	**

た場合にはアスタリスクで示した．多重比較の組合せは，現装具とA1をGSの即時効果として（test1）とした．A1とA2の比較はGS装着による継続効果（test2）とした．A2とB1の比較は内補高の即時効果（test3）とした．A2とB2の比較は内補高の継続効果（test4）とした．B2とA3の比較は内補高を取り外しても効果が持続するかみるためのキャリーオーバー効果（test5）とした．B2とA4の比較は内補高を取り外して1ヶ月が経過しても，効果が持続するかキャリーオーバー効果（test6）とした．

3．結果および考察

表2の左段は評価項目示し，横軸は計測日（A1～A4）と現装具の結果を示す．

3.1 歩行速度

歩行速度（speed）を見ると，Friedman-testで有意となり，介入効果が確認できた．また内補高を装具内に挿入してから1か月後に有意に歩行速度が増加していた．つまり内補高によってみかけのアンクルロッカー機能を構築することができたことによって歩行速度が増加したと考える．特にケンドール係数が0.82と高く，対象者のほとんどが，介入による影響を受け，内的妥当性を示したと考える．

3.2 エネルギー変換効率

エネルギー変換効率をみると，1歩行周期の平均的な%recoveryは，Friedman-testで有意となっているものの，多重比較検定において有意差はなく，ケンドール係数も0.63であることから，内的妥当性は比較的低いと考える．

しかしながら，各相別にみてみると，麻痺側昇り区間では，test2（A1とA2の比較）において有意差が見られたことから，GSによる油圧の制動効果が1ヶ月の継続利用効果が働いたことを示唆したものと考える．春名ら[12,13]は三次元動作解析を用いて，3週間ごとに脳卒中片麻痺者に対するGSの効果を検証しており，GSは継続利用することで運動学習の結果から荷重の受け継ぎが円滑になるとしている．

したがって，GSのみの継続利用効果は，GSの油圧機構による制動機能によって，ヒールロッカー機能を支援した結果，COGを上昇させる効果とともに，エネルギー変換効率が増し，荷重の受け継ぎが良好にしたものと考える．

一方で，内補高の効果をみると，即時効果（test3）はないが，1ヶ月の継続利用による結果（test4）として，麻痺側下り区間において有意に％recoveryが上昇しており，みかけのアンクルロッカーを構築できた結果と考える．

これらの結果から背屈可動域制限の対象者に対して，内骨格上で底屈位にするために内補高を短下肢装具内に挿入すると二関節筋である腓腹筋や足底筋が緩み，単脚支持期後半における倒立振子下り区間で特にアンクルロッカー機能を構築するが可能となり，エネルギー変換効率が上昇したものと考える．

3.3 キャリーオーバー効果について

内補高を短下肢装具内に挿入してから1ヶ月後に内補高を取り外すと，取り外した直後では評価パラメータ全項目で減少傾向が見られた（test5）が統計学的有意差は認められなかった．

一方で，内補高を取り外してから1ヶ月が経過すると，特に非麻痺側下り区間のエネルギー変換効率が有意に低下していた（test6）．また，統計学的有意差はないものの，GSのみ（A2）の平均値とほぼ等しいくらいまでエネルギー変換効率の低下傾向が見られた（A2とA4の平均との比較）．したがって，踵内補高がないことによって，アンクルロッカー機能を構築するが出来なった結果，内補高がないGSのみの歩容水準に戻ったことを示唆した．

4．小括

本研究では背屈可動域制限のある対象者の短下肢装具内に内補高を挿入すると二関節筋を弛緩させることが可能となり，アンクルロッカー機能を構築することが可能であることがわかった．

しかし内補高の介入1ヶ月程度では，背屈方向への可動域増大を促すことができなったが，介入期間を長くすれば，実質的な背屈方向の可動域拡大を間接的に助長できる可能性もあり，キャリーオーバー効果については今回の結果から，必ずしもないとはいいきれないものと考える．

5．外的妥当性評価（ケーススタディ）

5.1 目的

これまでの研究では，実験条件を揃え，脳卒中片麻痺者を対象として，踵内補高の介入効果を検証し，内的妥当性を示した．しかしながら，背屈可動域制限を有する疾患は脳卒中ばかりではない．本項の目的は，対象疾患の違う背屈可動域制限のある対象者に内補高を挿入することでエネルギー変換効率などの観点から歩容が改善されるのか検証するためにケーススタディを実施し，外的妥当性を確認することを目的とし，既発論文として成果を報告[14]した．

5.2 方法

(1) 対象者

34歳女性（身長147 cm，体重42 kg）．重症度3度（厚生労働省ALS重症度分類）のALSである．表3と表4に示す対象者の身体諸元情報（発症から9年後時点）からもわかるように，ROM（Range of Motion）は足関節で背屈可動域制限があり，MMT（Manual Muscle Testing）は両下肢と左上肢の筋萎縮と筋力低下が主体であった．また下肢は痙縮を示す普通型を呈していた．ALSFRS-Rの総スコアは38点/48点であった．一般的には，1ヶ月間のALSFRS-Rスコアの変化が0.67以上であると，症状の進行が速いとされるが，本症例の対象者は0.67未満の変化率で一般的なALS（進行性球麻痺）と比較して進行が遅いのが特徴的な対象者であった．

現在常用している補装具は，右上肢には，ロフストランド杖，また下肢は図7のように左下肢に底背屈角度0度とした撓みのない固めのプラスチック短下肢装具（SHB：Shoehorn Brace），右脚は膝サポータと足関節には，リーストラップを装着していた．

対象者は9年前（25歳）頃から左手に力が入らなくなり，平山病と診断される．その後，発症5年後

表3 下肢機能評価

関節	動作方向	ROM 左	ROM 右	MMT 左	MMT 右
股関節	屈曲	120	120	0	2
	伸展	25	20	1	2
	外転	40	35	1	2
	内転	15	15	1	2
	外旋	50	40	1	2
	内旋	30	40	1	2
膝関節	屈曲	145	140	0	2
	伸展	0	0	0	3
足関節	背屈（膝屈曲）	0	0	0	3+
	背屈（膝伸展）	−20	−20	0	3+
	底屈	50	50	0	2

表4 上肢機能評価

関節	動作方向	ROM 左	ROM 右	MMT 左	MMT 右
肩関節	屈曲	140	160	1	4
	伸展	60	30	2	4
	外転	120	160	2	4
	外旋	45	60	2	4
	内旋	60	60	2	4
肘関節	屈曲	130	135	2	4
	伸展	0	0	2	4
前腕	回内	80	80	2	4
	回外	90	90	2	4
手関節	背屈	80	80	2	3+
	掌屈	100	100	2	3+
手指	屈曲	Normal	Normal	2	3
	伸展	Normal	Normal	2	3

から，左上肢の脱力とともに，左下肢の筋力低下も著明となり，セカンドオピニオンの結果として，特定疾患（指定難病）に認定されているALSと確定診断された．

確定診断後の入院においては，電動車椅子の練習が主体で行われたため，入院以前では，独歩可能であったものの，入院3か月後では大幅な筋力低下から歩行困難に陥った．

(2) 対象者の抱える問題と解決への基本戦略

現在は，図8のように，引きずり歩行の異常歩行を呈しており，図8では判別しにくいが，初期接地

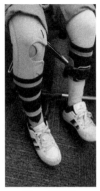

図7 現装具

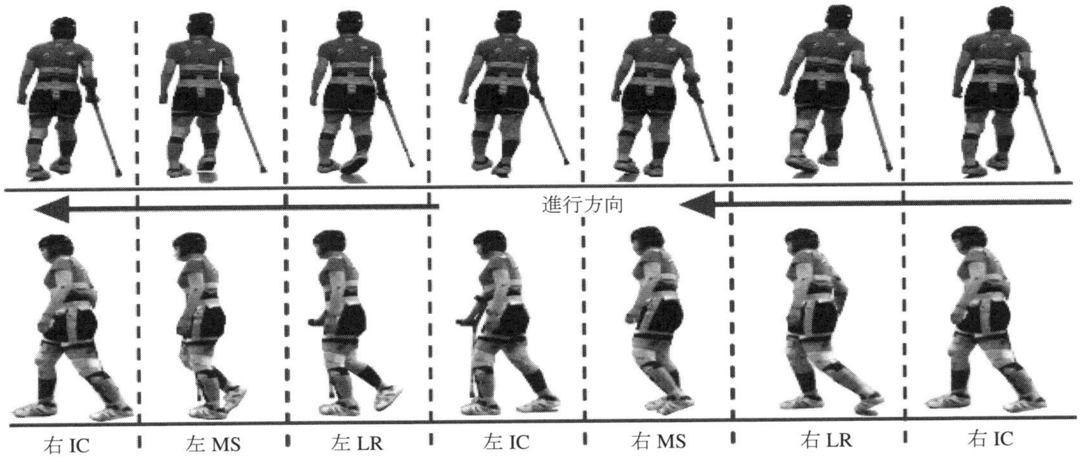

図8 現装具の歩容

表5 DTR

部位	検査別	DTR 左	右
膝	クローヌス	(−)	(−)
足	クローヌス	(+)	(+)
	バビンスキー	(+)	(+)
	チャドック	(+)	(+)

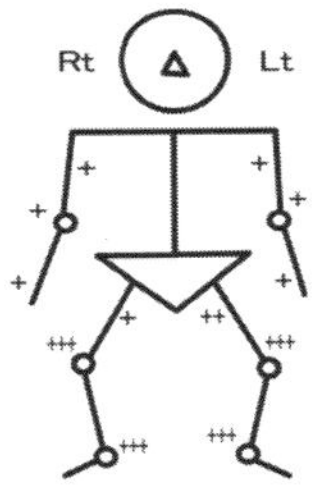

(IC：Initial Contact）を，両足ともにつま先接地から始まり，ロッカーファンクション機能を活用した効率よい歩行ではなく，エネルギー消費の高い歩容形態示していた．また左下肢の筋力低下から，立脚中期（MS：Mid Stance）では，右体幹側屈と右杖への荷重によって，左下肢の離床を達成しようとしていた．左脚は AFO を装着しているものの足離れが悪く，右荷重応答期間（LR：Loading Response）が長く，左つま先離床（図8-右LR）時では，つま先を軸とした足部の内旋を確認できた．

このため，長時間の歩行を行うことが困難な状況であり，買い物や移動は両親が介助しながら実施しているのが現状である．しかしながら，対象者は30歳代と若く，市街地でのウィンドウショッピングを同世代の女性と楽しむことを強く希望していた．

そこで，本対象者に対する基本戦略として，装具内に内補高を挿入することで，腓腹筋を弛ませ，初期接地時の膝伸展をさせることで，ヒールロッカーおよびアンクルロッカー機能を構築することを目指した．

(3) 対象者に対する装具設計

我々は，内補高の高さを決定するためのスクリーニングによる新規装具設計法を確立しており，対象者に対する装具の微調整は先行研究[14]にしたがった．

スクリーニングから左右共に内補高を高くし，左下肢は前方制動，右下肢は後方制動に重きを置いた装具の設計が，対象者にとって必要な機能であった．したがって最終的な装具設計は，左脚は現装具である SHB の装具内に内補高 30 mm とし，SHB の下腿

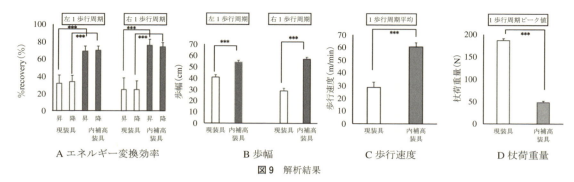

図9 解析結果

バンドを締めることで前方制限とした．右脚は，後方制動を調整できる GSD (Gait solution Design) を用いて，後方制動と背屈遊動とし，GSD の踵部に30 mm の内補高を挿入した．

(4) 計測方法

計測は第2章に記述した方法に従って，三次元動作解析を行った．評価パラメータはエネルギー変換効率（% recovery）の歩行周期平均値，左右歩幅，歩行速度，杖荷重量（床反力鉛直成分）とした．

実験に際しては，内補高のない現装具（以下現装具）と，内補高を施した装具設計による調整後の装具（内補高装具）を Mann-Whitney Test によって危険率5%で比較した．

5.3 結果および考察

図9-A の縦軸はエネルギー変換効率を示し，数値が高いほど，運動エネルギーと位置エネルギーを互いに効率よく変換をしていることを示し，重力を効率よく利用した倒立振子歩行であることを示す．図9-B の縦軸は歩幅を示し，数値が大きいほど一歩の歩幅が大きいことを示す．

図9-C は歩行速度を示し，数値が大きいほど歩行速度が速いこと示す．図9-D は杖荷重量を示し，数値が少ないほど，杖に頼らない歩行であることを示す．

結果として，内補高装具は現装具と比較して，全ての評価パラメータで有意に改善していた（図9）．

図10を見ると，現装具の初期接地の状態では，二関節筋である腓腹筋の短縮があるために，装具の内骨格および外骨格の角度が90度に設定してある現

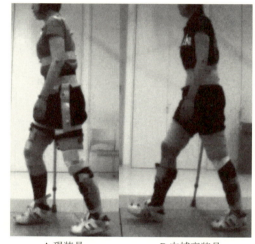

図10 右初期接地の比較

装具では，膝屈曲位で着床する．そのため，図10-A のようにつま先接地となりヒールロッカー機能を失っていた．

しかしながら，内補高装具では，外骨格上では90度であっても，内骨格上角度が底屈しているため，二関節筋が弛緩し，膝伸展位で着床できているのがわかる（図10-B）．

内補高によって膝伸展位で踵から着床できたことによって，歩幅が有意に増加したといえる．また，ヒールロッカー機能を構築できた結果として，エネルギー変換効率が上昇し（図9-A），歩行周期全体にわたってロッカー機能を構築できた結果として，歩行速度の上昇も得られたと考える．

また，対象者は唯一筋力の残存する右上肢に頼る

歩行のため，図8のように現装具歩行では，常にロフストランド杖に荷重（186N「約19kg相当」）をかけた歩行を呈していたが，内補高装具だと，杖荷重は48N（約5kg弱）に低下していた．

ALSでは過剰な負担は，脊髄前角の疲弊を招く恐れがあるため，極端な荷重は避けたいが，内補高によるロッカー機能を構築できた結果として，エネルギー効率の良い歩行を得たと考える．

5.4 小括

本研究はALSによって歩行障害を呈していた対象者に，内補高を施した短下肢装具を利用することで，エネルギー変換効率が大幅に向上し，時間距離因子を含めたあらゆる歩行パラメータが飛躍的に向上した．

対象者は装具の設計に満足しており，日常生活におけるウィンドウショッピングも独立して達成できるようになった．また，本研究の成果は，難病指定されているALS患者の歩行分析から得られた情報から，背屈可動域制限のある対象者に対して，内補高適応の有用性を客観的に示したものと考える．

6．おわりに

6.1 結論

本研究では短下肢装具内に内補高することで，二関節筋を緩め，膝伸展状態のまま，みかけのアンクルロッカーを構築することで，エネルギー効率が上昇するか歩行分析の観点から内補高の有用性について検証することを目的とした．

結論として，背屈可動域制限のある対象者には内補高は有効であることを明らかにした．

6.2 研究の限界

本研究では，シングルシステムデザインABA法を用いた内補高の介入効果を確認してきたが，介入期間が1ヶ月間しかなかったため，キャリーオーバー効果を得られにくかったものと考えている．今後は長期的な介入効果も視野に入れた疫学調査が望まれる．

また，実際の在宅療養する装具利用者では，前述したように背屈可動域制限になりやすいが，内補高装具によってアンクルロッカー機能を構築できれば，背屈方向の可動域も拡大する可能性があり，最終的には内補高の高さも低く設定できる可能性がある．今後は後方視点的な立場から，内補高装具を利用する対象者の経過を追っていきたいと考える．

6.3 研究倫理および利益相反について

本研究は北海道科学大学研究倫理審査（第155号）の承認を受けて実施している．また本研究では企業等との利益相反はない．

謝辞

本研究はPSPS科研費（若手研究B：15K16419）の助成を受けて実施している．

参考文献

1) 羽佐田和之：魅力的な外観と油圧機構を用いた機能的な短下肢装具 短下肢装具ゲイトソリューションデザイン，福祉介護機器technoプラス，1（8），26-28，(2008).
2) 松田靖史：NEDOの助成で実用化された最新福祉用具紹介（第1回）片麻痺者のための油圧緩衝器つき下肢装具「ゲイトソリューション」，地域ケアリング，13（3），52-54，(2011).
3) 渡邉英夫，平山史朗，島袋公史，藤崎拡憲，山城勉：脳卒中に用いる調節式足継手付き短下肢装具―病態に応じた調節法，総合リハビリテーション，40（4），389-395，(2012).
4) 春名弘一：脳卒中片麻痺者における底屈制動短下肢装具使用時の運動制御変化に関する研究，北海道科学大学研究紀要 博士学位論文，(2014).
5) 大畑光司：GaitSolution付短下肢装具による脳卒中片麻痺の運動療法とその効果，理学療法ジャーナル，45（7），582-582，(2011).
6) 髙見彰淑：片麻痺歩行障害の理学療法スタンダード，理学療法ジャーナル，45（10），869-875，(2011).
7) 嶋田智明：関節拘縮の基礎科学：その発生要因・病態ならびに理学療法アプローチの現状（成人中枢疾患「廃用症候群の視点からみた理学療法プログラムの再考」），理学療法学，21（2），86-89，(1994).
8) 二木立：脳卒中リハビリテーション患者の早期自立度予測，リハビリテーション医学，19（4），201-223，(1982).
9) Cavagna, G, Willems, PandHeglund, N : Walking on mars, Nature, 393（6686），636-636，(1998).
10) 淵本隆文：歩行における重心のエネルギー変換（特集：運動の効率），バイオメカニクス研究，10（4），262-271，(2006).
11) Cavagna, GandKaneko, M : Mechanical work and efficiency in level walking and running, The Journal of physiology, 268（2），467，(1977).

12) 春名弘一, 杉原俊一, 昆恵介, 早川康之 and 野坂利也：油圧制動短下肢装具 Gait Solution の継続使用による脳血管障害片麻痺者の歩行変化, 理学療法科学, 26 (5), 673-677, (2011).
13) 春名弘一, 杉原俊一, 昆恵介, 早川康之 and 野坂利也：脳卒中片麻痺者における Gait Solution 使用時の非麻痺側運動制御変化, 日本義肢装具学会誌 =Bulletin of the Japanese Society of Prosthetic and Orthotic Education, Research and Development, 27 (4), 232-239, (2011).
14) 昆恵介, 清水新悟, 小林俊樹, 敦賀健志, 早川康之, 村原伸, 春名弘一, 井野拓実：運動ニューロン疾患に対する新規装具設計法, The Clinical Gait Analysis Forum of Japan, 2 (1), 1-9, (2015).

Effect of heel lift pad insert attached to the ankle-foot orthosis in patients with limited ankle dorsiflexion

Keisuke KON[1], Hirokazu HARUNA[2], Toshiki KOBAYASHI[1]
Shingo SHIMIZU[1], Kento SATOU[2]

[1]Faculty of Health Sciences, Hokkaido University of Science
[1]Tamura Artificial Limbs Co., Ltd.

Abstract This study aimed to analyze the effect of heel lift pads in ankle-foot orthoses on dynamic motion aspects of gait in stroke patients with limited dorsiflexion from the viewpoint of energy conversion efficiency. Fourteen chronic stroke patients who were ambulatory and had lower extremity motor function categorized as Brunnstrom stage IV participated in the study. A three-dimensional motion analysis system was used to assess the effect of the heel lift pad intervention on dynamic motion gait parameters. This study was a single-system A-B-A design. It was demonstrated that energy conversion efficiency and walking speed increased with the heel lift pad ($P<.05$). We also conducted a single case study as an external validity test and revealed that the orthosis with the heel lift pad significantly improved the rocker function of the foot-ankle system.

Key Words：Dorsiflexion limited, Ankle foot orthosis, Energy conversion efficiency, Center of gravity, Heel lift insert pad

4部

歩行・走行・スポーツ

(13—17)

主成分分析による歩行特徴の包括的比較評価

小林吉之，保原浩明，中嶋香奈子，橋詰賢，持丸正明

国立研究開発法人産業技術総合研究所人間情報研究部門

要旨 近年，主成分分析を用いて時系列データ全体を包括的に比較評価する手法が，歩行に関するバイオメカニクス研究でも広まりつつある．しかし，各被験者から複数試行計測したすべてのデータを主成分分析にかけた先行研究では，歩行特徴について個人差の要素と再現性の要素とを適切に分析できていないことが指摘できる．そこで本研究では，この課題を解決する分析手法を提案し，先行研究で実施した転倒経験者と非経験者の歩行特徴の比較研究を題材として提案手法の妥当性を検証することを目的とした．本研究の結果，①従来手法と提案手法の分析結果はおおむね一致すること，及び②提案手法は従来手法に比べてPCAの結果が極めて安定することの2点が確認された．

キーワード：歩行特徴，主成分分析，包括的比較評価，個人差，再現性，相互作用

1. 諸言

1.1 はじめに

歩行は人にとってもっとも基本的な移動手段であり，古くから世界中で研究されてきた[1]．従来の歩行に関するバイオメカニクス分野の研究でとられる戦略の多くは，研究者らが着目した少数の代表値について，実験群と統制群との間で被験者間のばらつき（個人差）の程度と被験者内のばらつき（再現性）の程度との関係を統計学的に比較するものである．このような研究では計測したデータのほとんどを分析しないため，潜在的な価値のある特徴を見落としている可能性が指摘されている[2]．

近年このような指摘に対し，主成分分析（Principal Component Analysis：以下PCA）を用いて時系列データ全体を包括的に比較評価する手法が，歩行に関するバイオメカニクス研究でも広まりつつある[3~6]．PCAは，相関のある多数の代表値から，相関がなくデータ全体のばらつきを最もよく表す少数の主成分を合成する方法である．この手法を歩行評価の研究に応用すると，計測した時系列データ全体を分析対象とすることができ，①合成された主成分空間上で様々な変数の相互作用を含む歩き方の特徴（歩行特徴）の個人差及び再現性の包括的な比較，及び②各主成分に特徴的な波形を再構築することによる歩行特徴の直観的な評価が可能となる．

1.2 PCAに関する主要な先行研究のレビュー

図1に，PCAに関する主要な先行研究が実施した手法とその限界についてまとめた．2017年5月10日現在，PubmedでGaitとPrincipal Component Analysisのキーワードで検索を行うと，281件の研究がヒットする．この中で最も古いものは1983年にJournal of Biomechanicsに掲載されたYamamotoらの論文である[3]．この研究は，股関節疾患を持

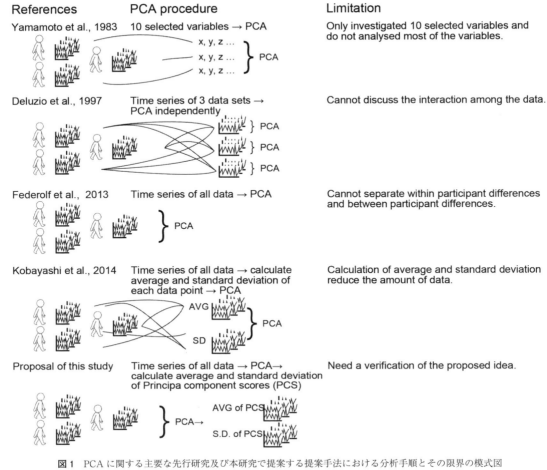

図1 PCAに関する主要な先行研究及び本研究で提案する提案手法における分析手順とその限界の模式図

つ211名の被験者から取得した歩行に関する10種の代表値に対してPCAを行い，彼らの歩行特徴の個人差を比較する主成分空間を合成したという研究である．しかしこの研究では研究者らが先行研究に基づいて選択したいくつかの代表値のみを分析対象としているため，それらの相互作用は分析できているものの，潜在的な価値のある特徴を見落としている可能性が考えられる．

著者らの知る限り，歩行に関するバイオメカニクス分野の研究ではじめて一歩行周期の時系列データ全体にPCAを実施したものは，1997年にHuman Movement Scienceに掲載されたDeluzioらの研究である[4]．この研究では，27名の健常成人の歩行に関する3種の時系列データそれぞれから主成分空間を合成し，それらに変形性膝関節症患者の得点をプロットすることで，彼らの歩行特徴の個人差を包括的に比較した．さらにこの研究では，各主成分に特徴的な波形を再構築することで，変形性膝関節症患者の歩行特徴を直観的に評価できるようにしている．この研究は時系列データすべてに対してPCAを実施しているため，潜在的な価値のある特徴を見落としている可能性は低いと考えられるが，3種の時系列データそれぞれに対して個別にPCAを実施しているため，それぞれの時系列データ間の相互作用については言及することができない．

2013年にJournal of Biomechanicsに掲載されたFederolfらの研究[5]は，健常者5名と変形性膝関節症患者5名から歩行に関する複数の変数を3試行ず

つ計測し，12432次元（15行×12432列）の時系列データから一つの主成分空間を合成することで，変形性膝関節症患者の歩行特徴を包括的に比較している．さらにこの研究では，各主成分に特徴的な波形を再構築することで，変形性膝関節症患者の歩行特徴の直観的な評価も行っている．この研究は，複数の時系列データすべてから主成分空間を合成しているため，潜在的な価値のある特徴を見落としている可能性は低く，さらに時系列データ間の相互作用についても言及できていると考えられる．しかし各被験者から計測したすべての試行を一様に分析しているため，その結果には歩行特徴の個人差の要素と再現性の要素が混在していることが考えられる．

著者らもこれまで PCA を用いて様々な対象の歩行特徴を分析してきた[6~8]．これらのうち転倒経験者と非経験者の歩行特徴について包括的比較評価を行った研究[6]では，以下の手順で歩行特徴の再現性の要素と個人差の要素とを切り分けて分析した：①計37名の被験者それぞれから，一歩行周期分の下肢三関節3平面の関節角度を5試行分計測した．②時間正規化した上で，各時点の平均値と標準偏差を求めた．③得られたデータより構築した，37×1818（3関節×3平面×101点×2変数）の入力行列に対し PCA を実施した．④合成された主成分空間で転倒経験者と非経験者の歩行特徴を包括的に比較し，転倒経験に関連のある主成分を特定した．⑤転倒経験に関連のある主成分に特徴的な波形を再構築し，転倒経験者の歩行特徴を直観的に評価していた．本研究の結果，転倒経験者は非経験者よりも，矢状面における関節角度の再現性が立脚後期から遊脚初期にかけて低下していることが分かった．この研究で用いた手法では，歩行特徴の再現性の要素と個人差の要素とを切り分けて分析することができるが，事前に各被験者の平均値と標準偏差を算出するため，PCA に入力できるデータ数が著しく少なくなるという欠点もある．

一般的に多変量解析を実施する際には，分析する次元数の10倍のデータがないと結果が安定しないとされている[9]．この欠点を解決する一つの方法として，Federolf らの研究と同様に，まずは各被験者から取得した全試行の時系列データから主成分空間を合成したうえで，各被験者の主成分得点の再現性を被験者間で比較するという手法が提案できる．しかしこのような手法について，その妥当性を検証した研究は，著者らが知る限りこれまで存在しない．

1.3 本研究の目的

そこで本研究では，事前に計算した各被験者の歩行特徴の再現性に対して PCA を実施する従来手法と，各被験者から取得した全試行の時系列データに対して PCA を実施したうえで，各被験者の主成分得点の再現性の個人差を分析対象とする提案手法とを比較し，提案手法の妥当性について検証することを目的とする．上述の通り提案手法では事前に各被験者の平均値と標準偏差を算出する従来手法に比べて PCA に入力できるデータ数が著しく多くなる．ただし，分析する元のデータは同じものであることから，本研究では以下の2つの仮説を立てた．①従来手法でも提案手法でも，分析結果はおおむね一致する．②提案手法は従来手法に比べて PCA の結果が安定する．これらの仮説を検証するため，本研究では先行研究で実施した転倒経験者と非経験者の歩行特徴の比較研究を題材とし，以下の2つの観点から従来手法と提案手法とを比較した．①すべてのデータを用いて PCA を実施し，各手法から出力される結果を比較した．②Leave-one-out 法（提案手法では Leave-one-subject-out 法）を用いて各手法の安定性（異なるデータセットで分析を行っても同質の結果となる割合）を比較した．

2. 方法

2.1 被験者

本研究では，（国開）産業技術総合研究所の歩行データベース[注1]に登録された61歳から77歳までの高齢者79名（男性43名，女性36名）の歩行データを用いた．対象者らの年齢，身長，体重，歩幅，歩隔，歩調，立脚期時間，遊脚期時間，及び歩行速度の平均値±標準偏差を表1に示す．参加者らは，計測の時点で痛みなどを訴えることなく，歩行補助

表1 被験者のデモグラフィックデータ

Variables	All (N=79) mean (SD)	Fallers (N=40) mean (SD)		Non-fallers (N=39) mean (SD)		
		Male (N=23)	Female (N=17)	Male (N=20)	Female (N=19)	
Age [years]	67.90 (3.50)	67.61 (2.97)	67.24 (3.82)	69.40 (3.47)	67.26 (3.65)	
Height [cm]	159.28 (7.74)	165.61 (5.46)	154.06 (4.05)	163.40 (5.10)	151.95 (5.35)	*
Body mass [kg]	58.27 (8.73)	63.04 (7.74)	55.59 (4.74)	63.20 (6.83)	49.68 (6.85)	*
Step length [cm]	64.51 (5.24)	64.31 (6.36)	64.80 (4.91)	66.15 (4.4)	62.78 (4.64)	
Step width [cm]	58.17 (5.35)	61.92 (4.98)	54.69 (2.89)	60.33 (4.45)	54.47 (4.01)	*
Cadence [step/min]	0.58 (0.05)	0.62 (0.05)	0.55 (0.03)	0.60 (0.04)	0.54 (0.04)	
Stance phase time [s]	0.41 (0.03)	0.42 (0.03)	0.39 (0.02)	0.42 (0.03)	0.39 (0.02)	*
Swing phase time [s]	0.99 (0.08)	1.04 (0.08)	0.94 (0.04)	1.02 (0.07)	0.93 (0.06)	*
Walking speed [km/h]	61.10 (4.92)	57.80 (4.39)	64.21 (3.05)	59.08 (3.92)	64.46 (4.16)	*

* : significant ($p<0.05$ and $\eta>.02$) fall experience effect

具や装具などを用いずに二足で歩行できる者であった．各参加者からは過去1年間の転倒経験を口頭で確認し，人に押されたなどのOverwhelming Hazard以外の理由で転倒を経験した者を転倒経験者（40名）とし，それ以外の者を転倒非経験者（39名）とした．なお，本研究における転倒は，複数の先行研究[10〜12]に基づき「自らの意志ではなく，膝もしくはそれよりも上部の身体部位が地面もしくはそれよりも低い個所に接触する現象」と定義した．本研究で用いたデータを計測する際のプロトコルはすべて産業技術総合研究所人間工学実験委員会により承認され，参加者らは実験前に書面と口頭による説明を受け同意した上で実験に参加した．

2.2 歩行計測

計測は10mほどの直線歩行が可能な，タイルカーペットが敷かれた実験室で行った．モーションキャプチャシステム（Vicon Nexus, Vicon社製）と床反力計（BP400600-2000及びBP400600-1000, AMTI）を用いて，参加者体表面に貼付したマーカ座標と床反力を計測した．計測時のサンプリング周波数は，マーカ座標が200 Hz，床反力が1000 Hzであった．マーカは，Helen Hayesマーカセットを基準とした計57点に貼付した．

参加者らは，歩行路を裸足で端から端までまっすぐ歩行した．歩行時の速度や歩幅，視線などに関しては特に規定せず，普段通り歩行するよう指示した．各試行の開始は実験者が口頭で合図した．計測は，参加者の疲労を考慮しつつ，10試行（右足5試行，左足5試行）計測した．参加者が計測エリアに踏み込むまでに最低5歩歩けるように，スタート位置は各参加者で調整した．

2.3 データ処理

本研究では，以下の手順で取得した一歩行周期中の骨盤角度及び下肢三関節の関節角度を分析対象とした．①4次のローパスバターワースフィルタを用いて，生データから高周波ノイズを除去した．その際のカットオフ周波数は，先行研究[13]に基づいてマーカ座標は10 Hz，床反力は56 Hzとした．②ローパスフィルタをかけたデータから，骨盤，大腿，下腿，足部のリンクモデルを構築した．③矢状面，前額面，水平面の各面における骨盤リンク角度及び下肢三関節の関節角度をカルダン角で算出した．④床反力から同定した踵接地のタイミングに基づいて歩行の1周期を切り出し，その区間でデータを100等分することで時間正規化した．

また，分析の結果出力された主成分について理解

するため，各試行から時間空間変数（歩幅，歩隔，歩調，立脚期時間，遊脚期時間及び歩行速度）を算出した．ここまでの処理は Visual 3D version 6.00.33（C-motion 社製）を用いた．

2.4 PCA

上記の通り取得したデータを PCA にかける手順，及び出力された結果を分析する手順は以下の通りである．

(1) 従来手法

①骨盤リンク角度及び各関節角度に関するすべてのデータ（1212 次元：4つの角度 × 3 平面 × 101 点）について各参加者 10 試行分の平均値と標準偏差を算出した．②各時点の平均値と標準偏差から 79 行（被験者 79 名）× 2424 列（4つの角度 × 3 平面 × 101 点 × 2 変数）の入力用の行列を構築した．③相関行列を用いて PCA を実施した．④出力された各主成分の主成分得点に対して後述の統計解析を実施し，転倒経験者と非経験者の歩容の再現性を比較した．⑤結果の安定性を確認するため，Leave-one-out 法に基づいて②から⑤の手順を 79 回繰り返した．

(2) 提案手法

①骨盤リンク角度及び各関節角度に関するすべてのデータ（1212 次元：4つの角度 × 3 平面 × 101 点）から，790 行（被験者 79 名 × 10 試行）× 1212 列（4つの角度 × 3 平面 × 101 点）の入力用の行列を構築した．②相関行列を用いて PCA を実施した．③出力された各主成分の主成分得点から，各被験者 10 試行分の平均値と標準偏差を求めた．④後述の統計解析を実施し，転倒経験者と非経験者の歩容の再現性を比較した．なお提案手法では，③の時点で各被験者 10 試行分の平均値と標準偏差を求めている．そのため後述の統計解析も，平均値に対する分析と，標準偏差に対する分析をそれぞれ実施した．⑤結果の安定性を確認するため，Leave-one-subject-out 法に基づいて②から④の手順を 79 回繰り返した．

2.5 統計解析

PCA によって得られた各主成分の主成分得点，上述の時間空間変数，及び参加者のデモグラフィックデータ（年齢，身長，体重）は，参加者の転倒経験を要因とした一元配置多変量分散分析（One-way Multivariate Analysis of Variance：One-way MANOVA）によって，統計学的有意差を検定した．本研究における有意水準は p 値が 5% 未満，η 二乗値が 0.01 以上の場合とした[14]．

上記の検定の結果，統計学的有意差が認められた主成分に関連する動きは，転倒経験に関連する歩行特徴を表すと考えられる．そこでこのような主成分については，骨盤リンク角度及び下肢三関節の関節角度の時系列データを再構築し，さらに主成分得点と時間空間変数及びデモグラフィックデータとの相関関係を分析した．時系列データの再構築は以下の手順で行った．①被験者各人の主成分得点を用い，統計学的有意差が認められた主成分に関連する時系列データを再構築した．この時従来手法では 79 名分の時系列データが，提案手法では 790 試行分の時系列データが再構築される．②従来手法では 79 名分の時系列データより，転倒経験者及び非経験者それぞれの平均的波形を算出した．提案手法では，790 試行分の時系列データからまずは各被験者内の平均値と標準偏差を求めた．そのうえでさらに被験者間の平均的波形を平均値と標準偏差それぞれに対して算出した．主成分得点と時間空間変数及びデモグラフィックデータとの相関関係の分析には，ピアソンの積率相関係数を求め，r 値が 0.2 以上のものを有意と判断した．

統計処理には SPSS version 24（IBM 社製）を使用した．

3. 結果

3.1 従来手法

(1) PCA によって確認された歩行特徴

PCA の結果，第 75 主成分までが寄与率が 1 以上となり，累積寄与率は 99.91% となった．これら 75 個の主成分のうち，第 5 主成分までが寄与率 5% 以上であったことから，本研究では第 5 主成分までを分析対象とした．

一元配置多変量分散分析の結果，第 4 主成分の主

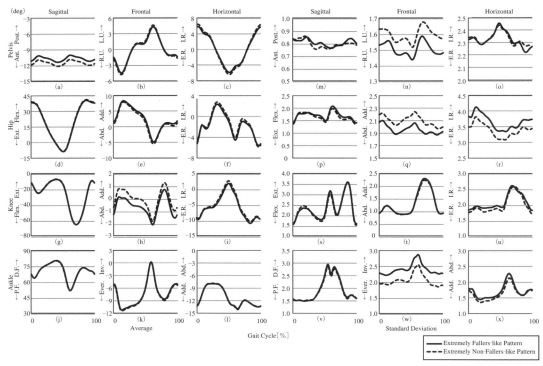

図2 主成分得点から再構築した第4主成分に関する動き

図中の表記は以下の通り：Post.：Posterior Tilt, Ant.：Anterior Tilt, Flex.：Flexion, Ext.：Extension, D. F.：Dorsi-flexion, P. F.：Plantar flexion, L. U.：Left Side Up, R. U.：Right Side Up, Add.：Adduction, Abd.：Abduction, I. R.：Internal Rotation, E. R.：External Rotation, Ever.：Eversion, Inv.：Inversion.

表2 第4主成分の主成分得点と各パラメータとの相関係数

	Step length	Step width	Cadence	Stance time	Swing time	Walking speed
PCV4	−0.281*	−0.202*	−0.014	0.050	−0.039	−0.206*

成分得点にのみ転倒経験の主効果（$F_{(1,78)}=4.213$, $p<0.05$, $ES=0.052$）が認められ，転倒経験者の主成分得点は，非経験者よりも有意に大きいことが分かった．

図2に，第4主成分から再構築した転倒経験者と非経験者それぞれの歩行特徴（平均値及び標準偏差）の時系列データを示す．転倒非経験者と比較して転倒経験者は，骨盤が後傾し（図2a），矢状面及び水平面における関節角度の再現性が立脚後期から遊脚初期にかけて低下していることが分かった（図2p, r, s, u, v, x）．

表2に，第4主成分の主成分得点と時間空間変数との相関係数を示す．第4主成分は，歩幅，歩隔，歩行速度と負の相関があることが確認された．上記の通り，転倒経験者の主成分得点は，非経験者よりも有意に大きいため，転倒経験者は非経験者よりも歩幅が短く，歩隔が狭く，歩行速度が遅い傾向にあると考えられる．

(2) 結果の安定性

Leave-one-out 法に基づく79回の繰り返しのうち，すべてのデータを用いた際の結果と同じ第4主成分のみに転倒経験の主効果が認められた試行は47回（59.5%）であった．これらのことから従来手法では，データの組み合わせによって結果が安定しないことが確認された．

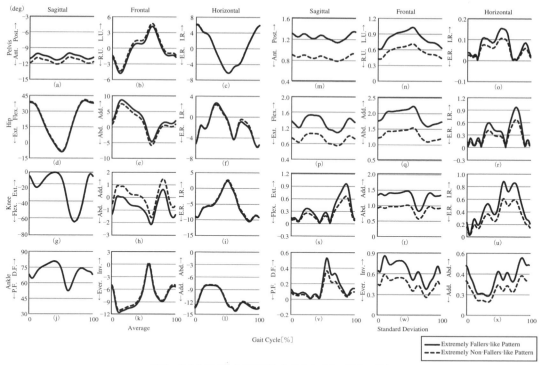

図3 主成分得点から再構築した第3主成分に関する動き

図中の表記は以下の通り：Post.：Posterior Tilt, Ant.：Anterior Tilt, Flex.：Flexion, Ext.：Extension, D. F.：Dorsi-flexion, P. F.：Plantar flexion, L. U.：Left Side Up, R. U.：Right Side Up, Add.：Adduction, Abd.：Abduction, I. R.：Internal Rotation, E. R.：External Rotation, Ever.：Eversion, Inv.：Inversion.

表3 第3主成分の主成分得点と各パラメータとの相関係数

	Step length	Step width	Cadence	Stance time	Swing time	Walking speed
PCV 3 AVG	0.011	−0.226*	0.133	−0.161	−0.076	0.117
PCV 3 SD	−0.010	0.085	−0.142	0.139	0.141	−0.116

3.2 提案手法

(1) PCAによって確認された歩行特徴

PCAの結果，第41主成分までが寄与率が1以上となり，累積寄与率は98.28％となった．これら41個の主成分のうち，第6主成分までが寄与率5％以上であったことから，本研究では第6主成分までを分析対象とした．

第1主成分から第6主成分の主成分得点から各被験者10試行分の平均値と標準偏差を求め，それぞれに対して一元配置多変量分散分析を実施した．その結果，平均値（$F_{(1,78)}=8.738$, $p<0.01$, ES＝0.102），標準偏差（$F_{(1,78)}=5.901$, $p<0.05$, ES＝0.071）ともに第3主成分にのみ転倒経験の主効果が認められ，どちらも転倒経験者の方が非経験者よりも有意に大きいことが分かった．

図3に，第3主成分から再構築した転倒経験者と非経験者それぞれの歩行特徴（平均値及び標準偏差）の時系列データを示す．転倒非経験者と比較して転倒経験者は，骨盤が後傾し（図3a），骨盤のリンク角度及び関節角度の再現性が低下していることが分かった（図3m～x）．

表3に，第3主成分の主成分得点の平均値及び標準偏差それぞれと，時間空間変数との相関係数を示

す．第3主成分の平均値は，歩隔と負の相関があることが確認された．また第3主成分の標準偏差と時間空間変数との間には有意な相関関係は認められなかった．上記の通り，転倒経験者の主成分得点の平均値は，非経験者よりも有意に大きいため，転倒経験者は非経験者よりも歩隔が狭い傾向にあると考えられる．

(2) 結果の安定性

Leave-one-out法に基づく79回の繰り返しのうち，すべてのデータを用いた際の結果と同様に第3主成分の主成分得点の平均値のみに転倒経験の主効果が認められた回数，第3主成分の主成分得点の標準偏差のみに転倒経験の主効果が認められた回数ともに77回（97.5%）であった．これらのことから提案手法では，データの組み合わせによらず結果が極めて安定することが確認された．

4．考察

本研究では，各被験者から取得した全試行の時系列データに対してPCAを実施したうえで，各被験者の主成分得点の再現性の個人差を分析対象とする提案手法を提案し，従来手法と比較することで，その妥当性について検証することを目的とした．

本研究では以下の2つの仮説を立てた．①従来手法でも提案手法でも，分析結果はおおむね一致する．②提案手法は従来手法に比べてPCAの結果が安定する．これらの仮説を検証するため，本研究では先行研究で実施した転倒経験者と非経験者の歩行特徴の比較研究を題材とし，以下の2つの観点から従来手法と提案手法とを比較した．①すべてのデータを用いてPCAを実施し，各手法から出力される結果を比較した．②Leave-one-out法（提案手法ではLeave-one-subject-out法）を用いて各手法の安定性を比較した．その結果，以下の通り仮説が支持された．

4.1 従来手法と提案手法の結果の共通性

分析の結果，従来手法でも提案手法でも，一つの主成分（従来手法では第4主成分，提案手法では第3主成分）にのみ転倒経験の主効果が認められた．また，各主成分から再構築した転倒経験者と非経験者それぞれの時系列データ（図2及び3）を比較すると，それぞれの歩行特徴はおおむね一致していることがわかる．さらにそれぞれの主成分の主成分得点は歩隔と負の相関関係にあることも一致した．これらのことから仮説①は支持されたと考えられる．

4.2 結果の安定性

Leave-one-out法及びLeave-one-subject-out法に基づく79回の繰り返しの結果，全てのデータを用いた分析結果と一致した試行は，従来手法が47回（59.5%），提案手法が77回（97.5%）であった．このことは，従来手法ではデータによって異なる結果が得られる可能性が高いこと，提案手法では結果が極めて安定することを示しており，これらのことから仮説②も支持されたと考えられる．

一般的に多変量解析を実施する際には，分析する次元数の10倍のデータが必要と言われている[9]．この観点からは，790行（被験者79名×10試行）×1212列の行列に対してPCAを実施した提案手法でもデータ数が不足していると考えられる．それでも提案手法の結果が安定した理由としては，歩行に関する時系列データはデータ間の相関が強いものが多く，次元の冗長性が高い行列となっているためであると考えられる[15,16]．

4.3 提案手法の更なる応用

本研究で提案・検証した手法は，様々な変数の相互作用を含む歩行特徴の再現性とその個人差を包括的に比較でき，かつ対象の歩行特徴を直観的に評価できる手法である．この手法では各試行の主成分得点を取得しているため，歩行特徴の再現性以外の観点での分析も可能である．例えば被験者内における左右差や日間変動なども被験者間で比較することができ，それによって今後新たな知見が得られる可能性が考えられる．

5．結論

本研究は，事前に計算した各被験者の歩容の再現性に対してPCAを実施する従来手法と，各被験者から取得した全試行の時系列データに対してPCAを実施したうえで，各被験者の主成分得点の再現性の個人差を分析対象とする提案手法とを比較し，提案手法の妥当性を検証することを目的とした．そこで高齢者79名分のデータを従来手法と提案手法とで分析した結果，①従来手法と提案手法の分析結果はおおむね一致すること，及び②提案手法は従来手法に比べてPCAの結果が極めて安定することの2点が確認された．

謝辞

本稿の執筆にあたってご協力をいただいた，河内まき子様，河合祐子様，小野美穂様，秋元麻樹様に深く感謝いたします．

参考文献

1) Aristotle：On the Gait of Animals. Kessinger Publishing, (2004).
2) Nigg, BM. Baltich, J. Maurer, C. and Federolf, P.：Shoe midsole hardness, sex and age effects on lower extremity kinematics during running, *J Biomech*, 45, 1692-1697, (2012).
3) Yamamoto, S. Suto, Y. Kawamura, H. Hashizume, T. Kakurai, S. and Sugahara, S.：Quantitative gait evaluation of hip diseases using principal component analysis, *J Biomech*, 16（9）, 717-26, (1983).
4) Deluzio, KJ. and Astephen, JL.：Biomechanical features of gait waveform data associated with knee osteoarthritis, An application of principal component analysis, *Gait Posture*, 25, 86-93, (2007).
5) Federolf, PA. Boyer, KA. and Andriacchi, TP.：Application of principal component analysis in clinical gait research：Identification of systematic differences between healthy and medial knee-osteoarthritic gait, *J Biomech*, 46, 2173-2178, (2013).
6) Kobayashi, Y. Hobara, H. Matsushita, S. and Mochimaru, M.：Key joint kinematic characteristics of the gait of fallers identified by principal component analysis, *J Biomech*, 47, 2424-2429, (2014).
7) Kobayashi, Y. Hobara, H. Heldoorn, T. A. Kouchi, M. and Mochimaru, M.：Age-independent and age-dependent sex differences in gait pattern determined by principal component analysis, *Gait Posture*, 46, 11-7, (2016).
8) Kobayashi, Y. Akimoto M. Imaizumi, K. Hobara, H. Kouchi, M. and Mochimaru, M.：How too big shoes affect to the joint kinematics of kids gait pattern?, *Footwear Science*, 7, S53-S55, (2015).
9) Nunnally, J. C.：Psychometric Theory. 2nd ed. New York：McGraw Hill, (1987).
10) 近藤敏，宮前珠子：在宅高齢者の転倒と転倒恐怖，OTジャーナル，33, 839-844, (1999).
11) Tinetti, M. E. Speechley, M. and Ginter, S. F.：Risk factors for falls among elderly persons living in the community, *N Eng J Med*, 319, 1701-1707, (1988).
12) 小林吉之：足部・足関節の機能と転倒-つまずきやすさを表す足部クリアランスの観点から，PTジャーナル，45（9）, 757-763, (2011).
13) van den Bogert, A. J. and de Koning, J. J.：On Optimal Filtering for Inverse Dynamics Analysis, *the IXth Biennial Conf. of the Canadian Society of Biomech*, 214-215, (1996).
14) Cohen, J.：The analysis of variance. In：Statistical Power Analysis for the Behavioral Sciences, Lawrence Erlbaum Associates, Publishers, New Jersey, 273-406, (1988).
15) Federolf, P. A. Boyer, K. and Andriacchi, T. P.：Response to letter to the editor regarding "Application of principal component analysis in clinical gait research", *J Biomech*, 47（6）, 1555-1556, (2014).
16) Troje, N. F.：Decomposing biological motion：a framework for analysis and synthesis of human gait patterns, *J Vision*, 2, 371-387, (2002).

（注1）小林吉之，持丸正明，2013：AIST歩行データベース2015. http://www.dh.aist.go.jp/database/gait2013/（2017/5/19確認）

Comprehensive data comparison and evaluation of gait features using Principal Component Analysis

Yoshiyuki KOBAYASHI, Hiroaki HOBARA, Kanako NAKAJIMA,
Satoru HASHIZUME, Masaaki MOCHIMARU

Human Informatics Research Institute, National Institute of
Advanced Industrial Science and Technology

Abstract　Recently, principal component analysis (PCA) has attracted increasing interest in biomechanical studies because of its usefulness in identifying the movement characteristics of various groups under various conditions using whole data waveforms. However, previous studies using PCA on the matrix constructed from the data of whole trials failed to separate the inter-subject component and the intra-subject component of gait features in their analysis. Therefore, this study proposed a new method to clear this problem and verified its relevance by comparing the gait features of fallers and non-fallers between the proposed method and the ordinary method. As a result of this study, we found that (1) both methods output similar gait features, but (2) the repeatability of proposed method was much higher than the ordinary method.

Key Words：Gait Features, Principal Component Analysis, Comprehensive data comparison and analyses, Inter-subject variability, Intra-subject variability, Interaction

被験者固有の三次元有限要素モデルを用いた歩行動作下での大腿骨頚部骨接合術後の再骨折リスク評価

中村祐貴子[1], 魏綾那[2], 安達和彦[2], 野田光昭[3]

[1]神戸大学大学院工学研究科, [2]中部大学工学部, [3]甲南病院整形外科

要旨 高齢女性被験者CT画像から,寛骨・軟骨・大腿骨近位部・インプラントから成る左股関節に対する骨接合術後の有限要素モデルを新たに作成した.筋骨格モデルで推定した歩行時の股関節反力および関節回りの筋力(中殿筋,大殿筋,内転筋,大腿筋膜張筋)の時刻歴波形を動荷重条件とし,歩行時の大腿骨近位部の屈曲・伸展運動を変位境界条件とした.これら条件下で被験者固有モデルの応力を解析し,歩行動作下での大腿骨近位部の時々刻々の応力の変化を可視化した.本解析は,術後再骨折リスク評価に有用となる.

キーワード:整形外科,大腿骨頚部骨折,インプラント,リハビリテーション,筋骨格有限要素解析,動解析

1. はじめに

大腿骨近位部骨折においてインプラントを用いた骨接合術は低侵襲で治療効果が高い方法とされる.一方で,骨癒合遷延,偽関節,変形などの術後合併症の発生により身体機能が充分回復しない症例が報告されている[1,2].これら術後合併症の発生メカニズムは充分に解明されていない.大腿骨近位部の応力状態を力学的に検討するため,有限要素法を用いたバイオメカニクス解析が従来から数多く行われている.そのほとんどが静止立位状態を模擬して単純化した境界条件および荷重条件の下での静解析となっている.

著者らはこれら従来の研究と同様に静止立位状態を模擬した静解析を行ってきたが[3~5],術後に患者が静止立位姿勢で長時間活動することは考えにくく,歩行補助具を用いながら歩行動作を行うことが多いと考えられる.そこで,著者らは大腿骨近位部の有限要素解析における荷重条件および境界条件に注目し,静解析と歩行動作を模擬した条件下での動的な解析では異なる結果となることを示した[6].また,歩行動作での大腿骨近位部の屈曲・伸展運動に対応する境界条件および歩行動作から逆動力学解析を用いて推定した荷重条件を有限要素モデルに組み込み,歩行動作を模擬した歩行条件下で大腿骨近位部の応力の変動を経時的に解析できる動的解析手法の開発に取り組んでいる[7,8].しかし,既報[8]で用いた有限要素モデルは,図1に示すように骨盤については寛骨臼部のみのモデル化,大腿骨近位部につい

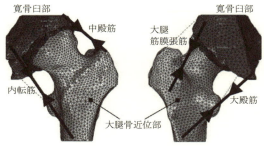

図1 文献8の三次元有限要素モデル
左股関節部の三次元有限要素モデル（寛骨臼部，大腿骨近位部，軟骨）で，正面像（左図）に中殿筋と内転筋のモデルを，背面像（右図）に大腿筋膜張筋と大殿筋のモデルをそれぞれ示す．それぞれ筋は1本の線要素でモデル化した．骨モデルの形状の制約から筋の起始と停止の位置が本来の位置と異なる．

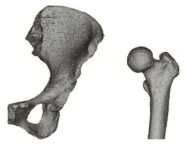

図2 被験者固有の形状モデル
匿名化された被験者CT画像から三次元再構成した寛骨（左図）と大腿骨近位部（右図）．

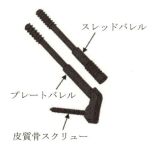

図3 インプラント Dual SC Screw の形状モデル

ては転子下までのモデル化にとどまっていた．股関節周りの筋群としてモデル化した中殿筋・大殿筋・内転筋・大腿筋膜張筋はそれぞれ1本の線要素でのモデル化にとどまり，骨モデルの形状の制約から図1に示すように本来の筋の起始と停止と異なる位置でモデル化していた．

本研究では，筋の広がりや起始と停止の位置をより解剖学的に適切なモデル化となるように，新たに左股関節の健常骨と骨接合術後の治療骨に対する有限要素モデルを開発し，歩行動作下での大腿骨近位部の時々刻々の応力の変化を可視化することを目的とする．そのため，骨盤については寛骨をモデル化し，大腿骨近位部については骨頭から骨幹部までをモデル化する．股関節周りの筋群については，中殿筋・大殿筋・内転筋をそれぞれ複数の線要素でモデル化する．

2．三次元有限要素モデルの構築

2.1 被験者固有モデル

本研究は倫理委員会の承認を得て開始し，匿名化された被験者（健常，80代女性）のCT画像（全身用X線CT診断装置，管球電圧：120 kVp，画像サイズ：512×512 pixel，FOV：265 mm×265 mm，スライス厚：0.625 mm，スライス数：452枚）から 3D Slicer（Version 4.2.2-1）[9]を用いて寛骨および大腿骨近位部を三次元再構成し，図2に示す被験者固有の形状モデルを作成した．CT画像の位置情報に基づいて寛骨および大腿骨近位部を体内と同じ相対位置関係を保つように組み合わせ，寛骨臼と大腿骨頭の間を全て軟骨と仮定し，健常骨モデルを作成した．ただし，寛骨臼部の内面形状は骨頭中心と同一中心の球面形状とした．さらに大腿骨頸部骨折のモデルとして，Pauwelsによる分類のⅡ型[10]を想定し，大腿骨近位部の三次元モデルの頸部に正面像にて水平面に対して 50 deg の角度をなす平面を作成して骨折面のモデルとした．寛骨，骨折面をモデル化した大腿骨近位部および軟骨の各モデルに，インプラントの三次元モデルを組み合わせることで骨接合術後の治療骨モデルを作成した．本研究では，骨接合に用いるインプラントは Dual SC Screw（DSCS，KiSCO）[11]とし，整形外科医の指導の下，大腿骨近位部の至適位置にインプラントを刺入したモデルを作成した．図3にインプラントの形状モデルを示す．作成したこれらの三次元モデルは，ANSYS ICEM

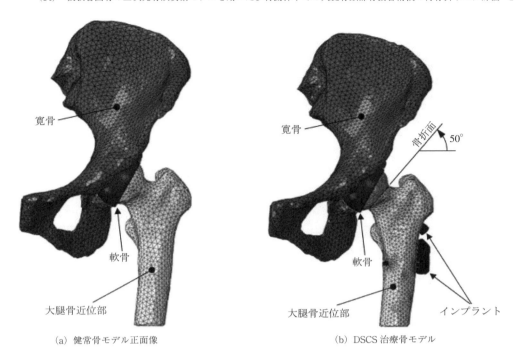

(a) 健常骨モデル正面像　　(b) DSCS 治療骨モデル

図 4　新しい三次元有限要素モデル

左股関節部の健常骨モデル (a) と DSCS 治療骨モデル (b)：寛骨，骨幹部までの大腿骨近位部，軟骨，DSCS の各有限要素モデルから構成される．

CFD (Version 17.2, ANSYS) の自動メッシュ分割機能を用いて 4 節点四面体一次要素 (ABAQUS 要素タイプ：C3D4) で分割し，図 4 に示す三次元有限要素モデルを作成した．寛骨モデルは要素数 24,374 および節点数 7,683 となり，大腿骨近位部の健常骨モデルは要素数 51,451 および節点数 11,322，DSCS 治療骨モデルは要素数 211,340 および節点数 43,931，DSCS モデルは要素数 41,267 および節点数 11,223 となった．

2.2　荷重条件設定のための逆動力学解析

前節で作成した健常骨モデルおよび DSCS 治療骨モデルに設定する荷重条件は，本研究においても既報[8]と同様に歩行時の股関節反力と股関節周りの筋力の時刻歴波形とする．既報[8]では，歩行時の股関節反力と股関節周りの筋力の時刻歴波形は，剛体リンク（骨）と線要素（筋肉）を組み合わせた図 5 に示す下肢の筋骨格モデルに対する逆動力学解析[12]から推定した．以下に荷重条件設定のための逆動力学

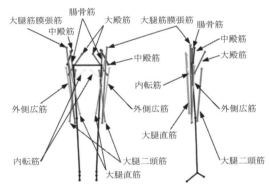

図 5　筋骨格モデル

剛体リンク（骨）と線要素（筋）を組み合わせた下肢の筋骨格モデル．正面図（左）と側面図（右）を示す．腸骨筋，中殿筋，大腿直筋，外側広筋，大腿二頭筋，内転筋，大腿筋膜張筋，大殿筋の計 8 種類をモデル化した．

解析について説明する．

図 5 の筋骨格モデルは，関節中心を剛体リンクの節点とし，股関節中心から膝関節中心までを結ぶリンクを大腿部，膝関節中心から足首関節中心を結ぶリンクを下腿部とした．高齢女性の下肢を想定し，

大腿部，下腿部，足部に相当する剛体リンクの質量，慣性モーメント，重心位置などの特性値は文献[13]で報告されている高齢女性の身体部分慣性特性の平均値を用いた．Heller ら[14,15]，Sasaki ら[16]の文献を参照し，歩行中に大腿骨近位部に直接筋力の影響を及ぼすと考えられる膝より上部の代表的な筋として，腸骨筋，中殿筋，大腿直筋，外側広筋，大腿二頭筋，内転筋，大腿筋膜張筋，大殿筋の計 8 種類を選定した．選定した個々の筋に対して起始および停止の位置は，文献の解剖図[17]を参考にし，かつ整形外科医の指導の下，付着範囲のおおよその中心部となるようにそれぞれ一つの点で指定し，起始および停止の 2 点間を結ぶ一本の直線で近似してそれぞれの筋をモデル化した．取り扱いを簡単にするため，筋は収縮力のみ発生するものとし，伸長方向には力が発生しないものとした．膝下の筋力で発生する合力である関節周りのモーメントとして，膝関節トルクと足首関節トルクを仮想的に考慮した．

逆動力学解析では入力として歩行時の各関節の角度データと床反力データが必要となるが，著者らの研究グループは三次元歩行動作計測システムを保有しておらず，文献に記載された関節角度データと床反力データを用いることとした．図 5 の筋骨格モデルに，関節角度[18,19]から推定した歩行中の骨の重心位置，速度，加速度，および床反力[18,20]を入力し，下肢の関節反力，関節モーメント，筋力を逆動力学解析により推定した．図 5 の筋骨格モデルでは，未知変数となるモデル化した 8 種類の筋の筋力に対して，制約条件である運動方程式の数の方が多くなる．そこで，「各筋に生じる負荷が最も少ない状態が望ましい筋力の発揮状態である」と仮定し，式（1）に示す筋応力の二乗和を最小化する最適化問題[21]を定式化し，MATLAB の最適化計算ツールを用いて歩行一周期での時刻歴の関節反力，関節モーメント，筋力を算出した．

$$f_{obj} = \sum_{j=1}^{8} \left(\frac{F_j(t)}{PCSA_j} \right)^2 \qquad (1)$$

式（1）で $F_j(t)$ は第 j 番目の筋の筋力を，$PCSA_j$ は第 j 番目の筋の筋断面積[21]を，添え字 j はモデル化した 8 種類の筋を，t は歩行一周期を 100 分割して

設定した各歩行時刻をそれぞれ示す．

2.3　解析条件

(1) 材料物性

寛骨，大腿骨近位部および軟骨の材料特性は既報[8]と同様に均質等方線形弾性体を仮定し，ヤング率は文献[22,23]に記載されている数値を部位毎に設定した．骨密度は Keyak の式[24]を用いてヤング率から推定した．本研究では図 2 に示したように左寛骨全体をモデル化したので，寛骨モデルについては，図 6 に示すように寛骨臼部とその周囲は均質等方線形弾性体とし，頭側および内側の部分は剛体とし空間に固定した．また，DSCS 治療骨モデルで用いる DSCS モデルは剛体とした．モデルの材料物性を表 1 に示す．

(2) 荷重条件

健常骨モデルおよび治療骨モデルの荷重条件には 2.2 節で述べた方法により推定した股関節反力，股関節付近の 4 つの筋力（中殿筋，大殿筋，内転筋，大腿筋膜張筋）の時刻歴（歩行周期で正規化）および重力を与えた．4 つの筋力は文献[25]を参考にして選択した．本研究では既報[8]で推定した図 7 に示す股関節反力と股関節周りの筋力を用いた．

筋力は以下に述べる方法により，大きさおよび方

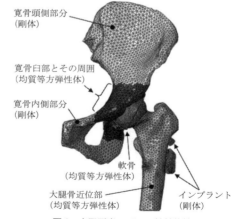

図 6　有限要素モデルの材料特性
寛骨臼部とその周囲および大腿骨近位部と軟骨は均質等方線形弾性体，寛骨の頭側と内側の各部分およびインプラントは剛体とした．均質等方線形弾性体の部分の材料物性は表 1 に示す．

表1 材料物性

		ヤング率 MPa	ポアソン比	密度 kg/m³
大腿皮質骨		13,300	0.3	1,141
大腿海綿骨	骨頭	440	0.3	138.8
	頚部	320		120.1
	遠位	150		85.1
軟骨		10	0.4	100
寛骨		13,300	0.3	1,141

有限要素モデルの材料特性は等方均質弾性体を仮定した．表中に記載のないインプラントDSCSは剛体とした．

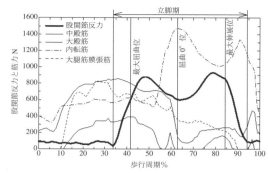

図7 股関節反力と股関節周りの筋力の時刻歴波形
筋骨格モデル（図5）を用いて逆動力学解析により推定した歩行一周期の股関節反力と股関節周りの筋力．

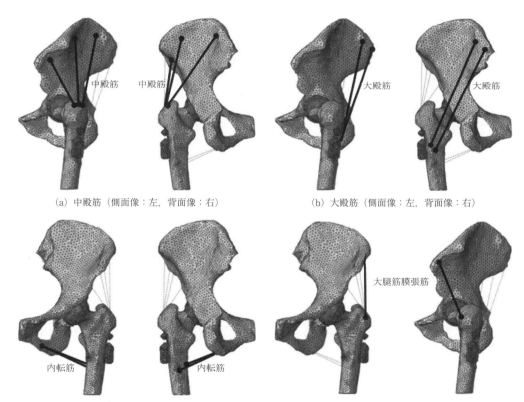

(a) 中殿筋（側面像：左，背面像：右）　　(b) 大殿筋（側面像：左，背面像：右）

(c) 内転筋（正面像：左，背面像：右）　　(d) 大腿筋膜張筋（正面像：左，側面像：右）

図8 有限要素モデルでのコネクタ要素による筋のモデル化
(a) 中殿筋はコネクタ要素3本でモデル化，(b) 大殿筋はコネクタ要素2本でモデル化，(c) 内転筋はコネクタ要素2本でモデル化，(d) 大腿筋膜張筋はコネクタ要素1本でモデル化した．

向が時間変化する荷重条件として設定した．まず，各筋の起始位置と停止位置に相当する有限要素モデル上のそれぞれ一節点を「コネクタ要素」と呼ばれる要素を用いて相互に結合した．筋をモデル化したコネクタ要素の有限要素モデル上での配置を図8に示す．コネクタ要素はABAQUSで用意されている

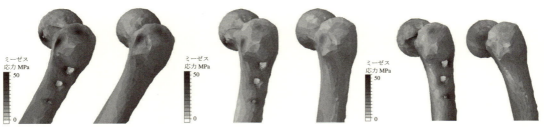

(a) 最大屈曲位 (41.6% Gait)（治療骨：左，健常骨：右）　(b) 屈曲 0°(62.9% Gait)（治療骨：左，健常骨：右）　(c) 最大伸展位 (84.7% Gait)（治療骨：左，健常骨：右）

図9 大腿骨近位部皮質骨のミーゼス応力分布（側面像）
(a) 最大屈曲位 (41.6% Gait), (b) 屈曲 0°(62.9% Gait), (c) 最大伸展位 (84.7% Gait).

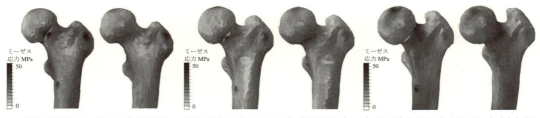

(a) 最大屈曲位 (41.6% Gait)（治療骨：左，健常骨：右）　(b) 屈曲 0°(62.9% Gait)（治療骨：左，健常骨：右）　(c) 最大伸展位 (84.7% Gait)（治療骨：左，健常骨：右）

図10 大腿骨近位部皮質骨のミーゼス応力分布（正面像）
(a) 最大屈曲位 (41.6% Gait), (b) 屈曲 0°(62.9% Gait), (c) 最大伸展位 (84.7% Gait).

要素の1種で（ABAQUS 要素タイプ：CONN3D2），コネクタ要素の走行方向に力を発生させることができ，かつコネクタ要素で結合した節点の相対移動に合わせて節点に作用する力の方向を変えることができる．筋の広がりを近似的に考慮できるように，中殿筋は3本，大殿筋は2本，内転筋は2本のコネクタ要素でそれぞれモデル化した．一方，大腿筋膜張筋は1本のコネクタ要素でモデル化した．図7に示した歩行一周期の筋力を歩行時の大腿骨近位部の屈曲・伸展運動に同期させてコネクタ要素の走行方向に発生させることで，歩行時の筋力に相当する荷重条件を健常骨モデルおよび治療骨モデルに与えた．筋を複数のコネクタ要素でモデル化した中殿筋，大殿筋，内転筋については，図7に示した筋力を個々のコネクタ要素に等配分した．

(3) 境界条件

健常骨モデルおよび治療骨モデルの境界条件として大腿骨近位部に歩行時の屈曲・伸展運動を与えた．

ABAQUS のプリポスト ABAQUS CAE 上で，大腿骨近位部の遠位端面の節点を骨頭中心の節点で拘束（Multi-Point Constraints）し，骨頭中心に強制変位を与えることで，骨頭中心の節点を回転中心とする屈曲・伸展運動を再現した．本研究では，歩行中の大腿骨近位部の動きは矢状面の屈曲・伸展運動のみであると仮定し，上下方向への動きは自由とした．寛骨は，剛体の特性を与えた頭側および内側の部分を拘束した．

3．解析結果

健常骨モデルと DSCS 治療骨モデルに対して，ABAQUS/Explicit（Version 6.13-5, SIMULIA）で歩行一周期での大腿骨近位部の動的な応力状態を動的陽解法で解析した．解析は，11CPU を用いた並列計算（CPU：Intel Xeon X5650, 2.67 GHz, Memory：24.0 GB, OS：Microsoft Windows 7 Professional 64Bit）を行い，解析に要したCPU時間は健常骨モデルで約51時間，DSCS治療骨モデルで約149時間となった．

歩行中の骨盤（寛骨）に対する大腿骨近位部の屈曲・伸展運動を再現することができ，歩行一周期内の時々刻々の寛骨臼部，大腿骨近位部の皮質骨および海綿骨，軟骨の応力分布が可視化できた．動解析によって得られたDSCS治療骨モデルと健常骨モデルでの大腿骨近位部皮質骨表面のミーゼス応力の分布図を図9に側面像で，図10に正面像でそれぞれ示す．図9および図10において，(a)は最大屈曲位時点（41.6% Gait），(b)は屈曲0°時点（62.9% Gait），(c)は最大伸展位時点（84.7% Gait）での応力解析結果を示す．これらの応力分布図は，歩行一周期内で連続した応力解析の一部として得られた．

4．考察

歩行動作下での大腿骨近位部の時々刻々のミーゼス応力分布の変化が可視化でき，術後再骨折リスク評価の観点から皮質骨の応力集中について以下に考察する．

歩行一周期内で皮質骨応力が大きくなる箇所として，まず，股関節反力を負荷した骨頭皮質骨部位および筋停止位置での皮質骨が挙げられる．これらは，DSCS治療骨モデルと健常骨モデルに共通し，本研究で用いた有限要素モデルの荷重条件による．次に，歩行一周期内で健常骨モデルの皮質骨応力に対して明らかに治療骨モデルの皮質骨応力が大きくなる箇所は，大腿骨外側皮質骨のインプラント刺入部（スレッドバレルおよびプレートバレル）周囲，プレートバレルを転子下で固定する皮質骨スクリュー穴周囲，頚部骨折面となった．大腿骨外側皮質骨のインプラント刺入部周囲の応力値の上昇は，近位となるスレッドバレル刺入部周囲の方が遠位のプレートバレル刺入部周囲よりも大きく，50 MPaを超えるミーゼス応力値が計算された．皮質骨スクリュー穴周囲についても外側および内側の皮質骨で50 MPaを超えるミーゼス応力値が計算された．頚部骨折面についても，ミーゼス応力値は50 MPaを超え，最大屈曲位では頚部内側の骨折面で，最大伸展位では頚部外側の骨折面で応力値の上昇が顕著となり，歩行動作による大腿骨近位部の屈曲・伸展運動に同期して骨折面での応力値の分布が移り変わった．以上の解析結果は，術後の歩行動作において，例えば，大腿骨近位部外側皮質骨のインプラント刺入部周囲の術後再骨折リスクを評価する際に有用となることが示唆される．

これらの解析結果は，著者らの従来の静解析[3～5]と矛盾せず，かつ既報[8]での動解析の結果と同様となった．しかし，著者らの従来の静解析では，歩行動作による大腿骨近位部の屈曲・伸展運動に同期した時々刻々の応力変化を可視化することはできない．近年，歩行中の代表姿勢や最大荷重値を抽出し，その時点における静解析で歩行中を模擬した研究が報告されているが[26～28]，歩行動作による大腿骨近位部の屈曲・伸展運動に同期した時々刻々の応力変化を解析したものではない．

最後に本研究の限界について述べる．本研究では，健常骨モデルおよび治療骨モデルの荷重条件に既報[8]で用いた股関節反力および股関節付近の4つの筋力を用いた．本来であれば，有限要素モデル作成に用いたCT画像と同一の被験者に対して計測した歩行データを基に逆動力学解析によって股関節反力および股関節付近の4つの筋力を求める必要がある．既報[8]で用いた股関節反力および股関節付近の4つの筋力は若年被験者に対する文献データから求めたものであり，歩行速度や歩幅が有限要素モデル作成で用いたCT画像を撮像した高齢者被験者と合致しない．そこで，本研究では歩行周期で正規化することにより高齢者歩行の近似データとみなした．以上から，本研究の解析結果については定量的な取り扱いには議論が残るものの，定性的な考察は可能と考えられる．

5．結言

本研究では，筋の広がりや起始と停止の位置をより解剖学的に適切なモデル化となるように，新たに左股関節の健常骨と骨接合術後の治療骨に対する有

限要素モデルを開発した.開発したモデルを用いて,歩行動作下での大腿骨近位部の時々刻々の応力の変化を可視化することができた.

歩行動作による大腿骨近位部の屈曲・伸展運動に同期した時々刻々の応力変化を可視化することによって術後再骨折リスク評価に有用となる.

謝辞

本研究の一部は,公益社団法人 日比科学技術振興財団の平成28年度研究開発助成（一般課題）および中部大学 平成28年度 特別研究費（AI）の支援を受けて行われた.記して謝意を表する.

参考文献

1) 石井孝子,土井口祐一,杉谷勇二,杉山健太郎：大腿骨頸部骨折に対する Dual SC Screw System の治療成績,骨折,35（1），238-242，(2013).
2) 吉田圭二,藤原正利,森田侑吾,薮本浩光：大腿骨頸部骨折に対する Hansson pin 手術における成績不良例の検討,骨折,34（3），560-562，(2012).
3) Noda, M., Saegusa, Y., Takahashi. M., Tezuka, D., Adachi, K. and Naoi, K.：Biomechanical Study Using the Finite Element Method of Internal Fixation in Pauwels Type III Vertical Femoral Neck Fractures, Archives of Trauma Research, 4（3），e23167，(2015). DOI：10.5812/atr. 23167
4) 野田光昭,髙橋完靖,宮崎邦彦,手塚大地,安達和彦,直井和也：大腿骨頸部骨折 Pauwels III に対するハンソンピンとDSCSのバイオメカニクス的比較検討,骨折,37（2），505-508，(2015).
5) 手塚大地,安達和彦,直井和也,野田光昭,松田光正：有限要素解析を用いた大腿骨頸部骨折治療におけるプレートバレルの力学的評価.臨床バイオメカニクス,35，29-33，(2014).
6) 中村祐貴子,安達和彦,野田光昭：大腿骨頸部骨折後に対する歩行中の筋力を考慮した動的な有限要素解析,臨床バイオメカニクス,38，157-164，(2017).
7) 中村祐貴子,安達和彦,直井和也,野田光昭：大腿骨頸部骨折治療支援のための歩行を模擬した動的条件下における有限要素解析,日本機械学会第28回バイオエンジニアリング講演会講演予稿集,1F11，(2016).
8) 中村祐貴子,安達和彦,野田光昭：大腿骨頸部骨折術後の歩行動作における再骨折リスク評価,第37回バイオメカニズム学術講演会 SOBIM2016 TOYAMA 講演予稿集,1B-1-5，75-78，(2016).
9) Fedorov, A., Beichel, R., Kalpathy-Cramer, J., Finet, J., Fillion-Robin, J-C., Pujol, S., Bauer, C., Jennings, D., Fennessy, F., Sonka, M., Buatti, J., Aylward, S. R., Miller, J. V., Pieper, S., Kikinis, R.：3D Slicer as an Image Computing Platform for the Quantitative Imaging Network, Magnetic Resonance Imaging, 30（9），1323-1341，(2012). doi: 10.1016/j.mri.2012.05.001
10) 立石哲也：バイオメカニクス ～機械工学と生物・医学の融合～,オーム社,64-65，(2010).
11) 平中崇文,辻充男,上本晴信,飛田祐一,藤林功,岩佐賢二郎：大腿骨頸部骨折に対する Dual SC Screw の使用経験,骨折,30（2），315-318，(2008).
12) 美多勉,大須賀公一：ロボット制御工学入門,コロナ社,46-69，(1989).
13) 岡田英孝：男性高齢者の移動運動に関するバイオメカニクス的研究,24-58，筑波大学博士（体育科学）学位論文,(2002).
14) Heller, M. O., Bergmann, G., Deuretzbacher, G., Durselen, L., Pohl, M., Claes, L., Haas, N. P., Duda, G. N.：Musculo-skeletal loading conditions at the hip during walking and stair climbing, Journal of Biomechanics, 34（7），883-893，(2001).
15) Heller, M. O., Bergmann, G., Kassi, J. P., Claes, L., Haas, N. P., Duda, G. N.：Determination of muscle loading at the hip joint for use in pre-clinical testing, Journal of Biomechanics, 38（5），1155-1163，(2005).
16) Sasaki, K., Neptune, R. R., Kautz, S. A.：The relationships between muscle, external, internal and joint mechanical work during normal walking, The Journal of Experimental Biology, 212, 238-744，(2009).
17) Abrahams, P. H., Hutchings, R. T., Marks, Jr. S. C.：人体解剖カラーアトラス,原著第4版,南江堂,247-275，(1999).
18) 関公輔,鎌田一葉,諸橋勇：松葉杖歩行の歩行解析-健常者に松葉杖を使用させての変化,傾向を提示している本研究-,東北理学療法学,18，41-48，(2006).
19) Kobayashi, K., Gransberg, L., Knutsson, E., Nolen, P：A new system for three-dimensioal gait recording using electromagnetic tracking, Gait & Posture, 6（1），63-75，(1997).
20) 玉井敦,髙見正利,松山徹,光安郁雄,山田雪雄：脳卒中片麻痺患者に歩容による床反力波形の分類,理学療法学,13（5），357-367，(1986).
21) Crowninshield, R. D., Brand, R. A.：A physiologically based criterion of muscle force prediction in locomotion, Journal of Biomechanics, 14（11），793-801，(1981).
22) Simpson, D. J., Brown, C. J., Yettram, A. L., Procter, P., Andrew, G. J.：Finite element analysis of intramedullary devices：the effect of the gap between the implant and the bone, Proceedings of the Institution of Mechanical Engineers, Part H：Journal of Engineering in Medicine, 222（3），333-345，(2008).
23) 田中英一,山本創太,坂本誠二,中西孝文,原田敦,水野雅士：個体差を模擬した有限要素モデルによる大腿骨頸部転倒骨折の力学的検討,日本機械学会論文集A編,697（70），1179-1185，(2004).
24) Keyak, J. H., Rossi, S. A., Jones, K. A., Skinner, H. B.：Prediction of femoral fracture load using automated finite element modeling, Journal of Biomechanics, 31, 125-133，(1998).
25) Stolk. J., Verdonschot, N., Huiskes, R.：Hip-joint and abductor-muscle forces adequately represent in vivo loading of a cemented total hip reconstruction, Journal of Biomechanics, 34, 917-926，(2001).
26) Oshkour, A. A., Abu Osman, N. A., Yau, Y. H., Tarlochan, F., Wan Abas, W. A. B.：Design of new generation femoral prostheses using functionally graded materials：A finite element analysis, Proceedings of the Institution of

Mechanical Engineers, Part H: Journal of Engineering in Medicine, 227 (1), 3-17, (2013).
27) Vahdati, A., Walscharts, S., Jonkers, I., Garcia-Aznar, J. M., Vander Sloten, J., van Lenthe, G. H.: Role of subject-specific musculoskeletal loading on the prediction of bone density distribution in the proximal femur, Journal of the Mechanical Behavior of Biomedical Materials, 30, 244-252, (2014).
28) Yadav, P., Shefelbine, S., Gutierrez-Farewik, E. M.: Effect of growth plate geometry and growth direction on prediction of proximal femoral morphology, Journal of Biomechanics, 49 (9), 1613-1619, (2016).

Postoperative Fracture Risk Assessment of Osteosynthesized Proximal Femur under Physiological Gait Loading Condition Using a Subject-specific 3D Finite Element Model

Yukiko NAKAMURA[1], Nungna WI[2], Kazuhiko ADACHI[2], Mitsuaki NODA[3]

[1]Graduate School of Engineering, Kobe University,
[2]Department of Mechanical Engineering, Chubu University, [3]Orthopedics, Kohnan Hospital

Abstract Proximal femur fractures due to osteoporosis are one of the serious health issues in aging societies. Osteosynthesis employing pin- or screw-type implants is widely used for femoral neck fracture treatment in Japan. Unfortunately, complications such as secondary fractures may occur during the postoperative rehabilitation period. In order to reveal the potential cause of the postoperative fracture from the viewpoint of biomechanics, this study explores and proposes a novel dynamic stress analysis of the treated proximal femur based on finite element (FE) analysis via ABAQUS. A new subject-specific 3D left hip joint FE model was constructed from the CT images of an elderly female volunteer. The model consists of the pelvis, proximal femur, cartilage, and Dual SC Screw (DSCS). Dynamic loading and boundary conditions were applied to the model for simulating gait motion. The time-dependent loading forces acting around the hip joint were obtained by the inverse dynamic analysis of human gait using an in-house lower-limb musculoskeletal model. These loading and boundary conditions for simulating the gait motion are the major technical advantages of the proposed dynamic FE analysis over the conventional static FE analysis. The simulation results successfully demonstrated the detailed time-dependent stress distribution and excessive local stress concentration for the DSCS treatment ; the excessive local stress concentration is the potential cause of subtrochanteric fractures during the postoperative rehabilitation period. The proposed dynamic FE analysis has proved effective in assessing the postoperative fracture risk of osteosynthesis with implants.

Key Words: orthopedics, femoral neck fracture, implant, rehabilitation, musculoskeletal finite element analysis, dynamic analysis

足部剛性が走行中着地衝撃に及ぼす影響

仲谷政剛[1]，大窪伸太郎[2]，野々川舞[1]

[1]株式会社アシックススポーツ工学研究所，[2]広島国際大学総合リハビリテーション学部

要旨 本研究の目的は，簡便に足部剛性を定量化する手法を提案すると共に，走動作中の着地衝撃との関係を検討することである．被験者は成人男性13名とし，座位および立位における舟状骨高および鉛直方向地面反力を測定した．両姿勢における荷重変化を舟状骨高変化率にて除した値を足部剛性とし，体重の38.575%（足部および下腿部質量，ならびに大腿部質量および質量中心位置より算出）を舟状骨変化率で除した値を簡易足部剛性として，それぞれ算出した．その結果，足部剛性と簡易足部剛性は良く一致することが確認できたと共に，簡易足部剛性と着地衝撃との間に正の相関関係が確認できた（$r=0.889$，$p<0.01$）．本結果から，足部の形状変化から得られる足部剛性の評価により，走動作中の着地衝撃の大きさを予測可能であることが示された．

キーワード：足部特性，剛性，簡易評価手法，ランニング，着地衝撃

1．はじめに

近年，健康に対する意識の高まりに加え，手軽に楽しめる余暇活動として，ランニングは非常に多くのランナーに楽しまれている．週2回以上ランニングを実施する人は，2006年に216万人であったのに対して2016年では364万人にも上ると言われ，この10年間で1.7倍になっている[1]．このように，ランニング人口の増加に伴い，ランナーの多様化，ならびにランニングスタイルの多様化が進んでいる．これらに対応するため，国内外の各スポーツメーカーが展開するランニングシューズも多岐に及ぶ[2]．そのため，ランナー自身が自分の特徴に合わせたシューズを適切に選択することが困難な場合も少なくない．そのような状況に対応するため，ランナーの特徴を詳細に分析し，その結果に基づき推奨シューズを提案する選択支援システムを開発・運用しているメーカーもみられる[3~5]．その際には，シューズ選択に必要な情報を短時間で簡便に取得する必要がある．

ランナーの特徴を把握する方法の一つとして，足部形状の評価が挙げられ，短時間かつ省スペースで比較的簡便に計測できることに加え，被験者の負担が少ないという利点がある．足部形状により得られた指標の中でも足長，足幅などと共に良く取り扱われる指標として舟状骨高（アーチ高）あるいは舟状骨高を足長で除したアーチ高率[6]などが挙げられる．これまでに，アーチの高さにより足部形状を分類し，障害との関係[7,8]について検討されると共に，走動作時の様々な指標との関係[9~11]についても検討されてきた．ここで，一般的な足部形状計測は，静止立位姿勢でおこなわれる場合が多く，熟練した験者が行うか，足型計測機を用いて足部形状あるいは特徴点が計測される．したがって，一時点での形状のみが評価対象となり，荷重が作用した際に見られ

る変形のしやすさ（しにくさ）についての評価を行うことができない．一方，足部は28の骨で構成され，それらの間の関節は靭帯や筋などの軟部組織により連結されている[12]．それに対して，走動作支持期において足部には2〜3倍の荷重がかかるため[たとえば13]，足部は大きく変形する．そのため，運動中の特性を反映するためには，形状から得られる特性では不十分で，変形に加えて荷重を考慮した特性を取り扱う必要があると考えられる．

Zifchock et al. は，座位および立位における荷重変化をAHI（Arch height index, 足高を足長で除した値）[14]変化で除することにより，Arch stiffnessを定義し，性差について検討している[15]．その結果，AHIでは性差が見られなかったのに対して，Arch stiffnessでは女性の方が有意に小さいことを示している．また，AHIとArch stiffnessとの関係についても検討しているが，アーチが高いとアーチが硬い傾向にあるものの，その関係性は弱いとしている（$p=0.00$, $R^2=0.09$）．ここで，このArch stiffnessはAHIを用いて算出されており，足高および足長の計測が必要になるが，スポーツショップなどでの実用を考慮すると，測定方法の簡略化が望まれる．また，Arch stiffnessと実走行中の各指標との関係について検討されていないようである．

そこで本研究では，足部の変形特性として足部の変形しにくさの指標（足部剛性とする）を提案すると共に，最小限の測定項目数で簡便に足部剛性を評価する手法を提案する．さらに足部剛性と実走動作中の着地衝撃との関係について検討を行い，実走行にて地面反力を測定しなくても足部剛性により，着地衝撃が予測可能か否かについて検討する．

2．方法

2.1 被験者

日ごろからレクリエーションスポーツを楽しむ成人男性13名を被験者とした．ここで，被験者はすべてランニングをする際に踵から接地するタイプのランナーであった．被験者の年齢，身長，体重，ならびに三次元足型計測装置（INFOOT USB，株式会社アイウエアラボラトリー）を用いて測定した足部形状データより得られた足長，足囲，足幅，踵幅，およびアーチ高率[6]を表1に示す．なお，被験者には事前に研究の主旨について説明を行い，協力への同意を得た上で実験を行った．

表1 被験者特性

年齢 [歳]	34.8±5.6
身長 [cm]	174.0±7.2
体重 [kg]	68.8±6.6
足長 [mm]	261.3±12.5
足囲 [mm]	252.4±13.0
足幅 [mm]	105.4±6.0
踵幅 [mm]	66.2±3.0
舟状骨高 [mm]	42.3±6.1
アーチ高率 [％]	16.3±2.7

2.2 足部特性評価方法

(1) データ収集

足部の変形状態を計測するため，被験者の右足の図1に示す各位置に測定用反射マーカーを貼付した．被験者には，計測に先立ち左右上前腸骨棘間距離を計測し，左右の踵中央の距離がその距離の80％の距離となるよう，座位（図2内(a)参照）および立位（図2内(b)参照）の各姿勢をとるよう指示をした[17]．ここで座位とは，被験者の膝の高さに調整された台に，臀部のみが載るよう腰掛けることとし，足関節底背屈0度および膝関節屈曲90度になる姿勢とした．座位計測時には「背筋を伸ばして前方を見て，脚は脱力してください」，立位計測時には「背筋を伸ばして前方を見て，両足に均等に荷重がかかるようにしてください」とそれぞれ指示をした．両姿勢において，被験者は右足のみフォースプレートに載せ，3秒間の静止中の各マーカー座標値および地面反力を，3次元動作分析システム（VICON-MX, Vicon Motion Systems Ltd.）およびフォースプレート（9287A, Kistler Instrument AG）を用いて，サンプリング周波数250 Hzにて同期計測した．なお，本研究では，図1内の①舟状骨粗面，②第1末節骨頭，および③踵骨隆起のマーカー座標のみを使用した．

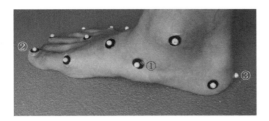

(a) 内側

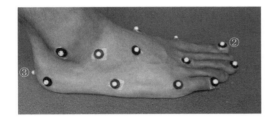

(b) 外側

図1 マーカー貼付位置

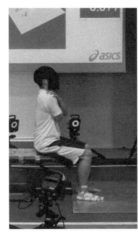
(a) 座位

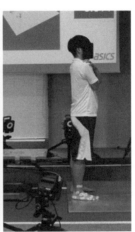
(b) 立位

図2 測定風景

(2) データ処理

得られた各マーカーの3次元座標に対して，位相ずれのないバターワース型デジタルフィルタを用いて，遮断周波数15Hzにて平滑化処理を行った．また，フォースプレートにより出力された8チャンネルのアナログデータに対して，位相ずれのないバターワース型デジタルフィルタを用いて遮断周波数150Hzにて平滑化処理を行った後に，地面反力を算出した．

(3) 足部剛性算出方法

座位から立位における舟状骨高の変化量について，座位における舟状骨高に対する比を舟状骨高変化率Hとし，下式にて算出した．

$$H = \frac{-(h_2 - h_1)}{h_1} \qquad (1)$$

ここで，h_1およびh_2は，座位および立位における舟状骨高をそれぞれ示す．

また，座位から立位において足部に作用する荷重変化を下式にて算出する．

$$F = f_2 - f_1 \qquad (2)$$

ここで，f_1およびf_2は，座位および立位において足部に作用する鉛直荷重を示す．

本研究では，足部剛性Kを，座位から立位における荷重変化Fを舟状骨高変化率Hで除した値として算出した．

$$K = \frac{F}{H} \qquad (3)$$

前述の足部剛性の算出時には，座位および立位における舟状骨高さ変化率および足部に作用する荷重変化率が必要となる．さらに，測定の簡便化を図るため，荷重測定無しに足部剛性を評価する方法について検討する．阿江ら[16]は，写真撮影による積層楕円板近似モデルを用い，日本アスリートの身体部分慣性係数を示している．この中で，足部，下腿部，および大腿部の身体質量に対する部分質量は，それぞれ1.1%，5.1%，および11.0%であると報告している．さらに阿江らは，大腿部の質量中心は，近位端より47.5%であることを示している．このことから，座位の場合の大腿部質量は，47.5%が膝関節を介して足部に作用すると共に，残り52.5%は臀部を介して被験者が座っている台に作用するものと考えられる．そこで，座位においては，足部および下腿部の質量に加えて，大腿部質量の47.5%が足部に作用するものと考え，座位における荷重率を下式とした．

$$f_1' = (r_{foot} + r_{shank} + 0.475 \cdot r_{thigh}) \cdot m_{body} g$$
$$r_{foot} = 0.001$$
$$r_{shank} = 0.051$$
$$r_{thing} = 0.110 \quad\quad (4)$$

ここで，r_{foot}, r_{shank}, r_{thigh} は身体質量 m_{body} に対するそれぞれの足部，下腿部，および大腿部の質量比を，g は重力加速度をそれぞれ示す．

また，立位においては，身体質量の50％の荷重が足部にそれぞれ作用するものとした．

$$f_2' = 0.5 \cdot m_{body} g \quad\quad (5)$$

式（4）および（5）より，荷重変化 F' は下式となる．

$$\begin{aligned} F' &= f_2' - f_1' \\ &= 0.38575 \cdot m_{body} g \end{aligned} \quad (6)$$

この F' および舟状骨高変化率 H を用いて，簡易足部剛性 K' を下式として算出する．

$$K' = \frac{F'}{H} \quad\quad (7)$$

上述の簡易足部剛性に関して，その有用性を確認すべく，Zifchock et al. が提案している Arch stiffness[15]との比較を行う．Zifchock et al. は，座位から立位における AHI[14]の変化を計測し，この AHI で体重の40％（足部および下腿部の質量に相当）の値を除した値を Arch stiffness として定義している．ここで，足高とは足部の中間部における足甲の最も高い点を示す．本研究では3次元動作分析システムを用いて，測定用反射の座標値を計測するため，足高を計測することが困難である．そこで，足高と高い相関関係にある舟状骨高の座標値を用いて Arch stiffness を算出した．

2.3 走動作実験方法

被験者には，裸足にてランニングをフォースプレート（9287A, Kistler Instrument AG）が埋設された全天候型陸上競技用トラック（MOND TRACK WS, MONDO S.p.A.）上で行うよう指示をした．フォースプレートまでの距離が 15〜25 m の範囲と

なるよう，各ランナーのストライドに合わせてスタート位置を任意に決定し，走速度 3.3 m/s とする一定速度でのランニング中の地面反力をサンプリング周波数 1000 Hz にて計測した．フォースプレートの中心から前後 2.5 m に設置した光電管計測システム（FA-NEW-SEA，株式会社フォーアシスト）によって得られた区間タイムを基に算出した走速度が 3.3 m/s±3％の範囲にあり，かつフォースプレートを右足により自然なフォームで踏んだ5試技を分析対象試技とした．

フォースプレートより出力された8チャンネルのアナログデータに対して，位相ずれのないバターワース型デジタルフィルタを用いて遮断周波数を 150 Hz にて平滑化処理を行った後に，地面反力を算出した．さらに，地面反力の鉛直方向成分について時間微分を Loading Rate として算出し，鉛直方向地面反力の支持期前半にみられる受動的局面におけるピーク値（以下，1st ピークと称す）までの間にみられる Loading Rate の最大値を Maximum Loading Rate として，着地衝撃の評価指標とした．

2.4 統計解析方法

走動作実験において，各被験者につき5試技ずつデータを取得した．得られた各指標については，これら5試技の平均値を当該被験者の代表値として取り扱うものとした．

荷重，体重比荷重および舟状骨高について，座位および立位時における差の検討を行うため，対応のあるt検定を行った．また，足部剛性と簡易足部剛性，Arch stiffness と簡易足部剛性，アーチ高率と簡易足部剛性，アーチ高率と Maximum Loading Rate，ならびに簡易足部剛性と Maximum Loading rate，それぞれの間の相関関係を検討するため，Pearson の積率相関係数を算出した．なお，有意水準は5％（$p < 0.05$）とした．

3．結果

表2に足部に作用する荷重，体重比荷重，および舟状骨高について，座位および立位における平均値

表2 座位および立位における各指標

	座位	立位	
荷重 [N]	84.8±16.7	342.2±30.4	**
体重比荷重 [BW]	0.126±0.024	0.511±0.039	**
舟状骨高 [mm]	47.3±5.5	42.5±6.1	**

** : p<0.01

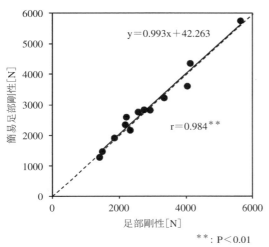

図3 足部剛性と簡易足部剛性との関係

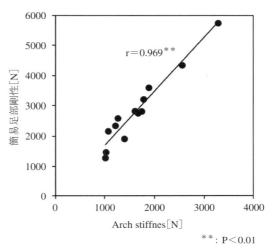

図4 Arch stiffness と簡易足部剛性との関係

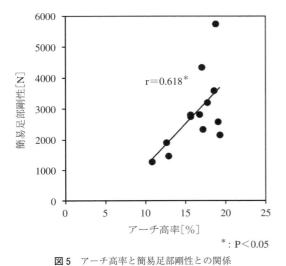

図5 アーチ高率と簡易足部剛性との関係

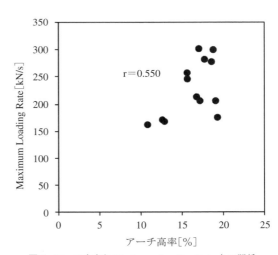

図6 アーチ高率と Maximum Loading Rate との関係

および標準偏差を示す．荷重および体重比荷重は，ともに座位に比べて立位において有意に大きかった．一方，舟状骨高については，座位に比べて立位において有意に低かった．

図3に足部剛性と簡易足部剛性との関係を示す．同図内，横軸には，座位および立位における舟状骨

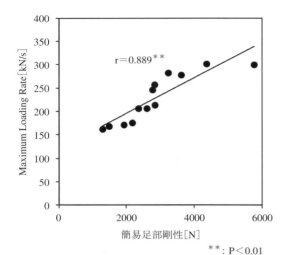

図7 簡易足部剛性と Maximum Loading Rate との関係

高および荷重をそれぞれ測定し，その変化率に基づき算出した足部剛性（式(3)）を，縦軸には，座位および立位において測定した舟状骨高より変化率のみを算出し，荷重は定数を用いて算出した簡易足部剛性（式(7)）をそれぞれ示す．同図内の波線は傾き1の直線を示している．本結果から，両者の間には高い正の相関関係が認められた．また，両指標を直線近似した際の近似式の傾きおよび切片は，それぞれ0.993および42.263であった．

図4に，Zifchock et al. が提案している Arch stiffness と簡易足部剛性との関係を示す．同図内，横軸および縦軸には Arch stiffness および簡易足部剛性をそれぞれ示す．同図より，両者の間には正の相関関係がみとめられた．

図5に，アーチ高率と簡易足部剛性との関係を示す．同図内，横軸および縦軸にはアーチ高率および簡易足部剛性をそれぞれ示す．同図より，両者の間には正の相関関係がみとめられた．

図6に，アーチ高率と Maximum Loading Rate との関係を示す．同図内，横軸および縦軸にはアーチ高率および Maximum Loading Rate をそれぞれ示す．同図より，両者の間に相関関係はみとめられなかった．

図7に，簡易足部剛性と Maximum Loading Rate との関係を示す．同図内，横軸および縦軸には簡易足部剛性および Maximum Loading Rate をそれぞれ示す．同図より，両者の間には正の相関関係がみとめられた．

4．考察

本章では，まず，提案する簡易足部剛性の妥当性について検討する．次に，従来法（Arch stiffness）と簡易足部剛性との関係について検討し，最後に簡易足部剛性が走動作中の着地衝撃に及ぼす影響について考察する．

4.1 簡易足部剛性の妥当性について

本研究では，精度を落とすことなく，簡便な計測方法にて足部剛性を評価すべく，下肢各部位の質量には阿江ら[16]の値を適用することで，舟状骨高の計測のみから足部剛性の評価を試みた．

本研究では，座位において足部には，足部，下腿部，および大腿部の47.5％の荷重が作用するものとし，阿江らの値[16]から体重比0.11425を取得し，この値を立位において足部に作用する体重比0.5から引いた0.38575を荷重変化率として，簡易足部剛性を算出した．実際の座位および立位における足部に作用していた荷重の全被験者の平均値および標準偏差は，それぞれ0.126±0.024％および0.511±0.039％であった（表3参照）．両姿勢間の荷重変化は0.384であり，簡易足部剛性を算出する際の荷重変化率0.38575（式(6)）とほぼ一致しており，本研究にて提案する荷重変化率は妥当であると判断できる．また，実測に基づき算出された足部剛性（式(3)）と，本章にて提案した簡易足部剛性（式(7)）との間には正の相関関係が確認された（図3参照）．さらに，近似直線が傾き1，切片0の直線に上にあるこ

表3 座位から立位における変化に基づく各指標

荷重変化率 [－]	0.384±0.029
舟状骨高変化率 [－]	0.104±0.039
足部剛性 [N]	2838±1193
簡易足部剛性 [N]	2840±1194

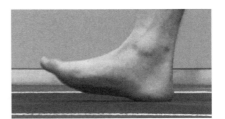

図8 Maximum Loading Rate 出現時刻における接地状態例

4.2 Arch stiffness と簡易足部剛性の関係について

とから，両者の値がほぼ一致していた．以上のことから，阿江ら（1992）の推定値[16]を用いることにより，足部に作用する実際の荷重を測定せずに，簡便に足部剛性を推定が可能になると考える．

Zifchock et al. が提案している Arch stiffness と，簡易足部剛性との間に高い正の相関関係が確認された（図4）．Arch stiffness は座位および立位における足長および足高を測定する必要があるのに対して，簡易足部剛性は座位および立位における舟状骨高のみを測定することにより評価が可能である．つまり，測定項目を減らした簡易足部剛性でも測定精度を落とすことなく，同等の評価が可能であることが示された．

Zifchock et al. は AHI と Arch stiffness との関係について検討し，アーチが高いとアーチが硬い傾向にあるものの，その関係性は弱いとしている（p=0.00, R^2=0.09）[15]．本研究においても，アーチ高率と足部剛性との間に，統計的には正の相関関係が認められるものの，強い相関関係とは言いがたい結果が得られている（図5参照）．特に，アーチ高が高い場合にばらつきがみられ，アーチ高率の高い被験者の中に足部剛性が高い被験者と低い被験者が存在することが示された．臨床現場などでは，アーチが低い場合は足部としては柔軟性があり，アーチが高い場合，足部はより硬い傾向にあると言われる場合がある．しかしながら，上記から，アーチ高率のみから足部の硬さを把握しようとする場合，特にアーチ高率の高い被験者において，実際の値との乖離が大きくなることが示唆された．

4.3 足部剛性と走行中着地衝撃との関係について

これまでにアーチの低いランナーに比べて，高いランナーでは Maximum Loading Rate が高いことが報告されている[9,10]．しかしながら，本研究においては，アーチ高率と Maximum Loading Rate との間に相関関係は認められなかった（図6参照）．これは，特にアーチ高率の高い被験者におけるばらつきが大きいことが原因として挙げられる．一方，足部剛性と Maximum Loading Rate との間には有意な正の相関関係が確認された（図7参照）．図8に，ある被験者の Maximum Loading Rate が得られる時刻における接地状態を示す．同図によると，上述の時刻では，踵部のみが地面と接触していることから，足部における変形は踵部の関節において支配的であると考えられる．ここで，簡易足部剛性は舟状骨の高さ変化率を用いて定量化していることから，踵部の関節を含む足部全体の機械的特性を反映する指標である．したがって，足底部全体が接地していない局面において得られる Maximum Loading rate と簡易足部剛性との間に相関関係が確認できたと考える．

足部剛性が低い被験者は踵接地時の衝撃が小さく，足部剛性の高い被験者は踵接地時の衝撃が大きいことを意味する．足部剛性の高い被験者は，接地時の足部の変形が小さく，着地時のエネルギーを吸収できないため，Maximum Loading Rate が大きくなったと考えられる．Loading Rate は疲労骨折など，ランニング障害の一因であることが指摘されていることから[18]，足部剛性の高い被験者は，クッション性の優れたシューズを選択する事が好ましいと言える．

本研究より，実際の走動作により地面反力を評価しなくても，足部形状の変化と荷重の変化から得られる足部剛性を評価することにより，アーチ高率よりも精度良く，該当するランナーの走動作中の着地衝撃の大きさが予測可能であることが示された．フォースプレートはもとより，3次元の足型形状計測機やモーションキャプチャーなどの機材を必要と

5. おわりに

本研究では，足部の変形しにくさの指標として足部剛性を提案し，実走動作中の着地衝撃との関係について検討した．

その結果，座位および立位の両姿勢において計測された舟状骨高のみから簡易的に足部剛性を評価することができ，さらに実走動作中の Maximum Loading Rate を予測可能であることが示された．

これまで，ランナーがランニングシューズを購入する際，スポーツショップに出向き，実際の商品を手に取り，試履きをした上で購入することが多かった．そのため，シューズ選択システムの結果や，店員のアドバイスを基に購買されており，多くの場合，ランナーは足部形状あるいは走行中の特徴に適したシューズを選択できていたと考えられる．しかしながら，近年，インターネットを通じてランニングシューズを購入するランナーも増えていることから，従来のように，必ずしもランナーの特徴に合わせたシューズが選択されないケースが増えていることが予想される．このように，ランナーならびにシューズの多様化とともに，シューズの購買方法も多様化する中で，本研究は，より多くのランナーに対して適切なランニングシューズの選択を可能にする一助になると考える．

参考文献

1) 笹川スポーツ財団：スポーツライフ・データ，http://www.ssf.or.jp/research/sldata/tabid/381/Default.aspx (2017年5月23日確認)
2) ランニングマガジン・クリーク：最新ランニングシューズカタログ, 126, 36-37, ベースボールマガジン社, (2013)
3) アシックススポーツ工学研究所（編著）：第6章 靴の選び方とお手入れ方法，足と靴の科学, 125-152, 日刊工業新聞社, (2013)
4) 森洋人, 千葉麻里子, 田川武弘：AR技術を用いた3次元足部挙動の計測評価システムの開発, 日本機械学会シンポジウム：スポーツ・アンド・ヒューマン・ダイナミクス 2016 講演論文集, B-5, (2016)
5) 渡邉良信, 大田泰之, 古川大輔, 吉田陽平, 岡本英也, 吉川直樹：ランニングフォームの評価と定量化, 日本機械学会シンポジウム：スポーツ・アンド・ヒューマン・ダイナミクス 2013 講演論文集, 102, (2013)
6) 大久保衛：下肢のスポーツ障害とその対策, 臨床スポーツ医学, 9, 659-662, (1992)
7) Williams III, D. S., McClay, I. S., Hamill, J. and Buchanan, T. S.: Lower extremity kinematic and kinetic differences in runners with high and low arches, Journal of Applied Biomechanics, 17 (2), 153-163, (2001)
8) Hreljac, A., Marshall, R. N., and Hume, P. A.: Evaluation of lower extremity overuse injury potential in runners, Medicine and Science in Sports and Exercise, 32 (9), 1635-1641, (2000)
9) Giladi, M., Milgrom, C., Stein, M., Kashtan, H., Margulies, J., Chisin, R, Steinberg, R, and Aharonson, Z: The low arch, a protective factor in stress fractures. A prospective study of 295 military recruits, Orthop Rev, 14 (11), 81-84, (1985)
10) Cowan, D. N., Jones, B. H., and Robinson, J. R.: Foot morphologic characteristics and risk of exercise-related injury, Arch Fam Med, 2, 773-777, (1993)
11) Dahle, L. K., Mueller, M., Delitto, A., and Diamond, J. E.: Visual assessment of foot type and relationship of foot type to lower extremity injury, Journal of Orthopaedic & Sports Physical Therapy, 14, 70-74, (1991)
12) Kahle, W, Leonhardt, H., and Platzer, W：分冊解剖学アトラス運動器 I, 第4版, 越智淳三（訳）, 文光堂, 東京, 212-227, (1986)
13) Nigg, B. M., Bahlsen, H. A., Luethi, S. M., and Stokes, S.: The influence of running velocity and midsole hardness on external impact forces in heel-toe running, Journal of Biomechanics, 20 (10), 951-959, (1987)
14) Williams, D. S., McClay, I. S.: Measurements used to characterize the foot and the medial longitudinal arch: Reliability and validity, Physical Therapy, 80 (9), 864-871, (2000)
15) Zifchok, R. A., Davis, I., Hillstrom, H., and Song, J: The effect of gender, age, and lateral dominance on arch height and arch stiffness, Foot & Ankle International, 27 (5), 367-372, (2006)
16) 阿江通良, 湯海鵬, 横井孝志：日本人アスリートの身体部分慣性特性の推定, バイオメカニズム 11, 23-33, (1992)
17) 松本直子, 西尾功, 勝眞理, 楠見浩行, 大室守, 福岡正信：計測条件の違いによる足部形状データの違い, 靴の医学, 15 (2), 50-54, (2001)
18) Milner, C. E., Ferber, R., Pollard, C. D., Hamill, J., and Davis, I. S.: Biomechanical factors associated with tibial stress fracture in female runners, Medicine and Science in Sports and Exercise, 38 (2), 33-328, (2005)

The relationship between foot stiffness and loading rate at heel contact in running

Seigo NAKAYA[1], Shintaro OKUBO[2], Mai NONOGAWA[1]

[1]Institute of Sport Science, Asics Corporation
[2]Faculty of Rehabilitation, Hiroshima International University

Abstract The purpose of this study was to propose a simplified foot stiffness evaluation method, and to clarify the influence of the foot stiffness on loading rate at heel contact in the practical running. Thirteen male heel contact strikers participated in this study, and the navicular height and vertical ground reaction force in the seated and standing conditions by using of a motion capture system and a force plate, respectively. Foot Stiffness is calculated as vertical ground reaction force change divided by change of navicular height ratio from seated to standing condition, and Simplified Foot Stiffness is calculated as 38.575 percent body weight, which is calculated as subtracting 11.7% body weight (determinated by segment mass of foot, shank and thigh and mass center position of thigh) form 50% body weight (standing condition), divided by change of navicular height ratio. In addition, maximum loading rate of each subject was measured in the practical running in the speed of 3.3 m/s by use of a force plate. The results are as follows : (1) Simplified Foot Stiffness corresponded to Foot Stiffness and (2) there is significant positive correlation between Simplified Foot Stiffness and maximum loading rate ($r=0.889$, $p<0.01$). These results indicate that loading rate in practical running can be predicted by evaluation of change of navicular height without vertical force measurement.

Key Words : Foot Characteristics, Stiffness, Simplified Evaluation Method, Running, Loading Rate

長距離走中の足部内側縦アーチの変形と走行フォームの関連

木村健作[1], 藤井範久[2]

[1]筑波大学大学院人間総合科学研究科, [2]筑波大学体育系

要旨　本研究は, 長距離走による足部内側縦アーチの形状の変化と, アーチ部の変形に寄与する走行フォームの要因および足圧中心点との関連性を明らかにすることを目的とした. 被験者は10 km完走経験のある男性7名とした. 試技は, 加工した靴を用いて反射マーカーを足部へ直接貼付した状態でトレッドミル上にて10 km走行し, その前後の走動作を地面反力計と3次元動作分析装置で計測した. 結果として0 km地点と10 km地点の比較では, アーチ高率の最小値（以下, 最小アーチ高率）が増大した被験者, 減少した被験者, 変化が極めて小さい被験者がみられた. 典型例3名の最小アーチ高率の増減に寄与する要因について, 接地時と最小アーチ高率になる時点の走行フォームに着目し, 身体重心位置と各セグメント重心間の距離, 体幹と下肢の身体セグメント角度の項目に対し主成分分析を行った. 結果として, 最小アーチ高率になる時点の左前足部の左傾角度, 下腿の左傾角度, 支持期中の身体重心位置に対する足部重心位置の3項目が, 身体セグメントを側方に倒すまたは移動させる要素であり, 最小アーチ高率の増減に寄与していると考えられた.

キーワード：足部内側縦アーチ, 長距離走, 走行フォーム, トレッドミル, 足圧中心点

1. はじめに

近年の健康志向を背景として, 世界的なランニングブームが到来している. 日本においても2015年には約200ものフルマラソン大会が開催され, 同様にランナー人口も年々増加している. しかし, 初心者ランナーが十分なトレーニングを行わずに市民マラソン大会へ出場することで怪我に繋がり, ランニング習慣が絶たれてしまう例も多い. 一例を挙げると, 走行フォームの問題点として接地時に足部が内側に入り込み, 腸脛靭帯炎を発症し, 膝関節外側の疼痛を訴えることなどがある. このように長距離走を行った際に受傷しやすい膝関節や足関節の怪我を予防するために, 長距離走中に繰り返し地面と接触する足部アーチ構造の変形を理解し, 障害予防に繋げる試みは重要である.

ヒトの足部が有するアーチ構造は, 内側縦アーチ, 横アーチ, そして外側縦アーチの3種類に分類される. その1つである内側縦アーチの低下は, 歩行時や走行時における衝撃緩衝機能の低下に関与している. 先行研究[1]において地面から舟状骨までの高さである内側縦アーチ高は, 長距離走後に低下し, 十分な休養後は再び元の高さに戻るとされている. し

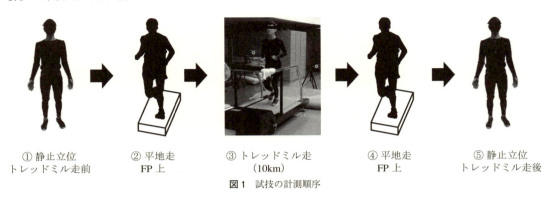

① 静止立位　　② 平地走　　③ トレッドミル走　　④ 平地走　　⑤ 静止立位
トレッドミル走前　FP 上　　（10 km）　　FP 上　　トレッドミル走後

図1 試技の計測順序

かし，長距離走中の内側縦アーチにどのような変化が生じているのかは明らかになっていない．したがって，長距離走中の足部内側縦アーチの変化を計測し，足部より近位の身体部位の動きとの関連を明らかにすることは，下肢の障害予防に関する基礎的な知見を得る上で重要であると考えられる．本研究の目的は，長距離走による靴内部の足部内側縦アーチの変形と，アーチ部の変形に寄与する走行フォームの要因との関連性を明らかにすることとした．

2．方法

2.1　被験者

10 km 完走経験とランニング習慣のある男子学生7名（年齢 22.7±1.8 year，身長 1.71±0.07 m，体重 60.3±4.9 kg，経験年数 5.3±2.1 month）を被験者とした．実験に先立ち，被験者に研究目的，実験内容，データの取り扱いを説明し，実験中に危険性や苦痛を感じた際は自らの意志により中止できることを伝え，口頭および書面にて参加の同意を得た．

2.2　実験試技

走速度の決定は，別日に実施したトレッドミルの試走によりボルグ・スケールにて「ややきつい」負荷となるように設定した（走速度 12±3 km/h）．平地走時の走速度は，レーザー式速度計（LDM301S，JINOPTIK 社製）を用いてトレッドミル走時と同速度とした．なお全ての被験者が踵から接地するヒールストライク走法であった．足部に直接マーカーを

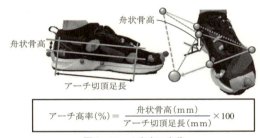

図2 アーチ高率の定義

$$アーチ高率(\%) = \frac{舟状骨高(mm)}{アーチ切頂足長(mm)} \times 100$$

貼付できるように加工した靴および靴下を履かせ，図1に示す順序で，Force Plate（9287，Kistler 社製）を備えた平地，そしてトレッドミル（ORK-5000SE，OHTAKE 社製）上を走行させた．以下では，トレッドミル上の 10 km 走を長距離走，Force Plate 上の走行を平地走とする．

2.3　使用した靴の特徴と加工内容

本研究で使用した靴（イグナイト XT，プーマ社製）は，中底の形状が平面に近く，中底による中足部のアーチサポート力が小さいという特徴であった．さらに凹凸が無いインソールを作成するため，付属のインソールを取り外し，オーダーメイドインソール制作に用いられるウレタン素材のシート（PORON L-32，ソフト 3 mm，ロジャースイノアック社製）の表面にポリウレタン素材のライニング材（グリムエアー，DAIYU CORPORATION 社製）を貼付し，凹凸が無いインソールを作成して，靴に挿入した．靴のサイズの選択は，足長と足囲から JIS（日本工業規格）に基づき決定した．図2に，靴に施

した加工内容を示した．反射マーカーを足部に直接貼付するため，先行研究[2]を参考に，左足部の拇趾IP関節内側，拇趾MP関節内側，小趾MP関節外側，舟状骨，踵骨内側，踵骨外側の位置に相当する靴のアッパー部，カウンター部および靴下に穴を空けた．

2.4 データ収集およびデータ処理

赤外線カメラ計24台を用いた光学式三次元動作分析装置（VICON MX＋，Vicon Motion Systems 社製）によって，被験者の身体各部に貼付した47点および左側の靴に追加貼付した4点の反射マーカー（左足部の拇趾，IP関節内側，舟状骨，踵骨内側，踵骨外側）の3次元座標値を250 Hzで収集した．また地面反力をForce Plate（9287, Kistler 社製）を用いて1000 Hzで計測した．使用した24台の赤外線カメラのうち，10台を用いて高速タイプトレッドミル（ORK-5000SE, OHTAKE 社製）上の試技（長距離走）を計測し，残りの14台を用いてForce Plate上の試技（平地走）を計測した．収集した反射マーカーの三次元座標データに対して，Wells and Winter[3]の方法を用いて最適遮断周波数（10.0～25.0 Hz）を決定し，Butterworth digital filter を用いて平滑化処理を行った．

2.5 算出項目

阿江[4]の身体部分慣性係数を用いて，前足部と後足部を除く全身の重心座標値，身体セグメントの慣性パラメータを算出した．得られた座標データから，以下のキネマティクスおよびキネティクス的パラメータを算出した．

(1) 舟状骨高

図2に，舟状骨高およびアーチ高率の算出方法を示した．左足部の拇趾MP関節内側，小趾MP関節外側，踵骨内側に直接貼付した3点のマーカーを基に仮想的な足底面を定義した．舟状骨から足底面へ下ろした垂線の長さを算出し，舟状骨高とした．

(2) アーチ切頂足長

踵骨内側と拇趾MP関節内側の距離を算出し，アーチ切頂足長とした．

(3) アーチ高率

舟状骨高をアーチ切頂足長で除した値に100を乗じて算出し，アーチ高率とした．

(4) 最小アーチ高率

平地走および長距離走で，走動作1サイクル中におけるアーチ高率の最小値を，最小アーチ高率とした．

(5) セグメント角度

身体各セグメントに設けた移動座標系をもとに身体セグメントの角度（以下，セグメント角度）を算出した．なおセグメント角度は解剖学的肢位を0度とした．

頭部，上胴，下胴，左大腿，左下腿，左後足部，左前足部の身体各セグメントに移動座標系を設定し，以下の方法でセグメント角度を算出した．左右方向をX軸，進行方向をY軸，鉛直方向をZ軸とした静止座標系のXZ平面において，Z軸と各セグメントの鉛直方向ベクトルのなす角を左右傾角度とした．静止座標系のYZ平面において，Z軸と各セグメントの鉛直方向ベクトルのなす角を前後傾角度とした．静止座標系のXY平面において，X軸と各セグメントの左右方向ベクトルのなす角を左右回旋角度とした．

図3-aに左後足部座標系の定義を示した．左踵骨内側と外側の中点から左第三中足骨骨頭に向かう単位ベクトルを y_{lrft} とし，左踵骨外側から左踵骨内側に向かう単位ベクトルを補助ベクトル s_{lrft} とした． s_{lrft} と y_{lrft} との外積によって得られる方向の単位ベクトルを z_{lrft}， y_{lrft} と z_{lrft} との外積によって得られる方向の単位ベクトルを x_{lrft} とした．そして x_{lrft}， y_{lrft}， z_{lrft} を軸とする座標系を左後足部座標系とした．

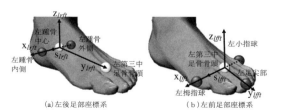

図3 左後足部および左前足部座標系の定義

図3-bに，左前足部座標系の定義を示した．左第三中足骨骨頭から左足尖部に向かう単位ベクトルを y_{lfn} とし，小指球から拇指球に向かう単位ベクトルを補助ベクトル s_{lfn} とした． s_{lfn} と y_{lfn} との外積によって得られる方向の単位ベクトルを z_{lfn}, y_{lfn} と z_{lfn} との外積によって得られる方向の単位ベクトルを x_{lfn} とした．そして x_{lfn}, y_{lfn}, z_{lfn} を軸とする座標系を左前足部座標系とした．

(6) 足圧中心点の軌跡

平地走では，左足底が全面接地後の支持期中の左足尖部，左拇趾 MP 関節内側，小趾 MP 関節外側，左踵部の4つのマーカーの三次元座標値と，足圧中心点（以下：COP）を算出した．

(7) 身体重心位置に対する各セグメント重心の軌跡および重心間距離

水平面内における身体重心位置に対する頭部，上胴，下胴，左大腿，左下腿，左足部重心の軌跡および重心間の距離を算出した．

2.6 統計処理

(1) 主成分分析

最小アーチ高率時点の姿勢に加え，容易に確認できる動作イベントとして踵接地時点の姿勢に着目した．これらの動作から，最小アーチ高率の増減に関与する走行フォームの特徴を明らかにするために，踵接地時点および最小アーチ高率時点の姿勢の変化について主成分分析を用いて検討した．前額面，水平面，矢状面の各セグメント角度（頭部，上胴，下胴，左大腿，左下腿，左後足部，左前足部），身体重心位置に対する各セグメント重心間の距離に，最小アーチ高率を加え，主成分分析を行い第一主成分の寄与率を算出した．算出条件として，選出した項目と最小アーチ高率の主成分スコアを比較して，最小アーチ高率の主成分スコアが項目間で最大，かつ第一主成分の寄与率が高値になることとした．対象とした試技は，被験者一人につき長距離走0km〜10kmの1km地点ごとの4サイクルの走動作（計44試技）とした．対象としたイベントは左踵接地時点の規格化時50%と，最小アーチ高率時点の規格化時間75%とした．

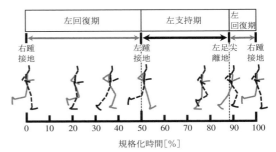

図4 実験試技および局面定義

(2) 重相関

主成分分析にて選出された分析項目と最小アーチ高率との相関の有無を検定するため，選出された分析項目を説明変数，最小アーチ高率を従属変数として，重相関係数を算出した．

2.7 分析区間

図4に実験試技および局面定義を示した．平地走では，助走距離10m走後にForce Plate上を通過する5mの走動作について，右踵接地から右踵接地までを1サイクルとした走動作2サイクル分を時間で規格化し，その平均値を代表値とした．トレッドミル上の長距離走では，0km地点から10km地点まで1km毎の走動作を計測した．右踵接地から次の右踵接地までを1サイクルとした走動作4サイクル分を時間で規格化し，その平均値を代表値とした．なお，本研究では左下肢を分析対象としており，左右の記載がない場合は全て左下肢の結果を記載している．

3．結果

3.1 全被験者の足部アーチデータ

(1) アーチ切頂足長

全ての被験者の長距離走の0km地点，5km地点，10km地点のアーチ切頂足長を算出した．全ての被験者で，規格化時間65%で最大となっていた．被験者Gを除いた6名の被験者で，5km地点，10km地点のアーチ切頂足長の最小値は，0km地点と同様に変化していた．

(2) 静止立位のアーチ高率

図5にトレッドミルでの長距離走前と長距離走後の静止立位でのアーチ高率を示した．長距離走前後のアーチ高率の変化量の平均値は-0.4%であった．被験者Fを除いた6名の被験者で，長距離走後にアーチ高率が減少していた．

(3) 長距離走中における1km毎の最小アーチ高率

図6に全ての被験者の長距離走の長距離走開始地点（0km地点）から長距離走終了地点（10km地点）における1km毎の最小アーチ高率を示した．最小アーチ高率の値は，0km地点と10km地点を比較すると，以下の3パターンに大別できる．具体的には3名（被験者A, B, D）が増大し，1名（被験者C）が減少し，3名（E, F, G）は変化が極めて小さかった．なお，平地走においても最小アーチ高率の増減は被験者Aを除く7名中6名の被験者で長距離走と同様に変化していた．

3.2 典型例3名（被験者B, C, E）の0km地点，5km地点，10km地点での比較

(1) アーチ高率

図7に典型例3名の長距離走の0km地点，5km地点，10km地点のアーチ高率を示した．被験者Bの支持期における最小アーチ高率（図7-a）では，0km地点は8.6%，5km地点は9.3%，10km地点は9.7%を示した．0km地点と比較して5km地点，10km地点で増大した．一方，回復期（規格化時0〜49%，89〜100%）では走行距離が増大しても0km地点と同様に変化していた．

被験者Cの支持期におけるアーチ高率（図7-b）では，0km地点は6.7%，5km地点は6.3%，10km地点は5.9%を示した．0km地点と比較して5km地点，10km地点で減少した．一方，回復期については走行距離が増大しても0km地点と同様に変化していた．

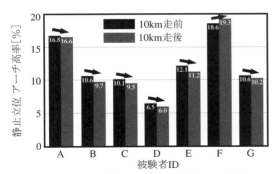

図5 長距離走の前後における立位姿勢のアーチ高率

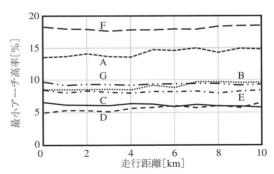

図6 長距離走中における1km毎の最小アーチ高率

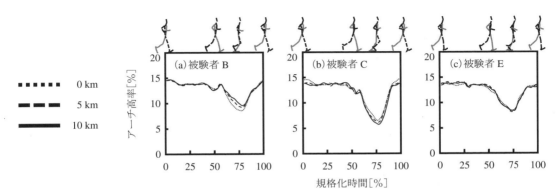

図7 トレッドミル走の0km, 5km, 10km地点のアーチ高率

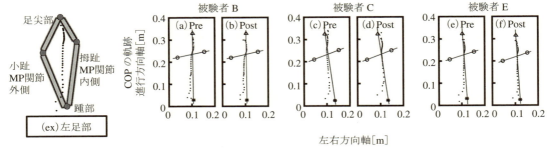

図8 支持期中の足圧中心点の軌跡と反射マーカーの定義

被験者Eの支持期におけるアーチ高率（図7-c）では，0km地点は8.5%，5km地点は8.3%，10km地点は8.5%を示した．走行距離の増大に関わらず支持期，回復期ともに0km地点と同様に変化していた．

(2) 足圧中心点の軌跡

図8に長距離走前後の平地走の，水平面における左脚支持期中の足圧中心点（以下，COP）の軌跡と，左足底が全面接地した際の4つのマーカー（左足尖部，左拇趾MP関節内側，左小趾MP関節外側，左踵部）の座標値を示した．左図が長距離走前の平地走（pre），右図が長距離走後（post）の平地走の結果を示している．また，足底面に対するCOP位置を明確にする目的で，左第1中足骨骨頭と左第5中足骨骨頭の結線（以下，足部正中線），左足尖部と左踵の結線をあわせて示した．

被験者BのCOP軌跡（図8-a，8-b）は，後足部では，足部正中線の外側に位置し，前足部では，足尖部の外側にCOP終端がみられ，小趾寄りに蹴り出していることが長距離走前後で共通していた．一方，走行後の前足部ではCOP終端がより近位かつ外側に位置していた．

被験者CのCOP軌跡（図8-c，8-d）は，後足部で踵の外側から接地することは長距離走前後で共通しているが，走行後では，支持期中のCOPが内側へ変位し足部正中線上に位置していた．前足部ではCOP終端が，足部正中線より内側に位置していることが走行前後で共通していた．

被験者EのCOP軌跡（図8-e，8-f）は，後足部では足部正中線の外側に位置し，前足部では足部正中線上にCOP終端がみられることが長距離走前後で共通していた．一方，長距離走後は，支持期前半から中盤（左右方向軸0.05〜0.15m）のCOPがより内側へ変位し，足部正中線に沿う軌跡となっていた．

(3) 左前足部左右傾角度

図9に典型例3名の長距離走の0km地点，5km地点，10km地点における，前足部左右傾角度を示した．前足部の左傾角度を正値としている．

被験者Bの前足部左右傾角度（図9-a）では，0km地点と比較して5km地点，10km地点で，支持期中（規格化時間50%〜87%）の前足部左傾角度が増大していた．被験者Bと被験者C，Eの比較では，被験者Bのみ走行距離の増大に伴い前足部左傾角度が増大していた．

被験者Cの前足部左右傾角度（図9-b）では，0km地点と比較して5km地点，10km地点で，支持期中（規格化時間50%〜90%）の前足部左傾角度が増大した．被験者Cと被験者B，Eの比較では，被験者Cのみ支持期（規格化時間60〜80%）においては，僅かにより右傾していた．

被験者Eの前足部左右傾角度（図9-c）では，長距離走前と長距離走後の，前足部左傾角度の変化は類似していた．

(4) 左下腿左右傾角度

被験者Bの下腿は，0km地点と比較して，5km地点，10km地点の支持期中（規格化時間60〜80%）に，より左傾していた．規格化時間75〜80%では，下腿最大左傾位を示していた．

被験者Cの下腿は，0km地点と比較して，5km地点，10km地点の回復期（規格化時間0〜40%）

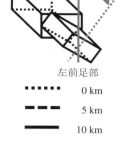
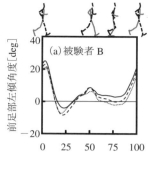
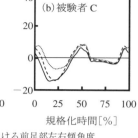
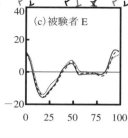

図9 長距離走における前足部左右傾角度

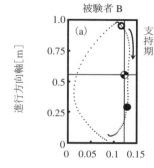
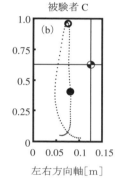
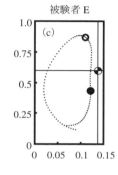

図10 水平面内における，身体重心位置に対する左足部重心の軌跡および重心間距離

に，より右傾していた．支持期中（規格化時間40〜90%）の下腿左右傾角度については走行距離毎の変化が極めて小さかった．

被験者Eの下腿は，0 km地点と比較して，5 km地点で，回復期（規格化時間0〜40%）に，より右傾していた．

(5) 水平面内における，身体重心位置に対する左足部重心の軌跡および重心間距離

図10に典型例3名の長距離走後の平地走における，身体重心に対する左足部重心の相対軌跡を示した．

被験者Bの接地時の左右方向の左足部重心位置（図10-a）は，身体重心位置より左方に位置していた．一方，最小アーチ高率になる時点（以下，最小アーチ時）では，身体重心位置より左足部重心が右方に位置していた．

被験者Cの接地時および最小アーチ時の左右方向の左足部重心位置（図10-b）は，身体重心位置より約0.04 m左方に位置していることが共通していた．被験者B，Eと被験者Cの左足部重心の軌跡を比較すると，被験者Cでは走動作1サイクルを通して左右方向軸の変位が小さかった．

被験者Eの接地時および最小アーチ時の左右方向の左足部重心位置（図10-c）は，身体重心位置より約0.02 m左方に位置していることが共通していた．

(6) 主成分分析による第一主成分の寄与率

表1に典型例3名の長距離走中の左足部接地期および最小アーチ時で，最小アーチ高率の増減に寄与する要因についての主成分分析の結果を示した．最小アーチ高率の第一主成分スコアが，選出項目間で最大かつ寄与率が高値となる分析項目は，左前足部左傾角度，左下腿左傾角度，左足部重心と身体重心間の左右方向距離の3項目であった．全ての被験者

表1 選出項目に対する主成分分析の結果：第一主成分寄与率 [％]

	左足部接地時	最小アーチ時
B	75.0	87.4
C	64.4	62.6
E	60.3	63.9

表2 重相関係数

	左足部接地時	最小アーチ時
B	0.79	0.96
C	0.57	0.78
E	0.67	0.78

で，第一主成分と第二主成分の累積寄与率は80％以上であった．

(7) 重相関係数

表2に典型例3名の主成分分析の結果選出された3項目（左前足部左傾角度，左下腿左傾角度，左足部重心と身体重心間の左右方向距離）と最小アーチ高率の重相関係数を示した．典型例3名の最小アーチ時および被験者Bの接地時で強い正の相関を示し，被験者C，Eの接地時で中等度の相関を示した．

4．考察

4.1 典型例3名（被験者B，C，E）の最小アーチ高率の変化に影響する走行フォームの特徴

トレッドミル上における長距離走の前後で，静止立位のアーチ高率は概ね減少を示した（図5）．この結果は，高強度の長距離訓練後にアーチ高率が減少するという先行研究[1]の結果を支持するものである．一方で，長距離走前後の走動作中の最小アーチ高率の変化（図6）は，上述の静止立位のアーチ高率の増減の結果（図5）と異なっていた．この結果は，静止立位の内側縦アーチ高から，足部の動的な変化を予測することはできないとする先行研究[5]の結果を支持するものである．これらの結果から，走行前後の静止立位のアーチ高率の計測だけでは，長距離走中の最小アーチ高率の増減の要因となるメカニカルストレスを見落とす可能性が考えられる．したがって以下では，典型例3名の走動作中の最小アーチ高率の増減に関与すると考えられる走行フォームのメカニズムについて考察する．

支持期における最小アーチ高率が走行距離毎に増大する被験者Bでは，長距離走中の支持期（規格化時間50〜88％）の最小アーチ高率が，0 km地点と比較して5 km地点，10 km地点で増大していた（図7-a）．最小アーチ高率が増大している規格化時間55〜80％と，蹴り出し時（規格化時間89〜95％）では，0 km地点と比較して，5 km地点，10 km地点で1サイクルを通して，より前足部が左傾していた（図9-a）．また，長距離走前後のCOP軌跡（図8-a, 8-b）から，被験者Bは足尖離地の際に，小趾方向へCOPが変位していた．したがって，支持期から蹴り出しにかけて前足部を左傾させ，小趾から蹴り出していたと考えられる．また，左足部重心と身体重心の位置（図10-a）は，左足部の接地後から支持期（規格化時間55〜80％）にかけて身体重心が左方へ移動することで，最小アーチ時では身体重心の右方に左足部が位置したと考えられる．これらの結果から，左右の下肢を前額面で交差させるような走行フォームによって，支持期後半（規格化時間65〜85％）で身体重心より右方に左足部を位置させた状態から，前足部を大きく左傾させ小趾寄りの蹴り出しを行っていた．この動作を継続することで，足部外側方向へ荷重の傾向が変位していったと考えられる．これらの結果として，足部内側方向への荷重量が減少し，足部アーチへの負荷が減少したことで，最小アーチ高率が増大したと考えられる．被験者Bの走法とランニング障害については，最小アーチ時において，身体重心位置に対する左足部の過剰な右方通過を繰り返すと，股関節がより内転することで腸脛靱帯への伸張ストレスが増大し，腸脛靱帯炎などの障害に繋がる事が考えられる．これまで腸脛靱帯炎はO脚など下肢アライメント問題[6]に加え支持期初期の原因[7]が問題視されているが，本研究の結果では踵離地直前に股関節がより内転することによって腸脛

靭帯への伸長ストレスが生じると予想されるため，従来とは走動作中の発生区間が異なると考えられる．

支持期における最小アーチ高率が走行距離毎に減少する被験者Cでは，支持期（規格化時間50～88%）の最小アーチ高率が0km地点と比較して5km地点と10km地点で減少していた（図7-b）．支持期中の下腿外傾角度については走行距離毎の変化が極めて小さかった．平地走におけるCOP軌跡については，長距離走の前後で，後足部，前足部ともにCOPが内側へ変位していた（図8-c, 8-d）．左足部重心と身体重心の位置（図10-b）では，被験者B, Eと比較して被験者Cの左足部重心の軌跡は，走動作1サイクルを通して，身体重心より左方に位置していた．これらの結果から，左下肢を身体重心から左方へと離して接地させる走行フォームによって，支持期（規格化時間50～80%）に足部内側への荷重が促されたと考えられる．結果として拇趾側へCOPが変位し，走行距離の増大により支持期（規格化時間50～80%）の前足部がより右傾し，蹴り出し時（規格化時間89～95%）も，他の被験者より左傾角度が小さいことから，足部内側へ継続的な負荷が生じ，足部剛性の低下に伴い最小アーチ高率も低下したと考えられる．被験者Cの走法とランニング障害については，足部内側アーチ部への荷重負荷が増大していることが考えられるため，これまでは低アーチが発症要因の一つとされてきた足底腱膜炎[8]に対し，アーチ部への負荷の増大により進行を助長する可能性が考えられる．

支持期と回復期を通してアーチ高率の走行距離毎の変化が小さい被験者Eでは，アーチ高率が，走行距離の増大によらず0km地点と同様に変化し，走行距離毎の変化が極めて小さかった（図7-c）．同様に，アーチ切頂足長についても，走行距離毎の変化は小さかった．支持期中（規格化時間50～88%）の前足部は，0km地点と比較して5km地点，10km地点で僅かではあるがより左傾していたが前足部と後足部間で大きく捻じるような動きは生じていなかった．また平地走におけるCOP軌跡（図8-e, 図8-f）では，足部の正中線上にCOP終端が位置しており，拇趾や小趾側に大きく偏ることなく第三中足骨付近から進行方向へ蹴り出していた．左足部重心と身体重心の位置（図10-c）では，被験者Cと比較して被験者Eは，走動作1サイクルを通して身体重心より左方に左足部重心が位置していることが共通していたが，被験者Eは被験者Cより身体重心と足部重心の左右方向距離が近接していた．これらの結果から，被験者Eは支持期中の左足部重心を，身体重心の直下付近に通過させる走行フォームによって，COPも足部中心線付近を通過し，左足部の内外側方向へ荷重負荷が他の被験者より小さいと考えられる．このため，支持期後半（規格化時間65～85%）において前足部と後足部間の大きな捻じれがみられず，最小アーチ高率の距離毎の変化が小さかったことが推察される．被験者Eの走法は，足部左右方向への過負荷が生じていないため，既存のランニング障害の発生要因には該当せず，障害発生率が低いと考えられ，ランニング習慣が長期に渡り継続できる可能性が考えられる．

4.2 典型例3名（被験者B, C, E）の長距離走の最小アーチ高率の増減に関する要因

表1の結果から最小アーチ高率は，前足部左傾角度，下腿左傾角度，足部重心と身体重心の左右方向距離の3つの項目と共に第一主成分軸上に存在し，共通の性質としては，身体セグメントを側方に傾ける，または側方へ移動させる要素をもつことが考えられる．また，表2の結果から，上記の3項目は最小アーチ高率と強い相関があることがいえる．走動作中の内側縦アーチは荷重などの負荷に対し受動的に変形すると考えられるため，身体が側方に傾くことで，アーチの変形に関与することが考えられる．接地時についても，最小アーチ高率とやや相関があるという結果であるが，接地時と最小アーチ時を比較して，被験者Bの身体重心位置が左下肢側に側方移動したことを一例として考えると，接地から最小アーチ時にかけて内側縦アーチの変形の要因が変化する可能性が考えられる．これらの結果から，靴内部における最小アーチ高率の変化について，長距離走中の支持期に前足部の左傾角度，下腿左傾角度，

足部重心と身体重心の左右方向距離を計測することで，おおよその最小アーチ高率の変化を推定できる可能性が示唆された．障害予防に向けて様々な市民ランナーのアーチ変形の計測を想定した場合，本研究の計測方法では，高額な計測機器やマーカー貼付用に穴の開いた靴などの準備，そして計測に多大な時間を要する等の問題点が挙げられる．最小アーチ高率の増減と走行フォームの因果関係，およびランニング障害との関連が明らかになれば，将来的には，靴に穴を空けず，ハイスピードカメラなど比較的安価な計測機器でレース中の走動作の確認など，より簡便な計測方法でアーチ部の変形の推定が可能となると予想される．さらに走動作中のランニング障害への可能性を早期発見し，予防へと繋げること可能になることが考えられる．

5．結論

本研究より得られた主な結果を以下に示す．
1) 長距離走の前後における静止立位の比較では，アーチ高率は減少傾向であったが，最小アーチ高率の増減は，静止立位の増減の結果と異なっており，長距離走中の足部最小アーチ高率を予測することはできなかった．
2) 典型例3名では，長距離走の前後で最小アーチ高率の変化とそれに関与すると考えられる走行フォームがみられた．最小アーチ高率が増大する被験者は，下肢を交差させるような走行フォームによって，COPが小趾寄りを通過する蹴り出しを行っていた．最小アーチ高率が減少する被験者では，左下肢を身体重心から左方へ離して接地させる走行フォームによって，接地時のCOPが足部内側を通過していた．最小アーチ高率の変化が極めて小さい被験者では，支持期中の左足部重心を，身体重心の直下付近に通過させる走行フォームにより，COPが足部中心線付近を通過していた．
3) 最小アーチ高率になる時の，最小アーチ高率，左前足部左傾角度，左下腿左傾角度，左足部重心と身体重心の左右方向距離の4つの項目は，支持期中の左右方向への身体およびセグメントの動きに関与し，最小アーチ高率の増減に寄与している可能性が示唆された．

参考文献

1) 岡戸敦男, 小林寛和, 横江清司：ランニングによる足部アーチの形状変化について．スポーツ医・科学，21, 7-12, (2009).
2) 高嶋孝倫：歩行中のヒト足部に着目した力学モデル解析とその応用に関する研究．平成14年度早稲田大学大学院博士課程学位論文, (2003).
3) Wells, R. P., Winter, D. A.：Assessment of signal and noise in the kinematics of normal, pathological and sporting gaits. Proceeding of the Special Conference of the Canadian Society for Biomechanics, Human locomotion, 1, 92-93, (1980).
4) 阿江通良：日本人幼少年およびアスリートの身体部分慣性特性．Japanese Journal of Sports Sciences, 15 (3), 155-162, (1996).
5) Nigg, B. M., Cole, G. K., and W, Nachbauer.：Effects of arch height of the foot on angular motion of the lower extremities in running. Journal of Biomechanics, 26 (8), 909-916, (1993).
6) 増島篤：腸脛靭帯炎．整形・災害外科, 25, 1833-1838, (1982).
7) Orchard, J. W., Peter, A. F., Anna, T. A., and Bruce, R. M.：Biomechanics of iliotibial band friction syndrome in runners. American Journal of Sports Medicine, 24 (3), 375-379, (1996).
8) 横江清司：バイオメカニクスからみたランニング障害．臨床スポーツ医学, 1：143-148, (1984).

Relationship between the Medial Longitudinal Arch and Running Form during Long-Distance Running

Kensaku KIMURA[1], Norihisa FUJII[2]

[1]Graduate School of Comprehensive Human Sciences, University of Tsukuba,
[2]Faculty of Health and Sport Sciences, University of Tsukuba

Abstract The purpose of this study was to clarify the characteristics of the change in the medial longitudinal arch height occurring inside the shoe during long distance running. The subjects were seven male college students who had experience of running 10 km distance and running habits. Specially modified shoes and socks were worn by the subjects so that reflective markers could be affixed directly to the feet. The trial was done in order of （1）static standing posture, （2）15 m running on the flat road, （3）10 km running on the treadmill, （4）15 m running on the flat road, and （5）static standing posture. The results were summarized as follows：1）In the static standing posture after long-distance running, the arch height ratio decreased. 2）The medial longitudinal arch during running was gradually deformed. 3）Comparing the arch height at the 0 km point and the 10 km point, the minimum value of the arch height ratio increased in some subjects. 4）Factors that caused the minimum value of the arch height ratio to change were the forefoot segment angle, the lower leg segment angle, and the position of the foot center of gravity relative to the center of gravity.

Key Words：medial longitudinal arch, long distance running, running form, treadmill, center of pressure of the foot

車いすフェンシングにおける手すりの有無や高さの違いが攻撃時の身体の最大距離と速さに及ぼす影響

田中伸吾[1], 呂隆徳[1], 春名弘一[2], 小原和宏[3], 大田哲生[4]

[1]旭川医科大学病院リハビリテーション部,
[2]北海道科学大学保健医療学部理学療法学科,
[3]旭川医科大学脳機能医工学研究センター,
[4]旭川医科大学病院リハビリテーション科

要旨 車いすフェンシングの攻撃動作における手すりの有無・高さの違いが身体の最大移動距離,速さ,加速度,最高の速さに到達するまでの時間に及ぼす影響を検証することを目的とした.健常者のフェンシングを行っている健常学生5名を対象とした.2種類の手すりの高さと手すりなしの3条件における攻撃動作を実施.3次元動作解析装置にて動作を撮影し,上記項目について解析した.攻撃時の最大移動距離に有意差はなかった.速さ・加速度は手すりがある方が有意に速く,最高の速さに達するまでの時間は有意に短かった.手すりの高さに関してはすべての項目において有意差はみられなかった.手すりの使用は最高の速さを上げ,最高の速さに達するまでの時間を短くすることができた.攻撃や守備で素早い動きや切り返しが必要な車いすフェンシングにおいて手すりの使用は重要であることが示唆された.

キーワード：障害者スポーツ,車いすフェンシング,車いす,手すり,三次元動作解析

1. はじめに

車いすフェンシングは下肢に障害のある選手が,ピストと呼ばれる装置で固定された車いすに乗って実施する.車いすを使用する以外は,剣,マスクなど健常者のフェンシングと同じ道具を使用する（図1）.健常者のフェンシング同様に胴体のみを突くことが有効となる「フルーレ」,上半身を突くことが有効となる「エペ」,上半身を突く・斬ることが有効となる「サーブル」の3種目に分かれており,それぞれ異なった剣を使用して行う.

また,「フルーレ」と「サーブル」には攻撃権というルールがある.攻撃権とは最初に仕掛けた選手に対して与えられる「攻撃する権利」のことで,攻撃権を得られなかった選手は攻撃することができず防御することしか許されない.攻撃権は攻撃してきた相手の剣を払いのけたり,間合いを切って逃げ切るとその瞬間に攻撃権が入れ替わる.そのため,「フルーレ」や「サーブル」では突き動作のための前進だけではなく,防御のために後退する速さも重要となる.

競技は,主審が「Prêts?（プレ?）」（用意はいいか?）と確認し,選手が「Oui.（ウィ）」（よし）また

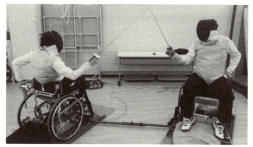

図1 車いすフェンシング（フルーレ）の練習風景

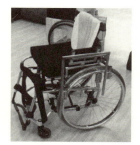

図2 競技用車いす
床から座面の高さ：53 cm 以内．座面のクッション：使用は自由．使用する場合は厚さ10 cm 以内で折り曲げることができるもの．背もたれの高さ：クッションの上から高さ15 cm 以上で絶縁素材であるもの．側板（剣を持たない側）の高さ：10 cm，幅20 cm 以上．手すり（剣を持たない側）：使用は自由．絶縁素材であるもの
剣を持つ側には何もつけてはいけない．

は「Non.（ノン）」（まだ）と答えたのち，主審の「Allez（アレ）」（始め）の合図で開始される．

　開始後は先に相手の有効面を突く，または斬ることでポイントが加算され，ポイントごとに一度試合は止まり，主審の合図により開始することを繰り返して行う．

　上記3種目とも予選は4分間5トゥッシュ（突き）先取，トーナメントまたは予選後の決勝戦は9分間15トゥッシュ先取（3分ごとに1分間の休憩）で勝敗を決定する．すべての試合において，タイムアップ時に同点であった場合は1分間の延長戦を行う．

　健常者のフェンシングでは相手にトゥッシュするために最適な距離を保ち，絶え間なく前進，後退によるフットワークが繰り返される特徴がある[1]．車いすフェンシングでは，決められた距離で固定された車いす上で競技を行うため，攻撃時（突く，斬る）・防御時（たたく，払う）の剣さばきの技術と，攻撃時や防御時に上半身を素早く動かせることが重要であると考えられている．

　車いすフェンシングでは障害の程度によってクラス分け制度が適用されている[2]．下肢切断や脊髄損傷による下肢の機能障害があるが体幹の機能が保たれているAクラス，脊髄損傷などで下肢・体幹に機能障害があるBクラス，身体の障害により剣の保持や手すりの使用にテーピングの固定などの対応が必要なCクラスの3つに分けられている．競技に使用される車いすは座面，背もたれ，側板，手すりを伴い，手すり以外はそれぞれ高さなどの規定が定められている（図2）．

　実際の競技場面では，使用する道具に規定内で工夫を加えることによりグリップ力が増すなどの効果が期待でき，競技に関係する全ての道具は競技規則に則り創意工夫されることが望ましい[3]．また，筆者が選手やコーチらと話をする中でも，手すりを使用することが競技動作時の身体の安定性の向上や速さに影響すると考えられていることがわかった．

　健常者のフェンシングでは過去に藤沢らによる資質に関する研究[4~7]や田淵らによる動作解析[8,9]，伊藤らや新矢らによってユニフォームに関する研究[10,11]が行われている．車いすフェンシングでは過去にクラスAとクラスBの間の体幹の能力差を比較し，最大速度や最大切り返し速度では有意差はなかったとの報告はされていた[12]が，用具の設定を変えたことによる影響を検証された報告はない．

　本研究の目的は手すりの有無・高さの違いが攻撃動作時の身体の最大移動距離，剣先が目標点に到達してから折り返すまでの距離（以下，惰性距離），速さ，往路時の最大の速さに到達するまでの時間（以下，往路加速時間），最大の速さから減速し折り返すまでの時間（以下，減速時間），折り返し後に最大の速さに到達するまでの時間（以下，復路加速時間），加速度にどのように影響しているかを調査することである．

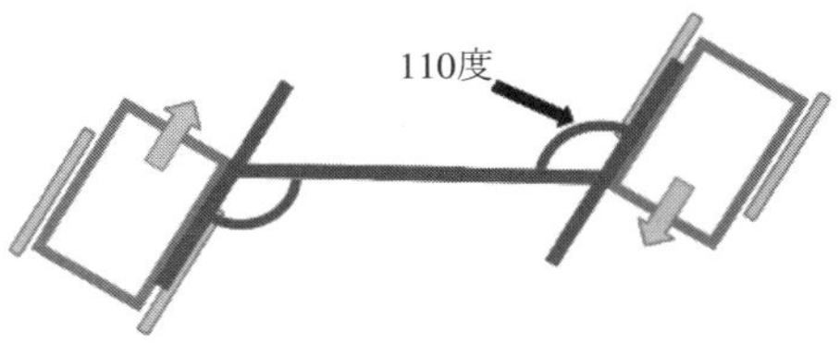

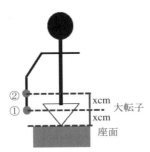

図3 選手同士が向かい合う角度
利き手側に110の角度になるように向かい合うように設置する.

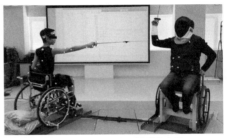

図4 測定時風景と距離設定方法
左が選手A（被験者），右が選手B（右下腹部に4点のマーカーをつけた選手）．選手間の距離は被験者の剣先が相手の肘の内側に位置するよう設定．

図5 手すりの設定
① low：座面から大転子までの高さ，② high：low を2倍した高さ，③ none：手すりなし．

2．対象と方法

2.1 対象

下肢の機能障害があるが，体幹の機能が保たれているクラスAの選手を想定し，フェンシングの経験がある右利きの健常学生5名（男性3名，女性2名）を被験者とした．事前に問診にて身長，体重，性別，健常者フェンシングの経験年数を聴取した．

2.2 説明と同意

本研究を実施するにあたり，被験者に対して実験の趣旨，方法，個人情報の管理について文章と口頭にて説明した．その後書面に記名していただき同意を得た．

2.3 環境設定と試技

試技を行う際の環境設定は「フルーレ」の規定に準じて下記のように設定した．
(1) 車いすの設定
車いすに乗車した選手同士が110度の方向に向かい合うようにする（図3）．
(2) 選手間の距離設定（図4）
車いすに真っ直ぐ座る選手Aは，サーベルを持つ手を肩関節外転90°，肘関節伸展0°となるような姿勢をとる．車いすに真っ直ぐ座る選手Bは剣を持つ腕の肩関節外転90°，肘関節屈曲90°となるように腕を曲げた姿勢をとる．この時選手Aの剣先が相手の肘の内側にあたる位置に設定する．
(3) 手すりの設定
以下の3条件とした（図5）．
low：座面から大転子までの高さ，high：low を2倍した高さ，none：手すりなし．
(4) 試技
実験者が合図を出したのち，選手A（被験者）は任意のタイミングで選手Bの右下腹部に貼付した4点のマーカーの範囲内を目標として突き，開始姿勢まで戻る一連の動作をできるだけ速く行うように指示した．

計測の前に車いすフェンシングの指導者が攻撃動作の指導を行い，被験者は複数回練習を行った．その後，各条件で5回ずつ，計15回の計測を行った．計測を行う際，手すりの設定順番は疲労や学習効果の影響を除外するため，乱数表を用いてランダム化して実施した．

2.4 データ収集

3次元動作解析装置（VICON MX-T10-s, Vicon Motion Systems 社製）14台を用いて，貼付した反射マーカーの3次元座標値を200Hzで計測した．

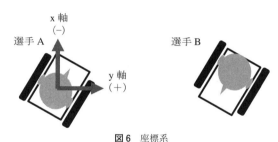

図6 座標系
車椅子に乗車した状態で，往路がY軸で正の方向とした．

反射マーカーは橘ら[13]を参考に，さらに6点追加した合計39点（頭部前面左右，頭部後面左右，左右耳介直下，左右鎖骨胸骨端，胸骨剣状突起，左右肩峰，右上腕部遠位2/3側面，右上腕部遠位2/3後面，左上腕部近位1/3側面，左上腕部近位1/3後面，左右上腕骨外側上顆，左右上腕骨内側上顆，左右尺骨茎状突起，左右橈骨茎状突起，左右第3中手骨頭，第7頸椎（以下C7），第7胸椎，左右上前腸骨棘，左右大腿骨外側上顆，左右大腿骨内側上顆，左右外果，左右内果，左右第3中足骨頭）を身体に貼付した．

また，剣に4点，目標点として向かい合って座る選手の右下腹部に4点のマーカーを貼付した．

2.5 データ処理

データ収集で得られた3次元座標値は専用ソフト（Nexus1.8.5，Vicon Motion Systems社）を使用して最適遮断周波数を6HzとしてButterworth digital filterにより平滑化した．

データ処理の際には競技動作時の身体の動きを計測するため，より大きな動きを示したC7絶対座標系での動きを解析した（図6）．算出した数値はそれぞれ小数点第3位で四捨五入した．

また，以下の数値を算出する際は以下の定義を使用した（図7）．開始点：開始姿勢よりマーカーの移動距離が0.005秒間に1cm以上となった時点．この点を動作時間の0秒とする．剣の到達点：開始後剣の先端が目標点に着いた時点．折り返し点：Y座標が正の方向から負の方向へ切り替わった時点．終了点：折り返し点以降でマーカーの移動距離が0.005秒間に1cm以下になった時点．

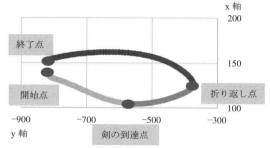

図7 X-Y座標上におけるC7の軌跡（sub1）
折り返し点はY軸の座標が正の方向から負の方向へ変わった時点とし，開始点と折り返し点を直線で結んだ距離を最大移動距離とした．

(1) 最大移動距離の算出

C7に貼付したマーカーの開始点から折り返し点までの直線距離を算出し，その値を最大移動距離とした．

(2) 速さの算出

まずC7に貼付したマーカーにおける0.005秒ごとの移動距離を算出した．その後，算出した移動距離を時間で除したものを速さとした．開始点から折り返し点までの最高の速さ（max speed 1，以下maxSP1）と折り返し点から終了点までの最高の速さ（max speed 2，以下maxSP2）を算出した．図8に速さの代表例を示す．

(3) 往路加速時間，減速時間，復路加速時間の算出

開始点からmaxSP1までの時間を往路加速時間，maxSP1からminSPまでの時間を減速時間，minSPからmaxSP2までの時間を復路加速時間としてそれぞれ算出した．図9に往路加速時間，減速時間，復路加速時間の代表例を示す．

(4) 加速度の算出

上記で算出した速さを時間で除し，加速度を算出した．その際，往路での最高加速度（max acceleration 1，以下maxAC1とする）と折り返し時の最低値を最低加速度（minimum acceleration，以下minACとする），復路での最高加速度（max acceleration 2，以下maxAC2とする），を算出した．図10に代表例を示す．

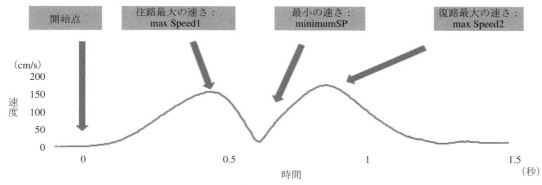

図8 速さのグラフ（sub1）

開始点を0秒として計測．往路時の最大の速さの時点を往路最大の速さ（以下，maxSP1），復路時の最大の速さの時点を復路最大の速さ（以下，maxSP2）とした．

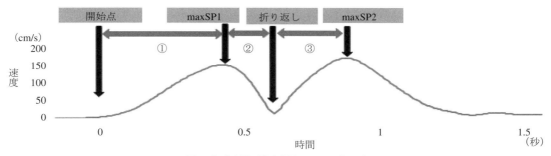

図9 加速時間，減速時間のグラフ（sub1）
①往路加速時間，②減速時間，③復路加速時間．

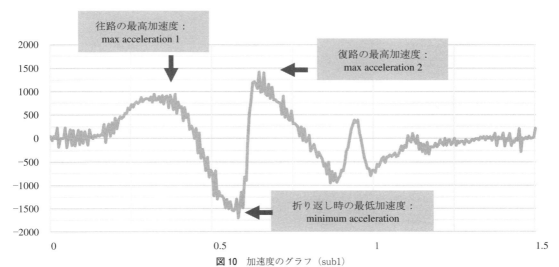

図10 加速度のグラフ（sub1）

往路の最高値を往路の最高加速度（以下，maxAC1），折り返し時の最低値を最低加速度（以下，minAC），復路の最高値を復路の最高加速度（以下，maxAC2）とした．

2.6 統計処理

各手すりの使用条件における全選手の最大移動距離，惰性距離，maxSP1，maxSP2，往路加速時間，減速時間，復路加速時間，maxAC1，minAC，maxAC2の結果について一元配置分散分析を実施した．その後，有意差があったものは多重比較検定のTukey法を用い，それぞれ有意水準は5%未満とした．統計解析にはSPSS Statistics ver. 22（IBM社製）を使用した．

2.7 仮説

(1) 移動距離や減速時間への影響

手すりを使用することでmaxSP1から折り返し点までの間で作り出すことが手すりを引くことによる減速するための力を作ることができ，必要最低限の移動距離で一連の攻撃動作を行えると考えている．そのため，移動距離や惰性距離は手すりを使用する方が短く，減速時間も短くなると考えた．

(2) 速さ，往路加速時間，復路加速時間への影響

手すりを使用することでmaxSP1では手すりを押すことにより進行方向に推進力を，maxSP2では手すりを引くことで後退するための推進力を得ることができmaxSP1，maxSP2，往路加速時間，復路加速時間のいずれにおいても手すりを使用した方が速くなると考えた．

3. 結果

被験者の問診結果は年齢 14 ± 0.71 歳，身長 163.62 ± 6.66 cm，体重 51.14 ± 9.07 kg，クッションから大転子までの距離 6.60 ± 1.52 cm，健常者フェンシング経験歴 3.00 ± 2.35 であった（表1）．

最大移動距離ではhighが 40.53 ± 5.18 cm，lowが 41.06 ± 3.87 cm，noneが 42.28 ± 7.36 cmであり，有意差は認めなかった（P=0.589）．

速さの結果を示す．maxSP1はhighが 157.55 ± 28.07 cm/s，lowが 154.64 ± 25.51 cm/s，noneが 136.22 ± 28.56 cm/sであり，noneに対してhighが有意に速かった（P=0.04）．

maxSP2はhighが 126.16 ± 28.54 cm/s，lowが 129.22 ± 27.72 cm/s，noneが 118.31 ± 23.55 cm/sであり，いずれも有意差を認めなかった（P=0.41）．

往路加速時間では，highが 0.39 ± 0.16 s，lowが 0.40 ± 0.16 s，noneが 0.39 ± 0.19 sで，いずれも有意差を認めなかった（P=0.917）．

減速時間では，highが 0.16 ± 0.02 s，lowが 0.17 ± 0.03 s，noneが 0.23 ± 0.05 sであり，noneとhigh（P<0.001），noneとlow（P<0.001）で有意差を認めた．

復路加速時間では，highが 0.18 ± 0.02 s，lowが 0.19 ± 0.03 s，noneが 0.22 ± 0.04 sであり，noneとhigh（P=0.001），noneとlow（P=0.008）でそれぞれ有意差を認めた．

maxAC1では，highが 977.01 ± 422.32 cm/s^2，lowが 1087.84 ± 435.58 cm/s^2，noneが 893.55 ± 436.89 cm/s^{2}であり，いずれも有意差を認めなかった（P=0.34）．

maxAC2では，highが 1239.80 ± 296.97 cm/s^2，lowが 1256.88 ± 307.01 cm/s^2，noneが $1041.93\pm$

表1 被験者の問診結果

	Sub1	Sub2	Sub3	Sub4	Sub5
性別	男	女	男	女	男
年齢（歳）	15	13	14	14	14
身長（cm）	169.8	159.4	155.2	163.0	170.7
体重（kg）	63.6	55.6	39.7	50.4	56.4
座面～low（cm）	8	5	5	7	8
フェンシング歴（年）	3	1	7	2	2

表2　各手すりの条件における計測値

	high	low	none
移動距離（cm）	40.53±5.18	41.06±3.87	42.28±7.36
maxSP1（cm/s）	157.55±28.07	154.64±25.51	136.22±28.56
maxSP2（cm/s）	126.16±26.54	129.22±27.72	118.31±23.55
往路加速時間（S）	0.39±0.16	0.4±0.16	0.39±0.19
減速時間（S）	0.16±0.02	0.17±0.03	0.23±0.05
復路加速時間（S）	0.18±0.02	0.19±0.03	0.22±0.04
maxAC1（cm/s²）	977.01±422.32	1087.84±435.58	893.55±436.89
maxAC2（cm/s²）	1293.80±296.97	1256.88±307.01	1041.93±259.74
minAC（cm/s²）	−1642.58±382.83	−1543.25±425.43	−1155.59±518.90

（　）内は単位．
maxSP1でnoneに対してhighで有意差あり（$p<0.05$）．
減速時間でnoneに対してhigh，lowで有意差あり（$p<0.01$）．
復路加速時間でnoneに対してhigh，lowで有意差あり（$p<0.01$）．
minAC2でnoneに対してhigh（$p<0.01$），low（$p<0.05$）で有意差あり．※：$p<0.05$，※※：$p<0.01$．

表3　手すりの有無による競技動作への影響

移動距離		影響なし
速さ	maxSP1	影響あり
	maxSP2	影響なし
時間	往路加速時間	影響なし
	減速時間	強い影響あり
	復路加速時間	強い影響あり
加速度	maxAC1	影響なし
	maxAC2	影響あり
	minAC	強い影響あり

maxSP1，減速時間，復路加速時間maxAC2，minACで手すりの使用が影響していた．

259.74 cm/s²であり，noneに対してlowで有意差を認めた（P=0.049）．

minACにおける平均値はhighが−1642.58±382.83 cm/s²，lowが−1543.25±425.43 cm/s²，noneが−1155.59±518.90 cm/s²であり，noneとhigh（P=0.002），noneとlow（P=0.016）でそれぞれ有意差を認めた．

表2，表3に本研究で得られた結果をまとめる．

4．考察

　今回は車椅子フェンシングの攻撃動作において手すりの有無・高さの違いが攻撃動作時の最大移動距離, 惰性距離, 速さ, 往路加速時間, 減速時間, 復路加速時間, 加速度にどのように影響しているかを調査した.

　速さではmaxSP1では手すりを使用した方が有意に速くなり, maxSP2では有意差はなかったが速くなる傾向があった. しかし, 減速時間, 復路加速時間, maxAC2の間では, 手すりを使用した方が有意に時間が短縮されていた.

　以上の結果より, 手すりは往路よりも復路の方がより多く使用されていることが考えられた. また, 手すりを使用することで, より短時間で往路におけるmaxSP1から折り返しのための減速を行うことができ, 折り返し後は, より短時間で復路のmaxSP2に到達することがわかった.

　攻撃権というルールがある「フルーレ」や「サーベル」では, 相手を突くために前進するだけではなく, その後に相手の攻撃に備えるために素早く後退する必要がある. そのため, 今回の結果から車いすフェンシングにおいて手すりを使用することは重要であり, 特に攻撃後からの戻り動作の際に重要であると考えられる.

　仮説では手すりを使用した方が減速する力を作り出すことができるため, maxSPから折り返し点までの無駄な動きをなくすことができ, 最大移動距離は短くなると考えていた. しかし, 本研究の結果では手すりの有無や高さによる影響はみられなかった. これは車いすフェンシングの競技規定で, 選手間の距離が定められており, 差がでるほどの距離がなかったことが要因と考えられる. また, 本研究では健常者を被験者として行っているため, 体幹や下肢を使用して動作をコントロールしたことが影響している可能性が考えられた. そのため, 体幹や下肢に機能障害のあるBクラスやCクラスの選手を対象とした場合, 結果が異なる可能性が考えられた.

5．本研究における限界

　本研究では健常者が対象であったため, A～Cクラスの選手を対象として行うと違う結果が得られる可能性がある.

　今後は実際に車いすフェンシング競技を行っている熟練者を対象として検証していく必要がある.

　また, 今回は手すりの高さ設定, 身体の中心からの距離, 手すりを把持する位置などの詳細な設定を行わなかった. 今後は高さや位置の設定方法, 手すりを掴む場所などを検証していく必要がある.

6．まとめ

　本研究の目的は車いすフェンシングにおける攻撃動作時に手すりは折り返し前の減速や折り返し後の速さ, 最大の速さまでの到達時間に影響していることが明らかとなった.

　このことから, 突き動作のための前進のみではなく, 相手の攻撃に備えるために素早く後退することが必要である車いすフェンシングにおいて, 手すりの使用は重要であることが示唆された.

謝辞

　本研究において, ご協力いただいた選手の皆様, 日本車いすフェンシング協会札幌支部代表齋藤肇先生, 北海道フェンシング協会理事長下野謹也先生, データ収集の際にご指導・ご協力をいただいた北海道科学大学の井野拓実先生, 昆恵介先生, 旭川医科大学病院の塚田鉄平先生, 佐藤弘也先生, 高橋由希先生に心よりお礼申し上げます.

参考文献

1) 小野　恵李奈：フェンシングにおけるマルシェ・ファント動作のキネマティック的特徴, 日本女子体育大学紀要, 42巻, 61-70
2) IWF RULES FOR COMPETITION. BOOK4：CLASSIFICATION RULES. version；12th November 2016
3) (公財)日本障がい者スポーツ協会『障がい者スポーツ指導教本　初級・中級〈改訂版〉』ぎょうせい, 2012, p184
4) 藤澤　義彦：フェンシング選手の資質の検討Ⅰ：ジュニア

5) 藤澤　義彦：フェンシング選手の資質の検討Ⅱ：ジュニア選手，日本体育学会大会号第47巻，478
6) 藤澤　義彦：フェンシング選手の資質の検討Ⅲ：ジュニア選手，日本体育学会大会号第48巻，450
7) 藤澤　義彦：ジュニアフェンシング選手の体格・体力，体力科學43，585
8) 田淵　和彦：フェンシング競技の動作分析について（そのⅡ），体力学研究，第14巻，146
9) 田淵　和彦：フェンシング競技のEMG的動作分析，体力学研究，第13巻，155
10) 新矢　博美：高温下運動時の体温調節反応に及ぼすフェンシングユニフォームの影響-現場調査および実験室的検討-，体力科学，第52巻，75-88
11) 伊藤　マモル：滑り止め機能を有するソックスがフェンシングおよびバスケットボール競技の敏捷性能力に及ぼす効果，法政大医学体育・スポーツ研究センター紀要，第31巻，13-23
12) Ying-Ki Fung：A KINEMATIC ANALYSIS OF TRUNK ABILITY IN WHEELCHAIR FENCING, Proceedings of the 28th Conference of the International Society of Biomechanics in Sports, 2010, 126-129
13) 橘　香織：車椅子バスケットボールにおける"ティルティング"の成功要因―上部体幹と下部体幹の角速度に着目して―，茨城県立医療大学紀要，第20巻，51-60

Effects of a handrail on performance of the attack in wheelchair fencing--difference in height improves movement speed and movement distance

Shingo TANAKA[1], Takanori RO[1], Hirokazu HARUNA[2],
Kazuhiro OBARA[3], Tetsuo OTA[4]

[1]Department of Rehabilitation Medicine Physical Therapy, Asahikawa Medical University Hospital,
[2]Department of Physical Therapy, Faculty of Health Sciences, Hokkaido University of Science,
[3]Asahikawa Medical University Research Center for Brain Function and Medical Engineering,
[4]Department of Physical Medicine & Rehabilitation, Asahikawa Medical University Hospital

Abstract　We aimed to determine the effects of a handrail on reaching distance, moving speed, acceleration, and the time to reach maximum speed during an attack in wheelchair fencing. We enrolled five healthy students and observed their attacks under three conditions：no railing, low railing, and high railing. The performance was photographed and analyzed using a three-dimensional motion analysis device. There was no significant difference in the maximum distance traveled during an attack under the three conditions. Speed and acceleration were significantly faster with the railing. Similarly, the time to reach maximum speed was significantly shorter with the railing. The difference in heights of the handrail did not affect the performance in any item. The handrail increased the speed and shortened the time to reach maximum speed. The handrail is important in wheelchair fencing, which requires quick movements and turnovers with attacks and defenses.
Key Words：Adapted sports, Wheel chair fencing, Wheelchair, Handrail, 3D motion analysis

バイオメカニズム 24 ──研究成果の活用──

2018 年 8 月 31 日　初版発行

編集・発行　バイオメカニズム学会

代　表　増　田　　正

〒169-8555　東京都新宿区大久保 3-4-1
早稲田大学創造理工学部総合機械工学科 59-327

制作・発売　慶應義塾大学出版会株式会社

〒108-8346 東京都港区三田 2-19-30

印刷・製本　三協美術印刷株式会社

Ⓒ　2018 The Society of Biomechanisms Japan
Printed in Japan
ISBN 978-4-7664-2526-0
ISSN 1348-7116

《バックナンバーのお問い合わせ先》
バイオメカニズム学会　TEL：03-3232-9129
E-Mail　biomech@paradise.mech.waseda.ac.jp